ANATOMIE PATHOLOGIQUE

DU

SYSTÈME NERVEUX

BOURLOTON. — Imprimeries réunies, B.

ANATOMIE PATHOLOGIQUE

DU

SYSTÈME NERVEUX

COURS COMPLÉMENTAIRE

PROFESSÉ A LA FACULTÉ DE MÉDECINE DE PARIS

PENDANT L'ANNÉE SCOLAIRE 1883-1884

PAR

LE DR RAYMOND

AGRÉGÉ, MÉDECIN DE L'HOPITAL SAINT-ANTOINE

AVEC 114 FIGURES INTERCALÉES DANS LE TEXTE

ET 2 PLANCHES EN CHROMOLITHOGRAPHIE

PARIS

ADRIEN DELAHAYE et ÉMILE LECROSNIER, ÉDITEURS

PLACE DE L'ÉCOLE-DE-MÉDECINE

—

1886

PRÉFACE

Mon but, en livrant ces leçons à la publicité, est de vulgariser, en les simplifiant autant que possible sans nuire à la clarté du sujet, les données relatives à l'anatomie pathologique du système nerveux. Ces données sont éparses dans une série d'ouvrages, de mémoires ou de leçons consacrées au système nerveux. Les réunir dans un même tout, les coordonner, les discuter, les appuyer sur des faits qu'il m'a été donné d'observer pendant mon séjour aux Incurables, telle a été la pensée qui m'a guidé.

J'ai été aidé dans ma tâche, — et je suis heureux de le dire, — par deux des élèves de mon service d'Ivry : MM. Arthaud et Peugniez. M. Arthaud, en recueillant les notes de mes leçons, m'a permis de les résumer facilement pour la rédaction de cet ouvrage. M. Peugniez m'a prêté le concours de son remarquable talent de dessinateur.

1er octobre 1885.

LEÇONS

SUR

L'ANATOMIE PATHOLOGIQUE

DU SYSTÈME NERVEUX

PREMIÈRE LEÇON

INTRODUCTION

SOMMAIRE. — Importance spéciale de l'anatomie pathologique dans l'étude des maladies du système nerveux. — Historique. — Des méthodes en anatomie pathologique. — Programme et esprit du cours.

MESSIEURS,

La première partie de ce cours doit être consacrée à l'étude des lésions du système nerveux.

Cette étude est de celles qui ne peuvent être écourtées; on sait ou on ne sait pas cette partie spéciale de l'anatomie pathologique; car, en effet, dans le système nerveux tout s'enchaîne et se lie, de telle façon qu'il est à peu près impossible de connaître, soit l'état normal, soit l'état pathologique de chaque partie, sans avoir une notion suffisante de la constitution de l'ensemble. Il est, en effet, impossible de se faire une idée nette d'un état morbide d'une des parties du système nerveux, si l'on ne connaît pas bien sa situation normale, sa structure, son fonctionnement physiologique. De plus, il est à remarquer que l'étude des lésions du système nerveux est surtout difficile, en ce sens qu'il devient nécessaire, pour celui qui veut la poursuivre d'une manière un peu complète, de rechercher dans des mémoires épars les faits dont il a besoin.

C'est à ce concours de circonstances : difficulté de l'étude, défaut de coordination des matériaux, qu'il faut attribuer la connaissance imparfaite qu'ont beaucoup d'élèves et de médecins de cette branche importante de l'anatomie pathologique. Et, cependant, l'on peut dire qu'il n'existe pas de partie de la pathologie humaine pour laquelle le concours réciproque de la *clinique* et de l'*anatomie pathologique* soit appelé à rendre plus de services que dans les maladies du système nerveux.

En pathologie nerveuse, en effet, toute la clinique, toute la thérapeutique d'une affection, tous les pronostics à porter sur des malades, dépendent uniquement du diagnostic anatomique précis de la lésion, diagnostic qui n'est le plus souvent possible qu'à ceux qui connaissent à fond les désordres, les troubles fonctionnels qui peuvent succéder à telle ou telle lésion des centres nerveux.

Dans l'étude de ces lésions, l'on ne peut, pour ainsi dire, pas faire de l'anatomie pathologique pure sans parler de la clinique ou de la physiologie spéciale à chaque partie des centres nerveux, tant ces trois choses se tiennent entre elles d'une manière indissoluble. D'ailleurs l'anatomie pathologique, j'ai déjà eu occasion de le répéter après bien d'autres, n'est pas une science morte, et l'on ne la comprend bien que si l'on étudie le processus ou l'évolution de la maladie. Suivant en cela l'exemple du maître à qui j'aurai bien souvent l'occasion de faire des emprunts dans le cours de ces leçons, M. le professeur Charcot, je ne tenterai point l'effort, difficile et inutile, de scinder d'une manière absolue l'histoire clinique du malade et l'étude anatomique des lésions trouvées à l'autopsie; mais, tout en laissant la plus grande part à l'anatomie pathologique, je m'efforcerai de vivifier, autant par l'énoncé des symptômes et la vue du malade, que par l'expérimentation physiologique, les descriptions, forcément arides, de lésions anatomiques, indéfiniment variables dans leur constitution, leur marche, et leur localisation.

L'anatomie pathologique est une science de date relativement récente, et son historique tient à peu près dans l'espace d'un siècle. Plus récente encore est la connaissance et l'étude des lésions du système nerveux, étude qui a été faite, presque en entier, dans ces vingt dernières années.

C'est, en effet, aux travaux de Duchenne de Boulogne que la science est redevable des premières tentatives réalisées pour introduire, tant en clinique qu'en anatomie pathologique, un peu d'ordre dans l'étude des différentes lésions de la moelle, confondues, en clinique, sous le nom générique de paraplégies, et, en anatomie pathologique, sous la dénomination générale de myélites.

L'étude clinique et l'ébauche anatomique des principales variétés de myélites chroniques, constituent le plus grand titre de gloire de Duchenne : *Ataxie locomotrice; paralysie labio-glosso laryngée; atrophie musculaire progressive*, telles sont les variétés cliniques principales, indiquées si magistralement par Duchenne, qui, étudiées plus tard, avec plus de soin, par Luys, Bourdon, Charcot, Vulpian et leurs élèves, ont été, en quelque sorte, le noyau de recherches aujourd'hui parvenues à une précision si grande.

C'est presque de la même époque, que datent les travaux de Virchow, de Panum, de Durand-Fardel, etc., sur le *ramollissement cérébral;* de Baillarger, de Bayle, de Calmeil, de Foville, etc., sur les lésions anatomiques de la *paralysie générale* des aliénés dont les études plus récentes de Magnan et Mierzejewski, d'Huguenin, nous ont fait connaître l'histologie pathologique.

A une période plus rapprochée de nous, nous voyons se produire les premières recherches d'Erb, de Charcot, de Bourneville, de Liouville sur la *sclérose en plaques;* de Joffroy et de Parrot sur la *paralysie infantile;* quelques temps auparavant, Turck, appliquant à l'étude des processus pathologiques la découverte faite par Waller, avait tracé le tableau anatomique des *lésions dégénératives secondaires* de la moelle; cette étude reprise, plus tard, par mon éminent maître, M. le professeur Charcot, et son élève M. Bouchard, est aujourd'hui l'une des parties les plus classiques et les mieux étudiées de l'anatomie pathologique des centres nerveux.

Enfin, Messieurs, c'est tout à fait parmi les médecins de la génération actuelle que vous trouverez réunis les auteurs des principaux mémoires sur la *pathogénie des hémorragies cérébrales,* si bien étudiée par M. le professeur Bouchard; sur la *circulation de l'encéphale* pour laquelle le travail de Duret restera longtemps classique; sur la *structure fine des parties corticales du cerveau,* étude qui a reçu de Meynert, de Stricker et d'Huguenin une impulsion assez vive pour constituer, avec la publication d'Axel Key et de Retzius, les deux chefs-d'œuvre de l'anatomie moderne.

N'est-ce point également à notre génération médicale que l'on doit le progrès le plus grand, à mon avis, qui ait été accompli en physiologie ou en pathologie nerveuse, — les deux choses se touchent d'assez près pour qu'il soit permis de les confondre, — je veux parler de la doctrine des *localisations cérébrales*, doctrine qui a jeté une si grande lumière sur tout un ordre de phénomènes restés jusqu'à ce jour absolument inexpliqués.

Les travaux de physiologie pure de Ferrier; les recherches de Fritz et de Hitzig sur les résultats de l'excitation électrique des zones corticales du cerveau; les mémoires de Carville et de Duret, sur la fonction des hémisphères cérébraux; les recherches de Pierret sur le développement de la moelle et sur l'ataxie; de Veyssière sur l'hémianesthésie de cause cérébrale, ont accompli, à la fois, en physiologie et en clinique, l'un des progrès les plus importants qu'ait fait, dans ce siècle, la pathologie nerveuse.

A côté de ces recherches *mixtes*, de *physiologie et de clinique*, je n'aurais garde d'oublier les travaux de Broca sur le siège de la faculté du langage, travaux, qui ont, à jamais, attaché son nom à la partie de l'écorce cérébrale dont il a si magistralement déterminé la fonction.

Dans son livre sur les localisations cérébrales, et dans ses derniers mémoires publiés en commun avec M. Pitres, M. le professeur Charcot a réuni à peu près l'ensemble des faits cliniques pouvant servir à l'histoire de l'anatomie et des fonctions de l'écorce cérébrale de façon à établir, sur une base solide, cette doctrine des localisations cérébrales, dont on peut discuter l'interprétation physiologique, mais dont on est obligé d'admettre la réalité, démontrée; d'une manière irréfutable, par l'association et la concordance des faits cliniques et expérimentaux.

Tels sont, Messieurs, les faits aujourd'hui acquis à la science, dans le domaine de l'anatomie pathologique des centres nerveux, faits dont je n'ai pas voulu vous faire l'historique complet, il s'en faut, mais dont je vais tenter de tirer quelques enseignements pour l'avenir. La moisson est certes abondante, eu égard à la difficulté du sujet, à la complexité des phénomènes; mais, il reste encore, dans ce champ si vaste de la pathologie nerveuse, plus d'une affection dont l'histoire est encore à faire, dont les lésions sont encore à trouver. L'anatomie pathologique de l'hystérie, du tétanos, de la paralysie agitante, de la rage, de la chorée, de toutes les névroses convulsives, en général, n'est faite qu'à moitié ou plutôt n'existe pas réellement. Les lésions caractéristiques de la plupart des délires dans les maladies mentales sont encore ignorées; les relations entre la sclérose en plaques, la paralysie générale, le tabes, bien que soupçonnées, restent encore à l'état d'ébauche.

Enfin, à côté de cela, Messieurs, il existe des parties du système nerveux dont les fonctions, dont les lésions, sont à peine connues; le cervelet, par exemple, qui, malgré son importance anatomique, n'occupe certainement pas dans la pathologie humaine la place qu'il mériterait d'y avoir.

Malgré tout, Messieurs, bien qu'il reste certainement plus d'un progrès à accomplir, plus d'une découverte à faire, si l'on se reporte de vingt ans en arrière, si l'on compare l'ignorance presque absolue où l'on était alors, et la clarté relative introduite aujourd'hui par la série des travaux primordiaux, dont je viens de vous retracer l'histoire, et dont l'école de la Salpêtrière doit revendiquer la plus large part, on reste étonné des progrès réalisés, et l'on ne peut s'empêcher d'essayer d'en reconnaître la cause afin de poursuivre efficacement la tâche que nos devanciers nous ont laissée.

Cette cause est facile à trouver, Messieurs; elle est tout entière dans le changement de méthode qui s'est effectué, en médecine, dans le cours de ces dernières années.

A l'école de Trousseau, presque complètement adonnée à l'étude attentive du malade, à la description des symptômes, et ne voulant rien accorder, ou a peu près rien, en tant que valeur médicale immédiate, à l'anatomie pathologique ou à la physiologie morbide, s'est substituée une autre école ou une autre génération qui a compris qu'au milieu du mouvement scientifique qui entraînait les autres sciences, la médecine ne pouvait rester seule, isolée, sans bénéficier des recherches et des progrès; que sous l'impulsion puissante de Magendie, de Flourens, sous l'influence profonde exercée par Bernard, il était impossible aux médecins vraiment éclairés de rester en arrière et de ne pas faire bénéficier la médecine proprement dite des progrès réalisés par la physiologie ou les autres sciences dites accessoires.

C'est grâce, en effet, aux travaux de ceux qui ont fait voir combien pouvait être profitable cette introduction, dans l'étude des phénomènes cliniques, des méthodes et des procédés de la physiologie, que sont dus les progrès récents accomplis dans l'étude des maladies nerveuses et dans leurs localisations anatomiques.

N'est-ce point, en effet, Messieurs, grâce aux travaux de

Vulpian, de Brown-Séquard et de Charcot que cette localisation anatomique, cette étude fine des phénomènes nerveux, autrefois si difficile et si délicate, est devenue aujourd'hui relativement des plus simples et des plus faciles?

C'est grâce à l'analyse vraiment scientifique des fonctions du système nerveux; c'est grâce aux progrès incessants de l'anatomie pathologique; c'est grâce aux recherches patientes de médecins, à la fois physiologistes et cliniciens, qui ont su associer, dans une forte proportion, les données de la pathologie expérimentale et celles de la pathologie humaine, que nous devons l'accroissement si rapide de nos connaissances dans le domaine du système nerveux.

Ce n'est point, Messieurs, que je veuille dire qu'il faille négliger la clinique pour étudier exclusivement, soit l'anatomie pathologique, soit la physiologie expérimentale; ce n'est pas là ma pensée.

Comme l'a si bien dit M. Vulpian : « La pathologie expérimentale ne peut suppléer la clinique. C'est la clinique qui doit être notre principale occupation. Mais la pathologie expérimentale vient seconder puissamment, dans nombre de cas, les enseignements précieux de la clinique en les transformant en notions scientifiques, claires, utiles pour la pratique et satisfaisantes pour l'esprit. »

Ce que mon maître, M. le professeur Vulpian, disait de la pathologie expérimentale, il faut que je vous le répète pour l'anatomie pathologique.

En pathologie nerveuse plus encore que dans toute autre partie de la médecine, *anatomie pathologique*, *physiologie* et *clinique* forment un tout qu'il serait imprudent de vouloir séparer au *profit exclusif de l'une ou de l'autre partie.*

C'est en nous inspirant de ces principes, que nous vous ferons, aussi clairement, mais aussi complètement que possible, l'anatomie pathologique du système nerveux.

Nous commencerons par l'étude du système nerveux central, pour entamer ensuite l'histoire anatomique du système nerveux périphérique.

Nous consacrerons ces leçons orales à l'étude théorique des lésions et des symptômes, et nous laisserons, pour la leçon du jeudi, l'étude pratique, expérimentale ou anatomique, de différentes lésions ou de diverses maladies, accomplissant ainsi le programme que nous nous sommes tracés : *de mélanger, dans une juste limite, les enseignements de la clinique, de la physiologie, et ceux de l'anatomie pathologique.*

Bibliographie. — Waller, *Nouvelle méthode anatomique pour l'investigation du système nerveux*, Bonn, 1852.

Duchenne de Boulogne, *De l'électrisation localisée*, 1872, et *De l'ataxie locom. progressive*, in *Arch. de méd.*, 1858.

Bourdon, *Études cliniques et histologiques sur l'ataxie locomotrice progressive*.

Luys, *Gazette médicale*, 1860.

Rostan, *Ramollissement du cerveau*, 1820.

Charcot et Joffroy, *Paralysie spéciale infantile*, in *Arch. de physiol.*, 1869.

Joffroy et Parrot, *Paralysie infantile*, in *Arch. physiol.*, 1869.

Bourdon et Luys, *Étude clinique et histologique sur l'ataxie locomotrice*, in *Arch. de méd.*, 1860.

Pierret, *Arch. de physiol.*, 1863-1872.

Axel Key et de Retzius, *Studien in der anatomie der Nervensystems und der Bindegewebes*, Stockholm, 1876, in *Arch. f. mik. Anat.*, 1877.

Meynert, *Stricker's Handbuch der Histologie*.

Duret, *Recherches anatomiques sur la circulation de l'encéphale*, in *Arch. de physiol.*, 1874.

Weyssière, *Recherches sur l'hémianesthésie de cause cérébrale*, in *Arch. de physiol.*, 1874.

Raymond, *Étude sur l'hémichorée*, Th. de Paris, 1876.

Magnan, *Lésions anat. de la paralysie générale*, in *Arch. de physiol.*, 1868 et 1873.

Turck, *Dégénérescence second. de la moelle*, in *Acad. des sciences de Vienne*, 1851, 1853 et 1855.

Charcot, *Leçons sur les mal. du système nerveux*, 1875-1880.

Ferrier, *Fonctions du cerveau*, 1879, et *Localisation des mal. cérébrales*, 1880.

Vulpian, *Maladies du système nerveux*, 1877.

Carville et Duret, *Sur les fonctions des hémisphères cérébraux*, in *Arch. de physiol.*, 1875.

Bouchard, *Recherches sur la pathogénie des hémorragies cérébrales*, 1866, et *Arch. de physiol.*, 1860.

Magnan et Mierzejewski, *Lésions des parois ventriculaires dans la paralysie générale*, in *Arch. de physiol.*, 1873.

Mierzejewski, *Lésions cérébrales de la paralysie générale*, in *Arch. de physiol.*, 1875.

Huguenin, *Zur pathol. Anat. der Dementia paralytica*, in *Correspondenzblatt für schweiz. Aerzte*, 1873.

DEUXIÈME LEÇON

DE L'INFLAMMATION EN GÉNÉRAL.
SES RAPPORTS AVEC LES LÉSIONS AIGUËS
OU CHRONIQUES DU SYSTÈME NERVEUX

Sommaire. — Importance des phénomènes inflammatoires dans l'étude des maladies du système nerveux. — Nécessité de les étudier dans une vue d'ensemble pour bien les comprendre. — Définition de l'inflammation. — Des diverses modalités de l'inflammation : inflammations franches et bâtardes, aiguës ou chroniques. — De l'étiologie des phénomènes inflammatoires. — De l'évolution des produits inflammatoires suivant les cas. — De l'application de ces données au système nerveux.

MESSIEURS,

Avant de commencer, d'une manière spéciale, l'étude du système nerveux, *normal* et *pathologique*, je considère, comme *très important*, au point de vue de la clarté de ce cours, de consacrer une leçon à l'étude d'un processus morbide dont nous aurons bien souvent, dans la suite, occasion de parler sans pouvoir l'étudier à fond, et qui pourtant mérite qu'on le définisse et qu'on le précise. Je veux parler de l'inflammation.

Presque à chaque instant, le clinicien ou l'anatomo-pathologiste a recours au mot d'inflammation sans s'inquiéter d'en donner une définition exacte. Et, cependant, comme vous pouvez vous en convaincre en lisant les auteurs classiques, rien n'est plus vague et moins défini que ce mot d'inflammation.

Est-ce à dire qu'il faille rayer le mot de la clinique ou de l'anatomie pathologique? Non certes. Mais il importe que chaque auteur fasse connaître bien exactement, et bien strictement, ce qu'il entend dire, et les phénomènes spéciaux qu'il veut désigner lorsqu'il emploie cette expression : *phénomènes inflammatoires*.

C'est ce que je veux essayer de faire dans cette leçon, consacrée, tout entière, à l'étude de ces phénomènes.

S'il est nécessaire de faire précéder tout cours ou tout traité d'anatomie pathologique d'une étude préalable de l'inflammation, qui est à l'*anatomie pathologique, ce qu'est l'histologie générale et l'étude des propriétés vitales à l'histologie normale*, cela est bien plus nécessaire quand on veut poursuivre l'étude des lésions anatomiques du système nerveux dont la plus grande partie des maladies est d'origine purement et simplement inflammatoire.

Pour élargir et préciser le sens du mot inflammation, il importe de le définir, non point tant par ses caractères anatomiques, que par *ses phénomènes cliniques* et par *son étiologie*.

C'est que l'inflammation, en effet, n'est point un phénomène simple, toujours identique à lui-même; c'est un syndrôme clinique et anatomique comprenant tout un ensemble de symptômes, *variables séparément*, suivant la *cause* qui les produit et les *conditions* dans lesquelles on les observe, mais présentant par leur *ensemble*, une physionomie particulière et des caractères spéciaux qui font que, depuis la plus grande antiquité, sans pouvoir la catégoriser d'une façon précise, faute d'un *caractère pathognomonique isolé*, on *décrit et on étudie l'inflammation.*

Prenant donc la question dans le sens le plus large possible, nous dirons :

Que toutes les fois que nous produisons dans un point quelconque d'un tissu ou d'un organe une *modification brusque* dans les conditions normales de sa vitalité, nous déterminons dans ce tissu ou dans cet organe, et dans les parties environnantes, une série de *phénomènes de réaction* dont l'ensemble constitue le syndrôme *inflammation.*

Telle est la *définition* la plus générale qui puisse être donnée de l'inflammation ; mais, nous l'avons dit, l'inflammation ne se présente point toujours avec les mêmes caractères, surtout *quant à sa durée*, et *quant à sa terminaison.*

Aussi, indépendamment des variations qui surviennent dans ce que nous avons appelé l'état inflammatoire, par suite de la différence de siège de ces lésions, a-t-on, depuis longtemps, divisé les inflammations, par rapport à leur durée, 1° en *aiguës* et en *chroniques ;* par rapport à leur marche et à leurs suites, 2° en *franches* et en *bâtardes.*

Toutes ces différences de temps et de terminaison tiennent, on le comprend, à la diversité presque infinie des causes qui peuvent produire l'inflammation, causes qui, en effet, varient indéfiniment.

Indépendamment de la nature même de la cause déterminante, il faut tenir compte : 1° du terrain sur lequel évolue le processus ; 2° de la durée d'action de la cause agissante.

L'inflammation, en effet, sera d'autant plus énergique et d'autant plus étendue autour du point lésé, que la cause aura été plus *intense, et que la persistance de son activité aura étendu davantage la zone d'action* de son influence pathogénique.

Si la cause agit pendant un temps assez faible et cesse rapidement, l'étendue et la durée des phénomènes de réaction sera bornée à un temps très court : l'inflammation sera franchement *aiguë;* tel est le cas des traumatismes de quelque nature qu'ils soient; leur durée est courte et leur action forte; aussi les inflammations qui leur succèdent sont-elles le type des inflammations, à moins qu'il ne se produise, sur place, une nouvelle cause d'irritation, *gangrène partielle, rétention de liquides ou de solides* dans l'intérieur de la partie lésée; alors, le traumatisme, passé, disparaît devant la cause actuelle, qui entretient et ravive l'inflammation.

Si la cause persiste pendant un temps assez long, ou si elle se reproduit périodiquement, la réaction persistera, deviendra un état habituel au tissu ou à l'organe dans lequel les phénomènes se passent : l'inflammation sera *chronique.* Tel est le cas des diverses variétés de scléroses organiques qui jouent un si grand rôle dans la pathologie nerveuse; tel est encore le cas des cirrhoses du foie d'origine alcoolique, dans lesquelles le passage périodique de l'alcool à travers l'organe détermine une série de poussées aiguës qui aboutissent, en dernière analyse, à la sclérose de celui-ci; tel est encore le cas des scléroses du poumon alors que l'introduction de particules solides détermine l'apparition de toute une série de poussées inflammatoires dont la cirrhose du poumon est l'aboutissant ultime.

En somme, comme vous le voyez, ce qui entraîne les différences dans la durée des phénomènes inflammatoires, c'est la durée de l'action irritante primitive.

Ce qui amène, comme nous allons le voir, des différences, quant à la marche et quant aux caractères de l'inflammation, c'est surtout la nature de la cause productrice.

S'il est dans la nature de la cause productrice de déterminer simplement une suractivité fonctionnelle des éléments organiques, sans tendre à détruire leurs propriétés vitales, la marche de l'inflammation restera franche. C'est là ce qui se passe pour les traumatismes produits par l'introduction d'un corps étranger sous la peau, ou l'introduction de parasites animaux ou végétaux dans les tissus, à condition que ces parasites ou ces microbes ne déterminent point une action spéciale sur les cellules et n'en altèrent point la constitution chimique. Dans ces cas, l'inflammation produite sera franche, qu'elle soit, d'un autre côté, aiguë ou chronique.

Si, au contraire, indépendamment de son action irritante, la cause déterminante exerce sur les tissus qui l'environnent, une action destructive; ou bien si les tissus intéressés, devenus plus sensibles ou moins résistants, comme dans les états cachectiques, se laissent altérer par des causes moins énergiques, alors les phénomènes de réaction seront moins tranchés, à moins que l'intensité de la cause productrice ne soit telle qu'elle étende son influence au delà de la zone d'action de son pouvoir destructif, auquel cas les phénomènes d'irradiation inflammatoire masquent les phénomènes produits dans le point immédiatement lésé.

Mais, en résumé, quand la cause de l'inflammation est d'une intensité faible et qu'elle porte en elle un germe de destruction pour les tissus qui l'avoisinent, l'inflammation sera alors dite bâtarde, et la durée de l'inflammation sera longue et à forme chronique, dans la plupart des cas.

Comme type d'inflammations bâtardes, nous pouvons citer, en première ligne, les tumeurs d'infection, qui, classées par les auteurs, tantôt dans les produits inflammatoires, tantôt dans des produits de dégénérescence, ou dans les néoplasmes, ont repris aujourd'hui leur place, dans une classification rationnelle, à côté des produits inflammatoires purs dont ils se rapprochent par un ensemble de caractères importants. Le type de ces produits est le tubercule qui représente la forme la plus commune des tumeurs d'infection, tumeurs qui comprennent les abcès pyohémiques, les gommes, les produits de la lèpre, et quelques autres variétés plus rares.

Telles sont les modalités diverses qu'introduit, dans l'histoire de l'inflammation, l'étude des variations de sa cause productrice; voyons maintenant quels sont les phénomènes anatomiques qui la caractérisent suivant le tissu ou l'organe affecté.

Les modifications anatomiques et physiologiques que subissent les tissus enflammés sont de deux sortes :

1° Les unes portent sur les éléments propres du tissu, s'il s'agit d'une plaie n'intéressant qu'un seul tissu; ou sur les divers tissus composant l'organe atteint, s'il s'agit d'un organe complexe.

2° Les autres sont relatives aux modifications circulatoires qu'éprouvent les vaisseaux de l'organe ou du tissu affecté ; ces dernières, qui constituent peut-être les modifications les plus importantes et les plus caractéristiques de l'inflammation, n'ont été complètement étudiées que dans ces dernières années, et c'est surtout grâce aux recherches publiées par Conheim dans les *Archives de Virchow,* que nous connaissons d'une manière un peu détaillée, l'histoire de ces modifications.

Par suite de cette distinction, il est facile de prévoir que les caractères anatomiques de l'inflammation devront varier dans une certaine mesure, suivant qu'on l'étudie dans tel ou tel organe ; mais il est un certain nombre de phénomènes qui sont constants et invariables, quel que soit l'organe affecté et quelle que soit la complexité du tissu dans lequel on les étudie.

Une première distinction est à faire, et on peut facilement le comprendre d'après ce que nous avons dit plus haut, suivant que le tissu, soumis à une inflammation, est ou n'est pas pourvu de vaisseaux. Dans le premier cas, en effet, ce sont seulement les éléments constitutifs qui sont presque uniquement touchés, puisqu'il n'existe pas d'éléments vasculaires dans le tissu considéré. Néanmoins, il est à remarquer qu'on ne trouve pour ainsi dire pas de tissu placé absolument en dehors de l'influence des modifications circulatoires ; et, bien que certaines parties du corps, comme la cornée, le cartilage, ne présentent point de vaisseaux dans leur intérieur, on peut considérer, comme impossible, d'irriter expérimentalement ces tissus, sans intéresser plus ou moins les vaisseaux des tissus avoisinants qui, *média-ment* à tout le moins, assurent leur nutrition ; par consé-quent, si l'on peut étudier, dans ce cas, les modifications propres aux éléments particuliers du tissu, il est difficile de réduire complètement à zéro le second facteur du problème : les modifications circulatoires.

Eh bien! Messieurs, ce qui caractérise essentiellement l'inflammation, dans ces tissus, c'est la suractivité fonction-nelle de leurs éléments ; la prolifération, la reproduction plus actives des parties constituantes de ces tissus. Dans le cartilage, par exemple, huit à dix jours après irritation expérimentale de celui-ci, on observe, dans le point lésé, une prolifération des noyaux dans la cellule cartilagineuse, puis une reproduction, par les éléments anciens, d'éléments nouveaux suivant le processus spécial au cartilage.

Dans la cornée, l'on constate une augmentation du

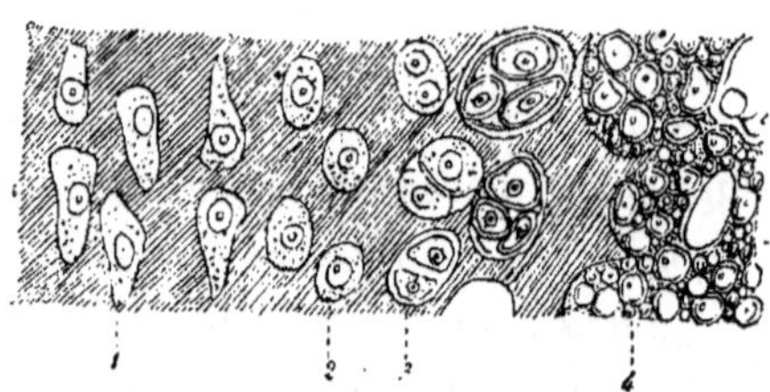

Fig. 1. — Cartilage enflammé. Figure empruntée à l'ouvrage de Cornil et Ranvier.
1, cellules profondes. — 2, les mêmes devenues sphériques par suite du gonflement inflammatoire. — 3, cellule en voie de prolifération par division. — 4, tissu embryonnaire résultant de la prolifération par division de cellules primitives et vaisseaux de nouvelle formation.

nombre des cellules dites migratrices qui, bien qu'on les ait décrites comme absolument pathologiques, existent à l'état normal dans le tissu cornéen.

En somme, dans ces tissus, il y a, comme caractéristique de l'état inflammatoire, une hyperplasie des éléments propres et une exagération des phénomènes physiologiques qui s'y passent à l'état normal.

Les modifications ultérieures que subissent ces cellules, nous les étudierons, d'une façon générale, quand nous chercherons à voir quelle est la destinée future des éléments nouveaux engendrés par l'inflammation.

Étudions maintenant l'inflammation dans les organes complexes, dans la composition desquels entrent plusieurs tissus.

D'une façon générale, et quel que soit l'organe considéré, on peut dire qu'il faut y distinguer :

1° Les éléments différenciés de l'organe : fibres musculaires, cellules épithéliales, cellules nerveuses, fibres nerveuses, etc.;

2° Les éléments de nature conjonctive : tissu fibreux,

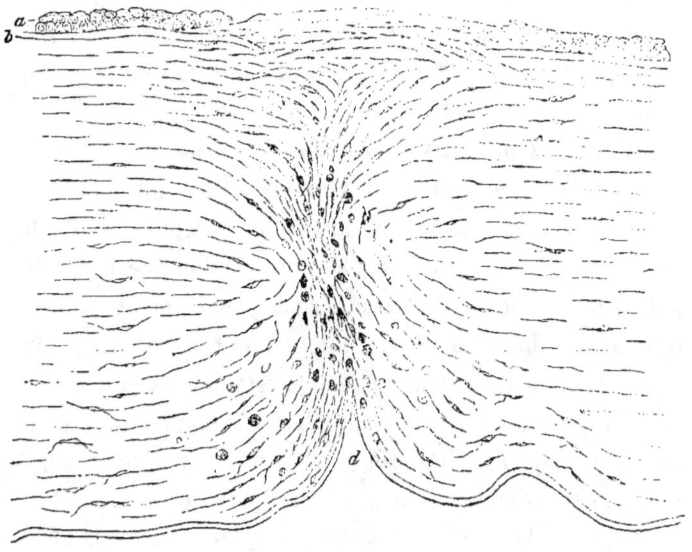

Fig. 2. — Inflammation traumatique de la cornée.

a, épithélium antérieur. — d, solution de continuité comblée en arrière. (Il existe au pourtour de la cicatrice de nombreuses cellules migratrices.)

névroglie, vaisseaux; en un mot il faut distinguer le tissu conjonctif de l'organe, et les éléments auxquels il sert de soutien.

Prenons, pour exemple, le *mésentère* dans lequel les phénomènes inflammatoires ont été étudiés, tout d'abord par Conhein.

Je résume les résultats de l'expérience sur laquelle je

reviendrai jeudi en vous en montrant le manuel opératoire sur l'animal.

On constate que, sous l'influence de l'agent irritant, qui peut être simplement le contact de l'air, il se produit d'abord comme phénomène initial, une contraction des petits vaisseaux et des capillaires ; puis, l'excitation se poursuivant, vous voyez succéder, à la contracture initiale, une dilatation générale de toutes les voies circulatoires, dilatation qui peut facilement s'expliquer par la paralysie des éléments contractiles.

En premier lieu, il y a donc stase sanguine.

Puis, progressivement, on voit apparaître une modification importante dans la circulation des globules figurés du sang ; les globules blancs s'arrêtent le long de la paroi, paraissent y adhérer et traverser progressivement celle-ci ; puis, au dernier terme, se répandent dans le tissu avoisinant.

Cette diapédèse, phénomène physiologique jusqu'à un certain point, s'exagère donc dans l'inflammation, pour constituer dans le mésentère, à tout le moins, ce phénomène primordial et essentiel de l'inflammation.

L'état de la paroi vasculaire, sur les vaisseaux ainsi enflammés, peut être suivi au moyen de l'imprégnation d'argent qui permet de constater, à ce moment, dans la paroi du vaisseau, entre les cellules épithéliales de revêtement, l'existence de pores, nommés stomates, qui persistent assez longtemps pour permettre à des globules rouges et à du plasma sanguin de suivre le même chemin, et de se répandre dans les espaces plasmatiques, et dans la cavité du péritoine. En résumé donc on observe successivement :

1° *Stase sanguine ;*

2° *Altération de la paroi vasculaire au travers de laquelle*

*passent les globules blancs d'abord, puis du plasma et des
globules rouges;*

3° *Infiltration du tissu conjonctif par les éléments sortis
des vaisseaux.*

Au milieu de ce travail, dont la trame conjonctive du
mésentère est le siège, les éléments différenciés, sous forme
de cellules de revêtement, recevant du plasma qui les
baignent, une plus grande quantité de sucs nutritifs se

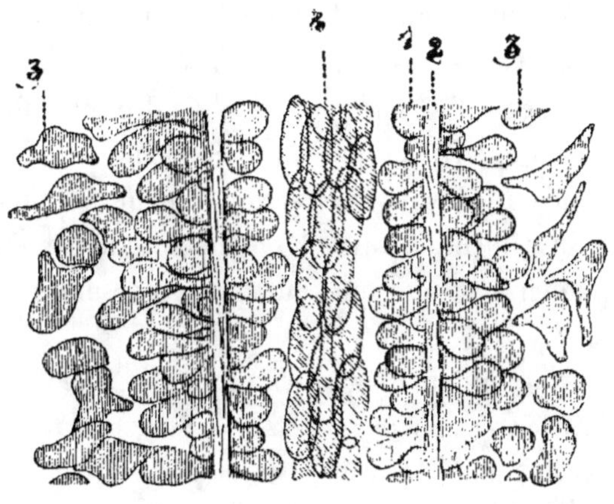

Fig. 3.

1, globules blancs fixés le long de la paroi et commençant à la traverser. — 2, paroi
vasculaire. — 3, globules blancs émigrés. — 4, globules rouges circulant à l'intérieur
du vaisseau.

tuméfient, se gonflent, se desquament et tombent dans la
cavité du péritoine, mélangés avec les globules blancs ou
rouges, sortis des vaisseaux.

Tels sont, dans le péritoine, les premiers phénomènes
de l'inflammation de l'organe. Ils sont, dans cet organe,
faciles à saisir expérimentalement, et c'est pour cela qu'on
les observe, de préférence, dans ces conditions. Mais bien
qu'il soit plus difficile de saisir les différents stades de ce

processus dans les organes profonds et plus complexes, comme le système nerveux qui nous intéresse plus particulièrement, on a pu s'assurer, en étudiant les lésions de la myélite ou de l'encéphalite, à différentes époques de leur évolution, que les phénomènes étaient de même ordre et de même nature.

Si vous étudiez sur une moelle, artificiellement enflammée, les états divers par lesquels passe le tissu nerveux, vous pouvez voir qu'il y a, tout d'abord et avec une assez grande rapidité, infiltration de la gaîne lymphatique par des éléments sortis des vaisseaux, éléments qui s'accumulent dans cette gaîne et finissent par se répandre au milieu de la traîne conjonctive qui prolifère elle-même.

Maintenant, voyons ce que deviennent, au milieu de ce processus inflammatoire, les éléments dont nous venons d'expliquer la genèse, qui peut, aussi, se résumer en ces deux termes :

1° Prolifération et suractivité fonctionnelle des éléments propres des organes ;

2° Issue, hors des vaisseaux, d'éléments nouveaux dont nous allons étudier le sort ultérieur.

Les transformations successives de ces éléments dépendent essentiellement de la nature de la cause productrice.

Néanmoins, on peut ramener ces transformations à trois termes principaux :

1° Les éléments s'accumulent en nombre considérable et s'éliminent sous forme de pus ; ou ils dégénèrent et se résorbent ;

2° Les éléments nouveaux, sortis des vaisseaux, ne s'accumulent qu'en quantité suffisante pour que leur vitalité soit assurée ; et, par suite de la formation de vaisseaux nouveaux, ils s'organisent pour donner naissance à des éléments reproduisant le type du tissu conjonctif, qui existe normalement dans l'organe que l'on considère, donnant par exemple de l'os, si les phénomènes ont eu lieu dans le système osseux; ou de la névroglie, si les phénomènes se passent dans le système nerveux.

En résumé : les éléments nouveaux, sortis des vaisseaux, ou bien s'éliminent ou dégénèrent, ou bien s'organisent en tissu conjonctif adulte, reproduisant le type de tissu conjonctif différencié, ou non, au milieu duquel ils ont pris naissance.

Les éléments propres du tissu, ceux qui existaient, tout

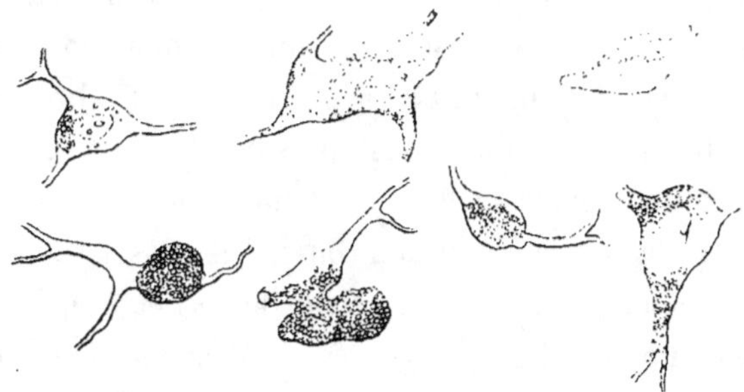

Fig. 4. — Cellules nerveuses en voie de dégénérescence pigmentaire dans l'encéphalite d'après Birsch-Hirschfeld.

d'abord, comme ceux qui proviennent de leur multiplication, disparaissent et s'atrophient de manières très diverses.

Je vous citerai, comme exemple, la dégénérescence des fibres nerveuses dans les scléroses de la moelle; la disparition des cellules nerveuses par dégénérescence pigmentaire sous forme de corps granuleux telle qu'on l'observe dans les myélites ou les encéphalites de natures diverses; la disparition des cellules épithétales de l'arachnoïde, de l'épendyme, dans les pachyméningites, dans l'arachnitis, ou dans la myélite épendymaire, enfin la transformation sous des formes multiples des éléments cellulaires spéciaux à chaque organe. Plus tard, ces éléments différenciés se reproduisent quelquefois quand les phénomènes inflammatoires ont cessé ; mais, pendant la période inflammatoire proprement dite, ils disparaissent pour laisser la place aux éléments indifférents dont la vitalité est plus grande et l'énergie propre plus considérable. Je n'en veux pour exemple que les faits de section expérimentale de la moelle, avec guérison, dans une certaine limite ; que les myélites dans lesquelles on voit reparaître peu à peu les fonctions de la moelle après une disparition plus ou moins complète de celles-ci.

Telle est la succession des phénomènes que l'on observe dans les cas d'inflammation franche, aiguë ou chronique ; nous allons voir qu'il en est presque de même pour les inflammations bâtardes dont les tumeurs d'infection constituent la variété la plus nombreuse. Les choses se passent de même que dans les cas d'inflammation franche ; les éléments nobles cèdent la place aux éléments conjonctifs de nouvelle formation et disparaissent suivant les modalités multiples que je vous ai signalées : dégénérescence graisseuse, pigmentaire, granuleuse ou autre. Ce n'est donc pas là que réside la différence la plus tranchée entre les produits de l'inflammation franche et de l'inflammation bâtarde ; c'est plutôt dans la morphologie des éléments produits par l'inflammation, et dans leur destinée ultérieure.

Prenons comme exemple, afin de mieux fixer les idées, la plus commune des tumeurs d'infection, le tubercule, qui nous servira de type pour comprendre la marche et l'étiologie de cette classe de produits inflammatoires qui renferme les productions morbides de la syphilis, de la lèpre, de la scrofule, du farcin et de la morve, de l'actinomycose, des pyohémies diverses et d'autres productions artificielles comme les pseudo-tubercules par action de corps étrangers introduits dans les séreuses et les organes.

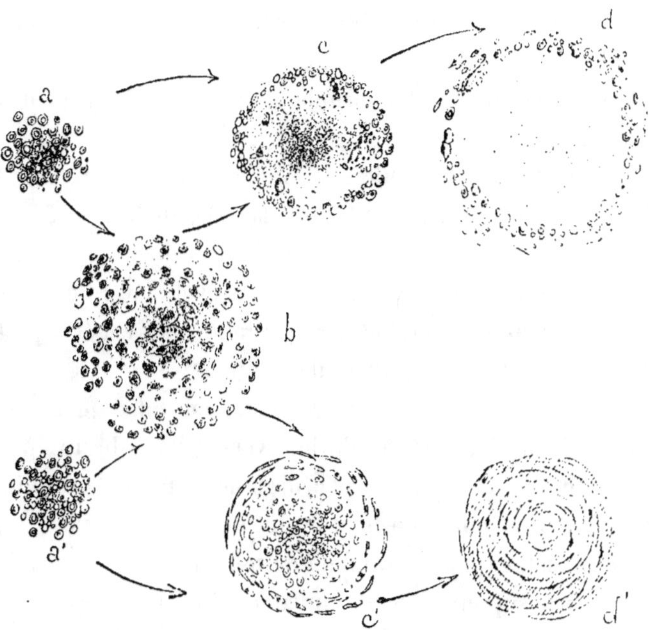

Fig. 5. — Schéma de l'évolution des tumeurs d'infection (tubercule). *abcd*, évolution vers l'état caséeux, — *a'b'c'd'*, évolution vers l'état fibreux, — *aa'*, tubercule embryonnaire, — *b*, follicule tuberculeux, — *cd*, tubercules devenant caséeux. — *c'd'*, tubercules passant à l'état fibreux.

Suivant Grancher, qui a le mieux étudié et, suivant nous, le mieux compris cette marche et cette évolution des tumeurs d'infection, la marche et la destinée ultime d'une de ces tumeurs peut se résumer dans ce schéma que je reproduis ici pour aider à la clarté de la description.

Au début, ces tumeurs sont constituées par un simple nodule de noyaux inflammatoires, agglutinés, agglomérés par une gangue granuleuse, c'est le tubercule, la tumeur d'infection embryonnaire ; puis le centre de ce nodule se transforme en donnant naissance à un élément morphologique dont la signification est de caractériser les inflammations bâtardes : c'est la cellule géante, les *riezenzellen* des Allemands.

Voilà maintenant la période adulte de ces tumeurs (Fig. 5, *b*).

C'est le tubercule adulte, le follicule tuberculeux complet ; puis, suivant les conditions dans lesquelles se développe le tubercule et sous des influences diverses, il suit deux évolutions distinctes ; tantôt il évolue vers ce que Grancher a appelé l'état caséeux, et tantôt vers cet état qu'il appelle, avec Bayle, le tubercule fibreux.

Donc, à l'origine, nature manifestement inflammatoire ; puis, suivant les cas, évolution vers l'état fibreux, qui correspond à la guérison par organisation des produits inflammatoires purs ; ou bien évolution vers l'état caséeux, qui représente, pour les inflammations bâtardes, la terminaison, par suppuration, des inflammations franches.

En résumé, et pour appliquer plus spécialement ces données au système nerveux qui fait l'objet de ce cours, nous voyons que les phénomènes inflammatoires suivent, dans le système nerveux et dans ses dépendances, une marche absolument analogue à celle qu'on remarque dans d'autres organes d'une observation plus facile. Nous voyons, par exemple, que dans la myélite aiguë, dans l'encéphalite traumatique, dans les méningites à forme franche, nous observons, et les altérations vasculaires et les phénomènes de diapédèse décrits par Conheim ; nous retrouverons également, dans le tissu nerveux, cette tendance à la disparition des éléments nobles du tissu, cellules et fibres nerveuses, qui sont peu à peu remplacées par les éléments du type conjonctif. C'est ce que nous verrons plus tard se produire dans l'ataxie locomotrice, dans la sclérose annulaire, dans la sclérose latérale et dans toutes les myélites chroniques en général.

Je n'insisterai pas davantage sur chacun de ces points particuliers que nous aurons plus tard l'occasion d'examiner en détail ; ce que j'ai surtout en vue pour le moment c'est de vous donner une idée d'ensemble du processus inflammatoire et de bien vous définir ce qu'il faut entendre par un mot que nous aurons fréquemment l'occasion d'employer, mais dont le sens et la signification demandaient une longue et laborieuse analyse.

Bibliographie. — Conheim, *Entzundung und Eiterung*, in *Arch. f. Path. Anat.*, 1867. *Vorl. über allgemeine Pathologie. Neue Unters. über den Entzundung*, Berlin, 1873.

Stricker, *Studien der Inst. f. exp. path. in Wien.*, 1870.

Hofmann, und von Recklinghausen, in *Centralblatt. f. med. Wissenschaft*, 1867, n° 31.

Rindfleisch, *Virchow's Archiv*, t. XXI, p. 406, et *Path. Gewebelehre*.

Wagner, *Handbuch der Allg. Path.*

Hayem, *Des encéphalites*, Th. de Paris, 1868.

Vulpian, *Mal. du syst. nerveux.*

Leyden, *Mal. de la moelle.*

Conheim, *Die Tuberculose von Standp. des Infections lehre*, Leipzig, 1879.

Martin, *Arch. de physiol.*, 1880.

Grancher, *Arch. de physiol.*, 1878.

Virchow, *Traité des tumeurs.*

Birch-Hirschfeld, *Lehrbuch der pathol. Anatomie*, 1882.

TROISIÈME LEÇON

PHYSIOLOGIE GÉNÉRALE DU SYSTÈME NERVEUX

Sommaire. — Constitution élémentaire du système nerveux. — Schéma général du système nerveux chez les animaux inférieurs, chez les vertébrés. — Rôle physiologique de la fibre et de la cellule nerveuse : influence motrice, influence trophique. — Applications.

Messieurs,

Tout système nerveux est constitué, au point de vue élémentaire, par deux sortes d'éléments en rapport de continuité immédiate : des *cellules* et des *fibres nerveuses*. Ces deux éléments peuvent varier dans leur aspect et dans leur forme suivant les êtres auxquels on s'adresse pour en faire l'étude, mais toujours on les retrouve comme parties essentielles et constituantes du système nerveux dans toute l'échelle animale.

Étudier les fonctions et les relations de ces deux éléments, si étroitement unis au double point de vue physiologique et anatomique, tel est le problème que nous devons tout d'abord nous efforcer de résoudre.

Car, de même que pour étudier le muscle, il faut au préalable étudier la fibre musculaire dans ses différentes formes et sous ses différents aspects, de même que l'on peut ramener l'étude du foie à celle plus simple de la structure et de la physiologie du lobule, de même on peut ramener l'étude si complexe du système nerveux à celle de la cellule et la fibre nerveuse.

Pour entreprendre cette étude, d'une manière profitable, il faut la poursuivre, non pas sur des systèmes nerveux aussi complexes que celui de l'homme ou des animaux supérieurs, mais il faut choisir, pour exemple, des êtres de structure plus simple, chez lesquels se trouve, tout naturellement réalisé, en quelque sorte, le schéma d'un système nerveux complet et absolument différencié.

Parmi ces êtres, il est une classe qui sert de prototype, de schéma vivant pour la structure et les fonctions du système nerveux le plus simple possible : je veux parler des *polypes hydraires* et de *l'hydre d'eau douce*, dont les recherches classiques de Kleinenberg, de Jickeli et de Rouget nous ont fait connaître la constitution si remarquablement simple.

Vous connaissez l'aspect général de l'hydre d'eau douce, célèbre par les expériences de Tremblay et la monographie de Kleinenberg.

— Voici, une coupe schématique (Fig. 6), qui vous permettra de vous rendre compte de la structure intime de cet être dont l'organisme est tellement simple qu'on peut dire que, chez lui, la différenciation des fonctions est réduite à son minimum : couche épithéliale externe et interne, feuillet moyen divisé en deux par une lame hyaline, dite lamelle intermédiaire.

Chez cet animal, vous savez qu'on obtient, par la dissociation, des éléments singuliers, décrits pour la première fois par Kleinenberg, et que vous trouverez signalés par tous les auteurs classiques, qui ont étudié le système nerveux, sous le nom de cellules *neuro-musculaires*.

Ces éléments, décrits aussi par Ranvier à la suite de Kleinenberg, comme le premier rudiment de l'élément nerveux cellulaire, ne constituent point, d'après les recherches de Rouget et de Jickeli, le véritable appareil nerveux de

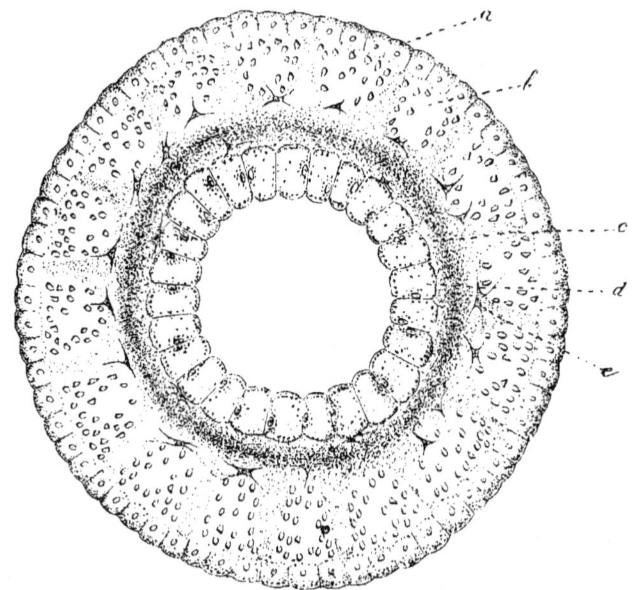

Fig. 6. — Coupe de la lucernaire d'après Korotneff. (La constitutution et la disposition des bras de la lucernaire étant la même que celle du corps de l'hydre au moins schématiquement, cette figure peut servir à comprendre la disposition sinon l'épaisseur relative de chacune des couches du corps de l'hydre.)

a, ectoderme, — *b*, couche de fibrilles musculaires, — *c*, lamelle intermédiaire, *d*, endoderme, — *e*, cellules nerveuses.

l'hydre d'eau douce, et doivent, d'après ces auteurs, être regardés comme des éléments épithélio-musculaires.

D'après eux, ces éléments, dont vous voyez la reproduction ici (Fig. 7), émettent bien des prolongements par leur extrémité basale, mais ces prolongements au lieu d'être de nature nerveuse, constituent le système musculaire de l'ani-

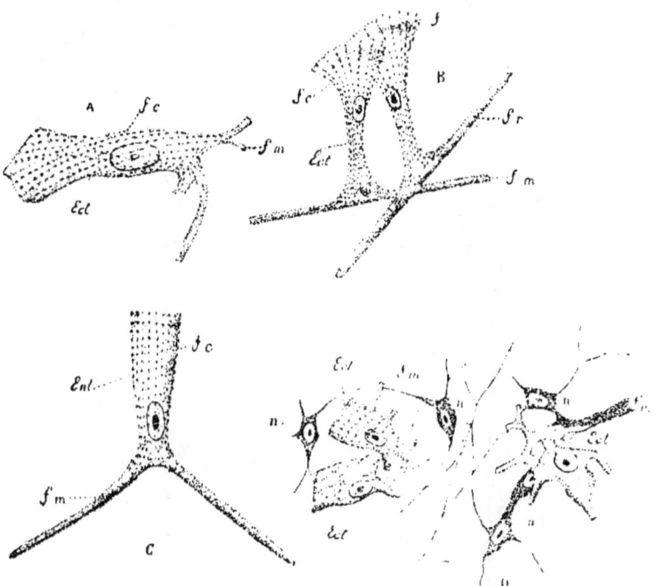

Fig. 7. — Organes du mouvement et système nerveux chez les hydraires d'après Rouget.

A, cellule de l'ectoderme de l'hydra- fusca, — *ect*, corps de la cellule, — *fc*, fibrilles intra-cellulaires, — *fm*, fibrilles de la couche longitudinale émanant de la bifurcation du pied de la cellule.

B, cellules ectodermiques d'hydractinie, — *fc*, fibrilles du corps de la cellule s'infléchissant au niveau du pied pour se continuer avec les fibres musculaires *fm*.

C, cellules entodermiques d'hydractinie, les fibrilles intra-cellulaires dissociées par l'action du liquide de Muller s'écartent librement au niveau de la tête de la cellule et au niveau du pied se continuent avec les fibrilles musculaires de la couche transversale qui naissent de la bifurcation du pied.

D, cellules ectodermiques et plexus nerveux de l'hydre brune, — *fm*, musculaires rompus au voisinage de leur origine au pied des cellules ectodermiques (*ect*), — *n*, cellules nerveuses du plexus en rapport les unes avec les autres par des prolongements plexiformes et en rapport avec les prolongements musculaires de la base des cellules.

mal ; et le véritable système nerveux serait au contraire représenté, comme vous le voyez figuré ici (Fig. 6 et 8), par une couche de *cellules anastomosées* appliquées de part et d'autre de la lamelle intermédiaire, se mettant en rapport, d'une part avec le système sensitif de l'animal, constitué par un organe spécial qui porte depuis longtemps, bien avant qu'on eût élucidé ses fonctions, le nom d'*organe urticant*, et d'autre part avec les prolongements de la partie basale

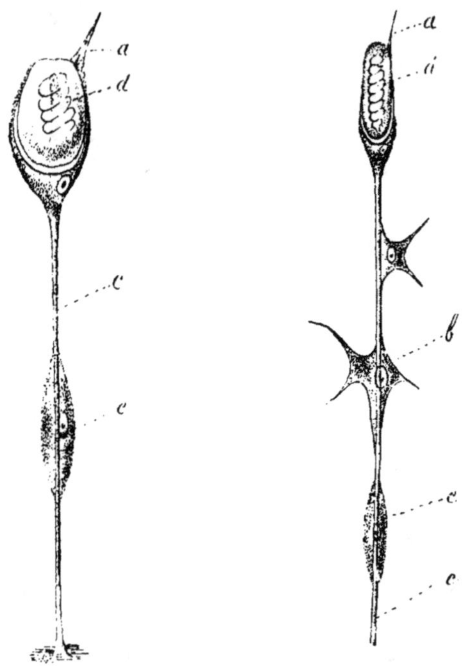

Fig. 8. — Rapports des éléments nerveux de la lacernaire
avec les organes urticants d'après Korotneff.

a, cnidocils, — *b*, cellule nerveuse, — *c*, fibrille musculaire, — *e*, son noyau,
d, nématocyste.

des cellules de Kleinenberg, qui représentent, chez l'hydre, le système musculaire.

En résumé, vous le voyez, la constitution de ce type de système nerveux, qu'on pourrait appeler le système nerveux diffus, peut être exprimée de la manière suivante :

cellules anastomosées en rapport, d'une part, avec les organes sensitifs, d'autre part, avec les organes moteurs par des prolongements spéciaux.

Comme vous le verrez, cette constitution si simple est la reproduction fidèle des systèmes nerveux plus complexes, dans lesquels l'intrication des fibres, le nombre plus considérable des éléments interviennent, à peu près seuls, pour établir des différences.

Nous pouvons donc résumer ce type de système nerveux par le schéma que voici :

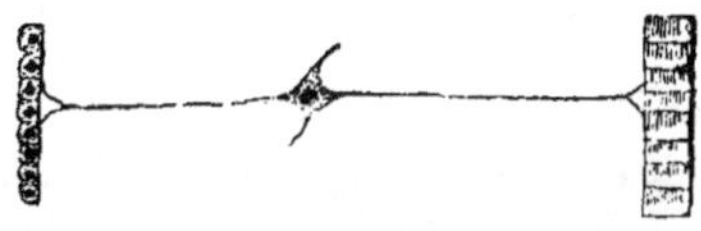

Fig. 9. — Schéma du système nerveux de l'hydre.

a, surface sensible, — *b*, cellule nerveuse, — *c*, organe de mouvement.

Ce type de système nerveux, nous le retrouvons, Messieurs, dans un grand nombre d'êtres inférieurs, avec des variantes nombreuses, mais avec la même disposition générale.

Le système nerveux est limité à des éléments cellulaires, munis de *prolongements* qui sont de véritables *fibres nerveuses* et qui peuvent quelquefois, ainsi que Vignal l'a montré, par exemple dans ses études sur le système nerveux des hirudinés, acquérir une longueur considérable.

A mesure que le système nerveux se perfectionne, la division du travail physiologique et la différenciation des éléments cellulaires s'accusant davantage, on voit la cellule

RAYMOND. — Syst. nerveux.   3

nerveuse, primitivement simple, se dédoubler en quelque sorte en deux cellules distinctes, dont le groupement correspond, au point de vue physiologique, à la cellule unique des polypes hydraires, et régit, comme elle, tout un territoire anatomique particulier.

Sur ce schéma (fig. 10), vous pourrez mieux comprendre quelle est la disposition de ce système nerveux *bicellulaire*.

Dans un système nerveux construit sur ce type, l'excitation

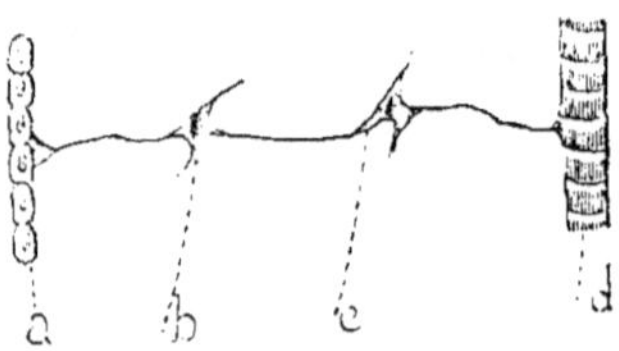

Fig. 10.

a, surface sensible, — *b*, cellule sensitive, — *c*, cellule motrice,
d, organe de mouvement.

transmise par les organes de sensibilité, au lieu de ne traverser qu'une seule cellule pour subir la modification propre à la transformer en excitation motrice, traverse ces deux organes cellulaires distincts, dont l'un, reçoit directement les impressions extérieures, et dont l'autre est plus spécialement préposé à l'excitation des éléments organiques du corps.

Mais vous n'auriez qu'une idée absolument approchée de la structure et de la morphologie générale du système nerveux des animaux supérieurs, si je ne vous présentais que ce type, qui n'est encore qu'un type inférieur, réalisé peut-être, au point de vue naturel, chez quelques crustacés, d'après Osjaniskow.

C'est, qu'en effet, dans les deux types que nous venons d'étudier, toutes les cellules nerveuses dans le système *monocellulaire*, tous les groupes de cellules dans le système *bicellulaire*, ont la même valeur, les mêmes fonctions, tandis que dans le système nerveux des vertébrés supérieurs, dont l'homme fait partie, il est un certain nombre de groupes cellulaires, chargés de fonctions plus importantes et d'un rôle plus élevé que certains autres groupes.

En effet, chez les vertébrés inférieurs, l'amphioxus par exemple, nous voyons que, presque toujours, l'amas cellulaire situé à la partie antérieure du corps, tend à acquérir un développement plus considérable, tandis que les voies de propagation, de diffusion, des excitations sensitives ou motrices se font, en quelque sorte, indifféremment dans tous les sens. Nous voyons qu'à mesure que s'établit la prépondérance de certains groupes, les voies

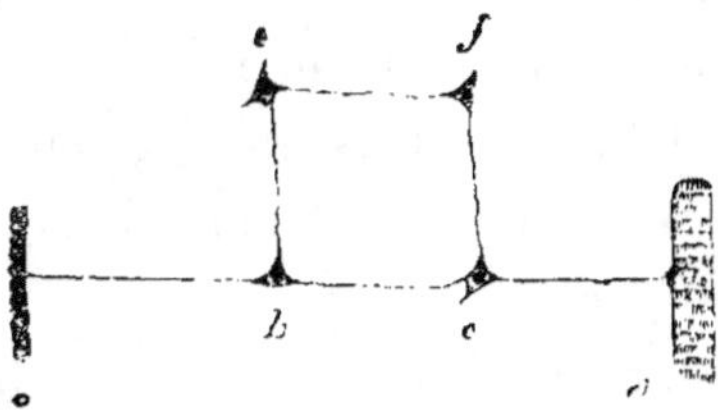

Fig. 11. — Schéma du système nerveux des vertébrés inférieurs et des insectes.
a, surface sensible, — *b*, cellule sensitive inférieure, — *c*, cellule motrice médullaire, *d*, organe de mouvement, — *ef*, cellules sensibles et motrices du groupe supérieur.

anastomotiques entre les éléments cellulaires s'établissent de préférence suivant certaines directions, et nous remarquons que le chemin parcouru par les excitations externes suit, en quelque sorte, une voie réfléchie, dont le schéma indiqué sur la figure 11 nous donnera l'idée.

Dans ces conditions, en effet, toute impression pourra suivre deux routes : soit la voie directe, comme dans le système précédent, soit la voie réfléchie, en passant par deux groupes cellulaires distincts.

Mais, chez l'homme que nous devons surtout nous proposer d'étudier, une différenciation encore plus grande s'établit.

Chez l'homme, comme chez les autres vertébrés supérieurs, ce n'est plus par deux groupes cellulaires, mais bien par trois groupes que doivent passer les excitations sensitives pour être élaborées et transformées en excitations motrices. Sans doute, comme chez les vertébrés tout à fait inférieurs, deux autres routes sont ouvertes; mais dans les circonstances ordinaires, c'est par la voie la plus détournée que passent les impressions.

D'après Meynert, en effet, le système nerveux de l'homme peut être résumé dans un schéma que je modifie quelque peu pour le mettre en harmonie avec les autres schéma que je vous ai présentés, et que j'ai fait figurer ici à côté du schéma original d'Huguenin et de Meynert.

Ces deux schéma, présentent, comme vous pouvez vous en rendre compte, une même idée théorique sous deux aspects différents.

Sur l'un et sur l'autre, vous voyez que le système nerveux de l'homme et des animaux supérieurs, est essentiellement constitué par trois groupes ganglionnaires, trois amas cellulaires réunis par des fibres commissurales, que nous appellerons, avec Meynert : *Système de projection de premier, deuxième, troisième ordre.*

Ainsi donc, Messieurs, par cette analyse anatomique, nous sommes arrivés à décomposer le système nerveux de l'homme en ses parties élémentaires; et, procédant du simple au composé, nous avons pu, partant d'un système nerveux rudimentaire, reconstituer un système nerveux au maximum de complication, et retrouver, par une voie différente, les idées aujourd'hui classiques de Meynert.

Nous venons de vous indiquer la formule générale du

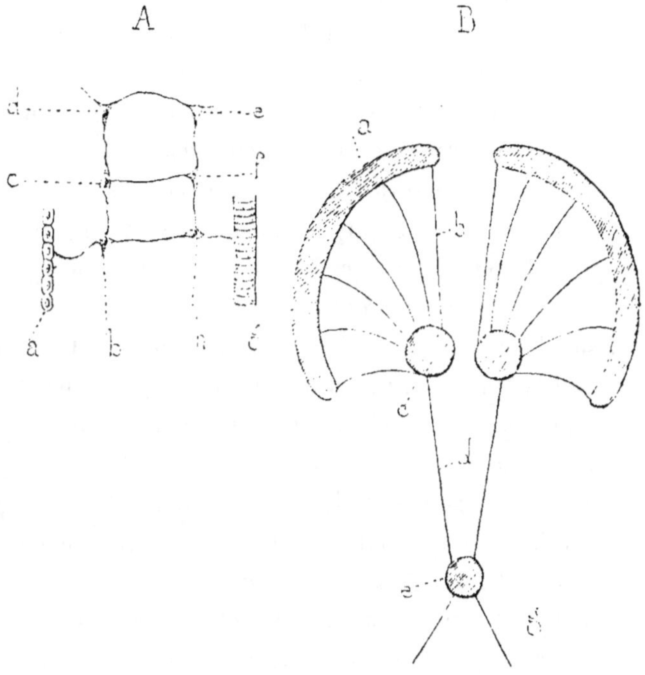

Fig. 12.

A. — *a*, surface sensible, — *b*, cellule sensitive, — *h*, cellule motrice du groupe inférieur, — *c*, cellule, — *f*, cellule motrice du groupe moyen, — *d*, cellule sensitive, — *e*, cellule motrice du groupe supérieur, — *g*, organe de mouvement.

B. — D'après Meynert. — *a*, écorce cérébrale, — *c*, noyaux gris centraux, — *e*, colonne grise médullaire, — *b*, 1er système de projection, — *d*, 2e système de projection, — *g*, 3e système de projection.

système nerveux et les rapports de ses parties élémentaires, cellules et fibres; pour compléter vos connaissances à cet égard, il me reste à vous indiquer quel est le rôle physiologique de chacune de ces parties. En un mot, connaissant les liaisons anatomiques de la cellule et de la fibre, reste à déterminer leur rôle physiologique.

Par le fait même des connexions anatomiques de la fibre nerveuse, nous pouvons déjà préjuger ses fonctions. Jetée comme un lien, de la cellule nerveuse à l'organe sensitif ou moteur, ou établissant des connexions entre deux cellules, nous pourrions presque en conclure déjà que le rôle de la fibre nerveuse est celui d'un simple conducteur destiné à transmettre des impressions venues du dehors ou des excitations motrices parties de la cellule.

Mais l'expérience physiologique la plus vulgaire nous apprend que la section des fibres nerveuses interrompt toute communication entre la cellule et les organes avec lesquels elle était normalement en rapport, et elle nous apprend, en outre, ce fait important, découvert par Waller et qui met bien en évidence les rapports intimes qui unissent la cellule et la fibre, c'est-à-dire que les fibres nerveuses, séparées de leur cellule, dont elles sont pour ainsi dire une émanation, dont elles font, en quelque sorte partie, dégénèrent et s'atrophient.

C'est là une découverte essentielle, primordiale, dont nous aurons à faire de fréquentes applications à propos d'un grand nombre de lésions pathologiques du système nerveux.

Ce que l'anatomie nous avait déjà montré, à savoir que la fibre nerveuse n'est qu'une expansion de la cellule, la physiologie nous le montre sous une autre forme non moins démonstrative.

C'est donc dans la cellule nerveuse que se passent tous les phénomènes actifs, puisque nous venons de voir que la fibre joue un rôle essentiellement passif; c'est donc à la

physiologie spéciale de la cellule que nous devons demander la clef du fonctionnement du système nerveux.

Tous les éléments cellulaires d'un organisme possèdent
ce que l'on appelle une irritabilité propre, c'est-à-dire qu'ils
peuvent réagir sous l'influence de certains excitants; cela
est vrai, par exemple, pour la fibre musculaire ou la cellule
musculaire qui réagit et se contracte sous l'influence des
excitants chimique ou physiques; cela est encore vrai pour
la cellule conjonctive à l'état jeune, comme par exemple
les cellules pigmentées de la grenouille; cela est également
vrai pour les cellules épithéliales des glandes dont certaines substances favorisent plus spécialement la fonction.

Ce qui différencie le plus l'élément nerveux, la cellule
nerveuse, des autres éléments cellulaires de l'organisme,
c'est justement l'accroissement considérable de cette faculté
de réagir sous l'influence d'excitants divers; mais tandis
que les autres éléments de l'organisme ne sont sensibles ou
ne sont surtout sensibles qu'à certains modes d'excitation,
la cellule nerveuse réagit sous l'influence des excitations
les plus faibles et les plus variées.

Mais ces excitations qui lui parviennent du dehors, par
suite de ses connexions avec les cellules de l'organisme,
elle les transmet, en les transformant, pour mettre en jeu
tantôt l'activité musculaire, tantôt l'activité propre de certains tissus, comme les tissus glandulaires, pour y produire
des phénomènes de sécrétion.

Le rôle de la cellule nerveuse consiste donc :

1° A *réfléchir* les excitations extérieures sur les autres
tissus de l'organisme;

2° A *transformer* l'excitation primitive de façon à la mettre en rapport avec le genre spécial d'irritabilité de chaque tissu.

Quel est le mécanisme intime de ce phénomène? voilà ce qu'il me reste à vous exposer.

Reprenons (fig. 9) ce schéma du système nerveux le plus simple possible.

Supposons une excitation partie de la surface extérieure; cette excitation incapable, c'est le cas le plus fréquent, de déterminer directement, une contraction de l'organe musculaire, se transforme en passant par la cellule, et devient apte à déterminer cette contraction.

Comment s'opère cette transformation ?

Ce mécanisme bien étudié par Helmholtz, Matteuci, Hermann, peut se résumer de la façon suivante :

La nutrition de la cellule nerveuse accumule dans son protoplasma, une certaine quantité d'énergie chimique capable d'être mise en liberté sous l'influence d'une excitation légère : c'est ce qu'on exprime en disant que cette force est à l'état de *tension* dans la cellule. La cellule étant soumise à une excitation, c'est-à-dire à l'action d'*une force vive extérieure* très minime, produit donc une *force vive supérieure* à celle qui lui a été transmise et lui a servi à *dégager* sa force vive propre.

C'est que ce Hermann appelle une *force de dégagement*, puisque elle sert à mettre en activité, à dégager une plus grande quantité de force vive à l'état de tension dans une cellule.

Laissons de côté, si vous le voulez, ces termes qui pourraient vous paraître bizarres, et comparons simplement ce qui se passe, dans ce cas, à la détonation d'une arme à feu. Là, un choc mécanique détermine la mise en activité

de la quantité de force vive contenue dans une petite
quantité de matière explosible, qui transmet, elle-même,
cette force vive, agrandie et transformée, pour déterminer
par la déflagration de la poudre, une quantité de force
vive hors de proportion avec l'effet nécessaire pour produire le choc initial.

Cet exemple vous fera mieux comprendre ma pensée que
tous les exposés théoriques qui demanderaient à être trop
longuement développés pour être bien compris.

La transformation que subit l'excitation initiale, pour
donner lieu à une contraction musculaire, en passant par
la cellule nerveuse, cette transformation consiste donc surtout dans une *amplification*, une *exagération* de l'excitation
primitive, et cette excitation s'accroîtra, d'autant plus
comme intensité et comme étendue, qu'elle aura traversé
un plus grand nombre d'éléments cellulaires. C'est ce qui
vous explique pourquoi, Messieurs, à mesure que la différenciation des tissus s'accuse davantage, à mesure que leur
excitabilité propre diminue, vous voyez le système nerveux
se compliquer de plus en plus et apparaître un plus grand
nombre d'éléments cellulaires pour multiplier, pour
accroître, pour diffuser cette excitation primitive.

Dans le système nerveux de l'homme, ce rôle, surtout
dans certains états pathologiques, s'accuse nettement ;
ainsi, Messieurs, dans les cas d'hyperesthésie, par exemple,
voyez la disproportion entre l'excitation si légère que vous
portez sur un point limité de l'organisme et l'étendue des
phénomènes de réaction que vous déterminez.

Ces considérations sur la physiologie générale de la
cellule nerveuse, qui peuvent sembler abstraites tout
d'abord, vont vous mettre sur la voie de l'explication de

quelques phénomènes physiologiques sur lesquels règne encore une certaine obscurité.

Vous savez que la voie de transmission des impressions sensitives, dans la moelle, est encore en litige. Vulpian a démontré, et cela d'une manière irréfutable, que les sensations douloureuses passaient par la substance grise de la moelle, c'est-à-dire par la voie des cellules nerveuses, et non par la voie des faisceaux blancs, c'est-à-dire par les fibres nerveuses.

Schiff, Brown-Séquard donnent, pour trajet des impressions tactiles et spéciales, les cordons blancs de la moelle.

Bien que l'on considère, communément, ces opinions comme contradictoires, vous allez voir qu'en appliquant les données de physiologie générale que je viens d'exposer on peut arriver à concilier tous ces faits.

Il est fort possible, en effet, Messieurs, que l'excitation physiologique normale suive, comme le veut Schiff, le trajet des faisceaux blancs; cela est même probable; mais si cette excitation dépasse certaines limites, si elle acquiert assez d'intensité, elle peut déterminer cette modalité de perception qu'on appelle la douleur. Comme deux voies lui sont ouvertes pour parvenir à la cellule cérébrale, la voie des faisceaux blancs et celle de la substance grise à travers les anastomoses des cellules nerveuses, cette excitation parvient au cerveau par deux voies différentes : l'une la voie des faisceaux blancs qui ne transmet qu'une excitation légère, parce qu'elle n'est passée que par un nombre restreint d'éléments cellulaires nerveux; l'autre, qui a traversé un nombre plus considérable d'éléments cellulaires, arrive se superposer à la première, mais, possédant une intensité bien supérieure, elle met en activité la cellule cérébrale, d'une manière trop active, et donne la perception douleur.

En sorte que l'on pourrait, en considérant, comme Hermann, la douleur comme un phénomène *extra-physiologique*, dire que la substance grise n'est le lieu de transmission des impressions douloureuses que parce que c'est précisément le fait de cette transmission par cette voie, qui transforme et rend douloureuse l'excitation primitive.

Ces considérations pourront également nous expliquer, d'une façon générale, l'analgésie et ses différentes formes, et pourront nous servir plus tard, à comprendre la contradiction apparente qui paraît exister entre les données de la physiologie et celles de la clinique ou de l'anatomie pathologique.

Du rôle que nous venons d'assigner à la cellule nerveuse, on peut facilement déduire les influences multiples que doit avoir cette cellule, sur les autres tissus de l'organisme.

Comme l'activité propre d'un tissu est la condition de l'existence de ce tissu, et que ce fonctionnement est sous la dépendance du système nerveux, nous pouvons déjà en conclure que la cellule nerveuse exerce, et sans admettre pour cela des nerfs spéciaux, une influence trophique sur les tissus de l'organisme.

La nutrition, la vie des tissus est donc sous la dépendance de la cellule nerveuse.

A la première fonction, dévolue à la cellule nerveuse, celle de mettre en jeu l'activité propre des tissus, nous pouvons donc en ajouter une seconde, celle de présider à leur nutrition.

Cette dépendance étroite est d'autant plus marquée, qu'elle s'exerce encore en plus, *indirectement*, par l'intermédiaire du système vasculaire dont le système nerveux dirige la répartition et le fonctionnement par l'intermédiaire des nerfs vaso-moteurs.

C'est à cette influence, soit directe, soit indirecte, que nous devrons plus tard demander la clef des troubles trophiques de l'atrophie musculaire, infantile ou de l'adulte, de l'ataxie locomotrice, etc.

Résumant ces données sur la physiologie de la cellule nerveuse, nous pouvons donc dire que :

1° La cellule nerveuse est destinée à *recueillir*, à *transformer les excitations* extérieures, de façon à les mettre en rapport avec l'irritabilité spéciale de chaque tissu ;

2° La cellule nerveuse, soit directement, soit indirectement, préside à la nutrition des tissus.

Bibliographie. — Oscar Kleinenberg Hydra, Leipzig, 1872.
Rouget, *Rapports annuels des professeurs du Muséum*, 1880-1881.
   Les organes du mouvement et de la sensibilité chez les polypes hydraires (*Revue scientifique*, 1883.)
Jickeli, *Der Bau der Hydroïdpolypen*.
Georgenbaur, *Morphol Jarbuch*., t. VIII, p. 373, 1882.
Hermann, *Manuel de physiologie*, et *Handbuch der Physiologie*.
Meynert, *Stricker's Handbuch*.
Huguenin, *Centres nerveux*, trad. française, 1881.
Vogt (Carl) et Yung, *Traité d'anatomie comparée*, Paris, 1886.

QUATRIÈME LEÇON

RELATIONS ANATOMIQUES DES ÉLÉMENTS NERVEUX

Sommaire. — Connexions des éléments nerveux dans le système nerveux de l'homme. — Les trois systèmes de projection de Meynert. — Système de projection des nerfs périphériques. — Deuxième système de projection : Moelle, cordons blancs. — Troisième système de projection : Couronne rayonnante. — Noyaux gris centraux. — Faisceau pyramidal direct et croisé. — Connexion du cervelet et faisceau sentitif de Meynert. — Fibres commissurales et fibres arquées.

Messieurs,

Nous nous sommes occupés, dans la dernière leçon, de la physiologie générale de la cellule et de la fibre nerveuse. Nous avons envisagé ces deux éléments dans leurs rapports essentiels, indépendamment de leur situation et de leur place dans un système nerveux; nous allons aujourd'hui nous efforcer d'introduire quelque clarté dans la disposition anatomique des différents systèmes des fibres et des différents groupes de cellules qui constituent le système nerveux de l'homme.

Le schéma le plus général qui puisse en être donné,

c'est celui que je vous ai montré dans la dernière leçon et qui résume les idées de Meynert.

Cet auteur considère l'ensemble des noyaux gris comme constitués par trois groupes distincts :

1° Colonne grise de la moelle ;

2° Noyaux gris centraux de l'encéphale ;

3° Écorce cérébrale ;

Et il divise les fibres branches en trois systèmes, mettant ces divers groupes cellulaires en communication les uns avec les autres, et avec les organes périphériques. Commençant sa description par le cerveau, il appelle :

1° Système de projection du premier ordre, les fibres de la couronne rayonnante qui mettent en rapport les ganglions centraux avec l'écorce ;

2° Système de projection du second ordre, les fibres blanches qui unissent les noyaux gris centraux à la colonne médullaire ;

3° Et enfin, système de projection du troisième ordre, les fibres nerveuses périphériques, c'est-à-dire tout le système des nerfs spéciaux, bulbaires et cérébraux.

Le fait important, mis en lumière par ce schéma, c'est que tout nerf périphérique, *moteur* ou *sensitif*, doit traverser deux groupes de cellules nerveuses, deux noyaux, avant d'arriver à la région corticale dont il reçoit l'impression motrice ou à laquelle il transmet des impressions sensibles.

Partant de ce point de départ, nous ferons, comme Meynert, l'étude isolée de chacun de ces systèmes de projection, et de chacun de ces noyaux d'interruption.

A. *Le système de projection de troisième ordre*, constitué par l'ensemble des nerfs périphériques, n'offre, pour nous, presque pas d'intérêt, parce que, en ce moment, nous avons surtout en vue les organes centraux du système nerveux. Ce système de projection est constitué par deux ordres de fibres : 1° les unes, fibres sensitives, apportant aux organes centraux les impressions extérieures; 2° les autres, fibres motrices, qui transmettent des excitations venues de la cellule nerveuse.

Ce système de projection du troisième ordre de Meynert n'offre donc quelque intérêt pour nous que dans sa partie tout à fait centrale, et, pour étudier la manière dont ces nerfs périphériques, qui se divisent à leur entrée dans le canal rachidien en deux portions, l'une sensible, l'autre motrice, viennent se mettre en rapport avec les groupes cellulaires de la moelle.

Nous prendrons donc ces fibres à partir de leur point de bifurcation, et nous étud ierons successivement :

1° La *racine postérieure;*

2° La *racine antérieure.*

1° *Racines sensitives.* — Les nerfs, émanés des organes récepteurs périphériques de la sensibilité, presque immédiatement après leur séparation d'avec le nerf moteur, traversent un appareil ganglionnaire qui constitue le *ganglion rachidien.*

Bien que les rapports intimes de ce ganglion et de la fibre nerveuse soient encore mal connus, ses rapports anatomiques, et surtout les faits si intéressants indiqués par Waller et vérifiés par Bernard, sont acquis, et on est en droit de conclure que quelques-unes des fibres nerveuses sensibles, sinon la majeure partie, viennent se terminer dans ces cellules ganglionnaires.

Parvenues au niveau de la surface de la moelle, ces fibres

subissent des destinées diverses, qu'il vous sera facile de comprendre sur ce schéma d'une coupe de la moelle.

Vous voyez que, d'une façon générale, les fibres des

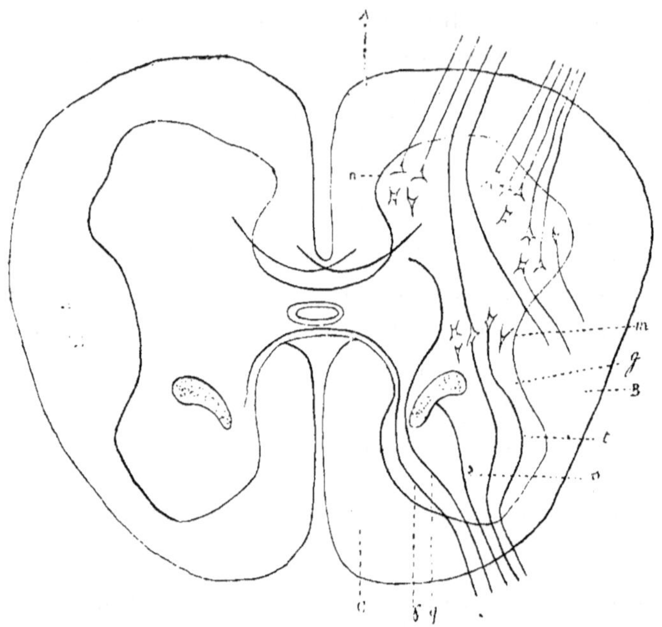

Fig. 13. — Coupe schématique de la moelle d'après Huguenin.

A, cordon antérieur, — B, cordon latéral. — C, cordon postérieur, — *m*, colonne de Clarke. — *n*, cellules de la corne antérieure, — *gq*, fibres des racines postérieures; groupe interne, — *tg*, groupe externe, — *s*, groupe moyen. Se confondant comme direction générale avec le groupe interne.

racines postérieures, à leur entrée dans la substance grise, se résolvent en deux groupes :

a. Fibres latérales qui viennent se mettre en rapport, directement ou indirectement, par l'intermédiaire du réseau fibrillaire de Gerlach, avec la colonne de Clarke et avec les cellules des cornes antérieures.

b. Fibres internes qui, par un trajet plus ou moins compliqué, et en décrivant une courbe à concavité externe, viennent se perdre dans la substance grise du même côté, ou du côté opposé.

Les fibres latérales constituent, très probablement, la commissure entre le système moteur et le système sensitif de la moelle et servent à former l'arc réflexe direct. Les fibres internes sont, très probablement aussi, la voie de conduction des diverses impressions qui se transmettent au cerveau.

Les fibres des racines sensibles viennent donc toutes se terminer, les unes, dans le ganglion rachidien ; les autres, dans les cellules de la corne postérieure.

2° *Racines antérieures.* — Comme nous l'avons fait pour les racines sensitives, examinons les fibres nerveuses motrices, à partir du point où elles se séparent des fibres sensitives pour constituer les racines antérieures de la moelle.

Elles pénètrent dans la moelle, à travers la substance blanche dans ce sillon que l'on appelle le sillon collatéral antérieur, et arrivent ainsi par plusieurs faisceaux dans la substance grise.

Elles ont trois directions différentes :

1° Les unes, et les plus nombreuses, **viennent** se mettre en rapport avec les trois groupes cellulaires principaux de la corne antérieure ;

2° Les autres viennent se mettre en rapport avec les cellules de la corne postérieure ;

3° Les dernières, les moins nombreuses, s'infléchissent pour gagner les cordons latéraux et monteraient directement vers le cerveau, d'après Kolliker. C'est du moins le trajet qu'on est tenté de leur attribuer par suite de l'étude des dégénérescences, mais sans qu'il soit directement possible de le constater de visu.

Il convient cependant de remarquer que ce trajet est au moins hypothétique, et beaucoup d'auteurs admettent que l'origine du faisceau pyramidal est plutôt dans les fibres venues des cellules de cornes antérieures que dans ces fibres émanées des racines antérieures. Il est fort probable même, ainsi que le disent Charcot et Couty, que le faisceau pyramidal n'émane des racines antérieures que par l'intermédiaire des cellules motrices.

Telle est la constitution du système de projection de troisième ordre; vous voyez qu'il vient se terminer dans la substance grise de la moelle ou des ganglions rachidiens, et ce n'est que par l'intermédiaire de la cellule nerveuse qu'il est en rapport avec le système de projection du second ordre, en en exceptant peut être toutefois les faisceaux pyramidaux direct et croisé que nous étudierons plus tard, qui ne rentrent pas directement, d'après les Allemands, dans ce deuxième système, dont nous allons maintenant nous occuper.

B. Le *deuxième système de projection* de Meynert comprend l'ensemble des faisceaux blancs de la moelle, qui mettent en rapport l'axe gris médullaire et les ganglions centraux du cervelet et du cerveau. L'origine des fibres, qui les constitue, est dans les différents groupes que je vous ai signalés en vous parlant du système de projection du troisième ordre, et se fait suivant le mécanisme que je vais vous exposer.

Voici une coupe demi-schématique de la moelle (fig. 14). Vous connaissez les diverses particularités qu'elle présente au point de vue purement descriptif; je n'insisterai donc pas.

Vous savez que la substance blanche de la moelle est divisée, d'habitude, en trois faisceaux : faisceau latéral, faisceau antérieur, faisceau postérieur.

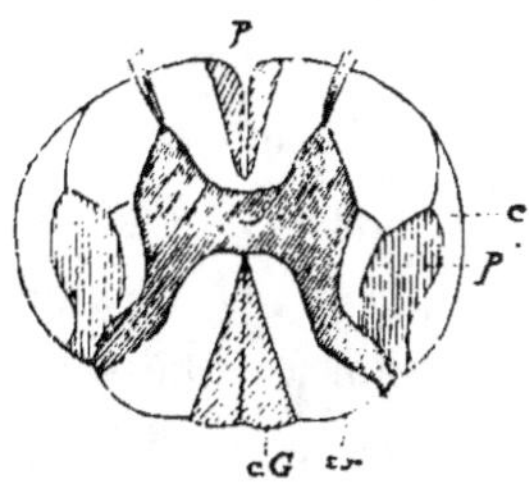

Fig. 14. — *pp'*, cordons pyramidaux directs et croisés, — *c*, cordon cérébelleux, — *z r*, zone radiculaire, — *c g*, cordons de Goll.

Vous connaissez également la disposition relative de la substance blanche et de la substance grise aux différentes régions de la moelle ; je n'y insisterai pas davantage.

Mais laissant de côté les questions dont je viens de vous parler, et que l'examen seul des figures vous remettra suffisamment en mémoire, nous allons prendre séparément chacun de ces faisceaux, et en étudier la constitution.

Cordon antéro-latéral. — On peut dire, d'une façon générale, que le faisceau antéro-latéral est presque exclusivement moteur, et qu'il reçoit ses fibres de deux sources cellulaires :

1° Cellules de la corne antérieure du même côté ;

2° Cellules de la corne antérieure du côté opposé.

C'est l'entrecroisement de ces fibres qui constitue la commissure blanche antérieure.

Voilà les origines médullaires du cordon antéro-latéral ; il prend naissance dans toute la colonne grise motrice de la moelle, d'une façon à la fois directe et croisée.

Ses connexions supérieures sont un peu plus compliquées.

Néanmoins, je vais essayer de vous les faire comprendre, en me servant de ce tableau schématique, dressé par Aeby d'après les travaux les plus récents, et qui résume, on peut le dire, l'état actuel de la science.

Vous voyez que sur ce schéma sont indiquées les origines dont je viens de vous parler; et, de plus, vous pouvez voir que la zone correspondant à ce faisceau, est divisée sur le schéma, en quatre zones distinctes.

Trois de ces zones sont motrices et constituent le véritable cordon antéro-latéral; la quatrième appartient plutôt au système sensitif, et ses origines sont toutes différentes de celles des trois premières; aussi la laisserais-je provisoirement de côté, pour l'étudier avec le système du cordon postérieur, dont elle dépend plus particulièrement.

La partie la plus importante du cordon latéral, paraît formée, en majeure partie, de fibres commissurales reliant entre eux les divers étages de la colonne grise motrice, ainsi que vous le voyez figuré, ici, sur la coupe longitudinale schématique.

La zone postéro-interne de ce cordon latéral, est composée, comme vous pouvez vous en rendre compte, de fibres qui montent directement vers le cerveau, s'entrecroisent dans le bulbe, s'unissent au-dessus de l'entrecroisement du cordon latéral avec les fibres venues du cordon antérieur, et, unies à ces dernières, passent dans l'étage supérieur du pédoncule à la partie moyenne de celui-ci, s'épanouissent dans la capsule, et montent directement vers l'écorce cérébrale, mélangées aux fibres de la couronne rayonnante des ganglions centraux.

La première de ces zones, celle du cordon latéral, est l'origine du faisceau pyramidal croisé ; la deuxième, celle du cordon antérieur, correspond au faisceau pyramidal direct ou faisceau de Turck.

Ces deux faisceaux, constitués par des fibres qui montent directement vers l'écorce sans passer par l'axe gris médullaire d'après les Allemands, représentent une première exception au schéma trop général de Meynert ; nous en retrouverons un autre dans le trajet du faisceau sensitif.

La partie antérieure du cordon latéral paraît plus spécialement formée de fibres commissurales, reliant les divers échelons de la colonne grise motrice. Le reste de ce cordon, comprenant à la fois le faisceau direct et le faisceau croisé, indépendamment de la *zone postéro-externe du cordon latéral*, est constitué par deux faisceaux, qui ont pour origine, les cellules motrices de la moelle, et pour terminaison, les cellules corticales du cerveau.

Cordons postérieurs. — Les cordons postérieurs de la moelle, et le faisceau que nous avons isolé du cordon latéral auquel il appartient, forment le système de conduction des impressions sensibles.

1° Le faisceau que vous voyez ici, sur la partie externe du cordon latéral, est en rapport, comme l'a montré Meynert, avec la colonne grise postérieure des cellules sensitives et avec les cellules de Clarke, cellules qui forment ses origines inférieures ; il monte dans le bulbe, traverse la valvule de Vieussens, et vient se mettre en rapport, après entrecroisement, avec le *vermis superior* ou partie médiane du cervelet. Foville a montré que ce faisceau blanc était très visible chez le nouveau-né, et se distinguait nettement des faisceaux avoisinants. Meynert est revenu sur ces faits, et les a pleinement confirmés.

2° Le cordon postérieur, proprement dit, est représenté, d'après les recherches de Pierret chez l'homme, et d'après les recherches de nombreux observateurs qui ont fait des études d'anatomie comparée des centres nerveux, Goll, Serres, etc., par deux faisceaux distincts, l'un le faisceau interne ou cordon de Goll, constitué par un système de fibre commissurale, reliant entre eux les divers étages de la colonne grise sensible; l'autre, le faisceau externe ou zone radiculaire de Pierret, qui viendrait se mettre en rapport en haut avec les formations olivaires, d'après Aeby et Meynert.

Les cordons de Goll, proprement dits, se terminent à la partie supérieure du bulbe; mais ils sont continués par d'autres faisceaux, qui viendraient former la portion profonde des pyramides, et, après entrecroisement, passeraient dans la partie moyenne du pédoncule cérébral, et iraient se perdre dans la couche optique, ainsi que M. Duval l'a montré.

Le cordon radiculaire viendrait, d'après les recherches récentes, se mettre en connexion avec les olives; s'entrecroiserait sur la ligne médiane avec celui du côté opposé et irait constituer la majeure partie des fibres du pédoncule cérébelleux inférieur, pour se perdre dans le noyau dentelé du cervelet, où il se réfléchirait pour venir, par l'intermédiaires de pédoncules cérébelleux supérieurs, se mettre en rapport, à travers l'étage inférieur du pédoncule, avec les couches optiques et la partie la plus interne du noyau extra-ventriculaire du corps strié, auquel les travaux récents accordent des fonctions sensitives plutôt que motrices.

Ainsi donc, Messieurs, vous le voyez, les cordons blancs des faisceaux postérieurs ayant leur origine dans les cellules sensitives de la corne postérieure, viennent directement, ou indirectement, se terminer, se perdre dans les ganglions de la base du cerveau.

Voilà, Messieurs, pour le système de projection du second ordre; vous le voyez, ce que nous en connaissons, permet de vérifier, insuffisamment, l'exactitude des vues théoriques émises par Meynert.

Une seule exception paraît devoir être signalée : celle relative au faisceau moteur du pédoncule qui ne semble point traverser les ganglions centraux, mais qui, ainsi que vous pouvez le voir sur le schéma, passe au milieu de ces ganglions en formant ce que l'on appelle, vous le savez, la capsule interne dans la nomenclature de Burdach.

C. Passons, maintenant, à l'étude du *troisième système de projection* de Meynert, celui qui établit des connexions entre les ganglions centraux et le système que nous venons d'étudier. Comme ce système est de beaucoup le plus compliqué de tous, on ne le connaît qu'imparfaitement. Néanmoins, on peut, d'après Meynert, le résumer dans le schéma que vous voyez ici et qui vous rend compte de la disposition générale de ce troisième système de projection (fig. 15).

Il est constitué par trois ordres de fibres venant : les unes du corps strié (noyau caudé et noyau lenticulaire des Allemands), et appartenant au système moteur; les autres, venant de la couche optique et du globus pallidus, et s'irradiant vers toutes les zones sensitives du cerveau.

Vous le voyez, l'analyse détaillée de ces données anatomiques vérifie, dans une mesure satisfaisante, le schéma général que je vous ai présenté; mais, il existe un organe

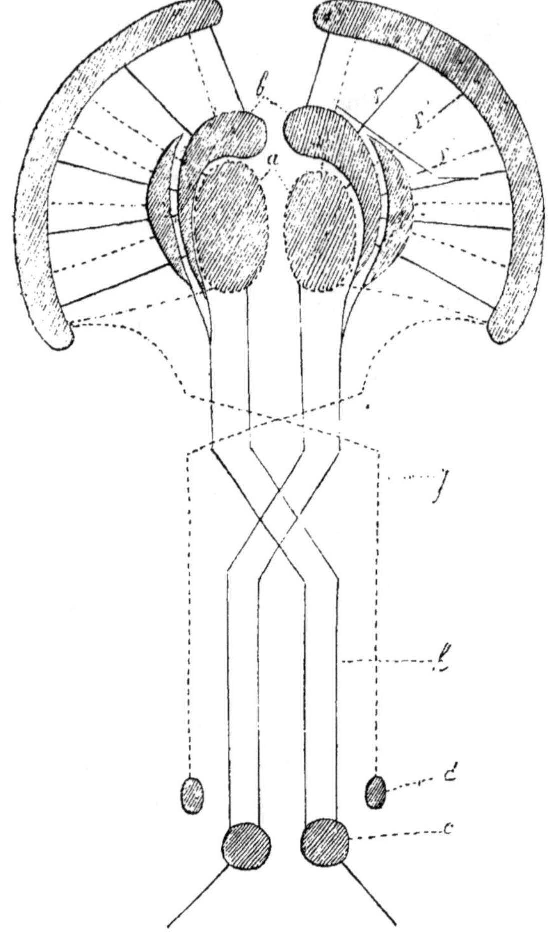

Fig. 15. — *a*, couche optique, — *b*, noyau caudé, — *c*, noyau extraventriculaire, — *d*, colonne grise sensible, — *e*, colonne grise motrice, — *g*, faisceau sensitif, — *h*, faisceau moteur, — *r*, couronne rayonnante du noyau caudé, — *r′* couronne rayonnante de la cavité optique, — *p″*, couronne rayonnante du noyau extraventriculaire.

qui est intercalé dans ces systèmes de projection, et dont

les connexions anatomiques ont besoin d'être exposées

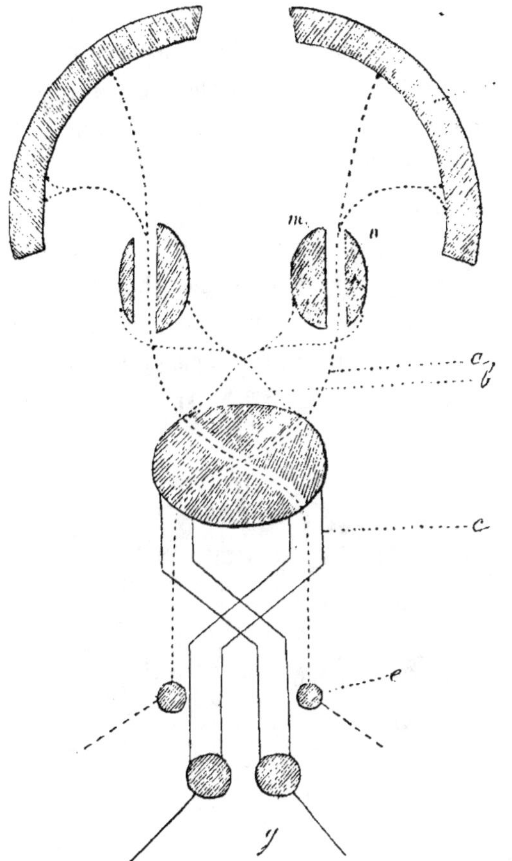

Fig. 16. — Schéma des connexions du cervelet d'après Aeby.

a, faisceau sensitif de Meynert passant et s'interrompant dans les masses grises cérébelleuses et formant avec les fibres commissurales une partie du pédoncule cérébelleux moyen avant de s'infléchir pour passer dans les pédoncules cérébraux, — D, pédoncule cérébelleux supérieur, — *m*, noyaux gris sensitifs, — *n*, noyaux gris moteurs, — *c*, pédoncules cérébelleux inférieurs constitués par des fibres motrices et par des fibres sensibles qui forment l'origine médullaire du faisceau de Meynert, — *d*, écorce cérébrale, — *e*, colonne sensible, — *g*, colonne motrice.

dans une vue d'ensemble, qu'un schéma, emprunté à Huguenin et Aeby, vous fera bien comprendre (fig. 16).

Ainsi que vous pouvez vous en rendre compte, sur ce schéma, le cervelet est relié :

1° Au cerveau : *a*) par les pédoncules cérébelleux supérieurs qui vont à l'écorce cérébrale, soit directement, soit indirectement en passant par les ganglions centraux; *b*) par les pédoncules cérébelleux moyens, qui le relient directement à l'écorce cérébrale;

2° A la moelle, par le pédoncule cérébelleux inférieur (corps restiforme proprement dit des Allemands);

3° Enfin, les deux moitiés du cervelet sont jointes entre elles par des fibres commissurales, passant à travers le pont de Varole, et reliant ses deux hémisphères.

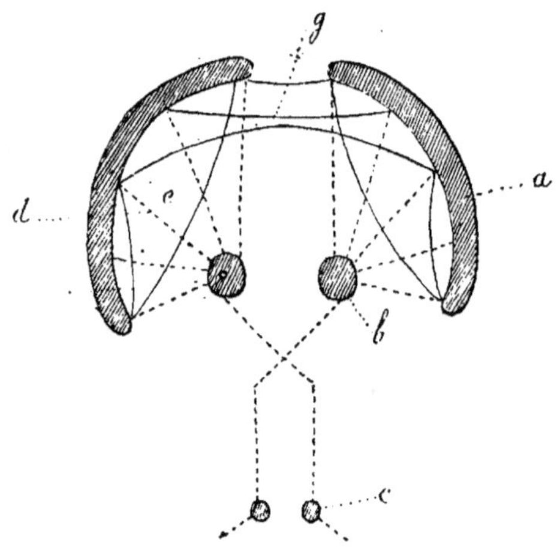

Fig. 17. — *a*, écorce cérébrale, — *b*, noyaux gris centraux, — *c*, colonne grise médullaire, — *d*, fibres arquées, — *e*, couronne rayonnante, — *g*, fibres commissurales.

Tels sont, Messieurs, les différents faisceaux qui composent les centres nerveux d'après les études les plus récentes.

Il me reste, cependant, à vous parler d'un autre système de fibres que Meynert divise en deux classes (fig. 17) :

1° Fibres commissurales ;

2° Fibres arquées.

Les premières, constituant par exemple la masse du corps calleux, réunissent les deux hémiphères cérébraux ou cérébelleux ; les deuxièmes relient entre eux des points différents d'un même hémisphère cérébral ou cérébelleux.

a. Le corps calleux ; la commissure blanche antérieure : quelques fibres du chiasma optique ; quelques fibres du pont de Varole, réalisent des exemples du premier ordre de ces fibres.

b. Les fibres de jonction, entre les parties antérieures ou frontales, et les parties postérieures, occipitales ou temporales d'un hémisphère, constituent des exemples du second ; on pourrait y joindre les fibres commissurales entre les différents ganglions d'un même hémisphère, fibres que vous avez vu figurer sur le schéma d'Aeby.

Telle est, Messieurs, la vue d'ensemble du trajet des principaux faisceaux de fibres nerveuses qui représentent le système nerveux de l'homme ; j'ai laissé de côté, dans cette description, toutes les données élémentaires d'anatomie descriptive pure, et je me suis surtout attaché à l'étude si importante des connexions.

Nous aurons assez souvent à revenir sur tout ou partie de ces données pour que vous puissiez apprécier jusqu'à quel point cette étude était nécessaire.

Bibliographie. — Meynert, *Stricker's Handbuch.*
Huguenin, *Anat. des centres nerveux.*
Aeby, *Schema der Faserverlaufs des menslichen Gehirn und Ruckenmark.*

Kolliker, *Traité d'histologie.*

Erb, *Handbuch der Kankheiten der Nervensystems (Ziemssen Handbuch).*

Ecker, in *Handbuch der Physiologie* de Hermann : *Nervensystem.*

Gudden, *Ueber der Verbindungsbahnen der Kleinhirns,* 1882.

Rawitz, *Ueber den Bau der Spinalganglion,* in *Archiv f. mik. Anat.,* 1882.

Ranvier, *Sur les ganglions cérébro-spinaux,* in *Comptes rendus,* 95, n° 23, 1165.

Laura, *Sur la structure de la moelle épinière,* in *Arch. ital. de Biol.,* t. 1er.

Homen (E.-A.), *Ueber secundare degeneration im Verlangerten Mark und Ruckenmarck,* in *Virchow's Archiv,* Bd. LXXXVIII, 1882.

Kahler, *Faserverlaufs in der hinterstrangen,* in *Berl. klin. Woch.,* n° 42, 1882.

Lewis, W. Bevan, *The human brain,* Londres, 1882.

Ageno (L), et T. Beisso, *Del sistema commissurale del encefalo umano.* Genova Verardi, 1881.

Mendel, *Secundare degeneration im Bindearm.,* in *NeurolCentralblatt,* 1er janv. 1882.

Flechsig, *Plan des menslichen Gehirn,* Leipzig, 1884.

Schiefferdecker, *Beiträge zur Kenntniss des Faserverlaufs im Rückehmark,* in *Archiv. f. mik. Anat.,* 1874.

CINQUIÈME LEÇON

ANATOMIE NORMALE DES MÉNINGES
LÉSIONS MÉNINGÉES

Sommaire. — Anatomie des trois enveloppes des centres nerveux : dure-mère, arachnoïde, pie-mère ; signification morphologique de ces membranes ; leur structure histologique. — Physiologie de ces membranes : leurs propriétés principales ; leur sensibilité surtout excessive dans l'inflammation. — Du liquide céphalo-rachidien et de son rôle physiologique. — Son importance comme moyen de transmission des influences morbides des méninges à l'épendyme. — Des lésions méningées, en général.

MESSIEURS,

Nous avons à nous occuper, aujourd'hui, de la structure anatomique, et des lésions des enveloppes du cerveau et de la moelle.

Il est, en effet, avantageux, avant de passer à l'étude spéciale des lésions anatomiques isolées du cerveau ou de la moelle, de faire l'étude des maladies qui frappent, indifféremment, l'une ou l'autre de ces parties.

Voilà pourquoi je crois devoir commencer par la description des lésions méningées avant de passer aux lésions propres de la substance nerveuse elle-même.

Bien qu'il soit de règle que toute lésion méningée, d'une durée un peu longue, retentisse plus ou moins sur la moelle ou le cerveau, il n'en est pas moins certain que les lésions des méninges se présentent, soit avec des caractères cliniques, soit avec des caractères anatomiques bien délimités, et que, par conséquent, elles peuvent et doivent être étudiées isolément.

Quelques mots sur la structure normale et les rapports de ces enveloppes, dont je vous donnerai, dans ma leçon

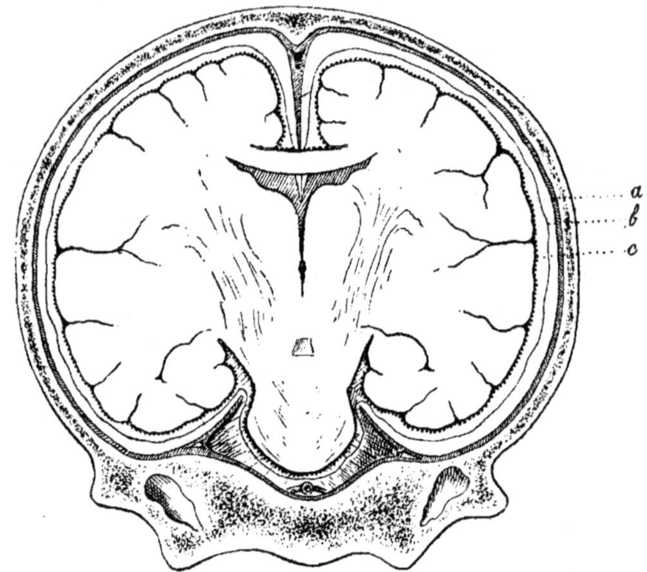

Fig. 18. — Coupe du cerveau et de ses enveloppes.
a, dure-mère, — b, arachnoïde, — c, pie-mère.

de jeudi, une plus ample description, en vous montrant les principales préparations qui s'y rapportent.

Vous le savez, ces enveloppes, communes au cerveau, et à la moelle, sont, depuis longtemps, mais surtout depuis les immortels travaux de Bichat, divisées en trois parties distinctes :

1° Dure-mère;

2° Arachnoïde;

3° Pie-mère.

Vous comprendrez parfaitement la disposition relative de ces trois membranes d'enveloppes sur ces deux figures, demi-schématiques (fig. 18, 19), empruntées au magnifique ouvrage d'Axel Key et de Retzius et à l'anatomie de Henle.

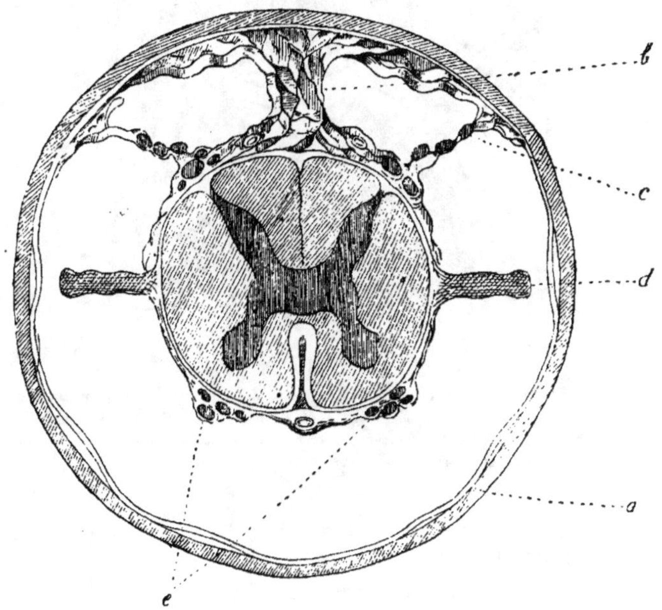

Fig. 19. — Coupe de la moelle et de ses enveloppes au niveau de la région dorsale, d'après Axel Key et Retzius.

a, dure-mère recouverte par l'arachnoïde qui tapisse sa face interne, — *b*, ligaments postérieurs, — *c*, racines postérieures, — *e*, racines antérieures, — *d*, ligament dentelé.

Vous le voyez, sur l'une et l'autre figure, dans le cerveau, comme dans la moelle, si les rapports extérieurs sont changés, si la forme propre des trois membranes est

modifiée pour s'adapter aux organes sur lesquels elles se
moulent, leurs rapports relatifs sont conservés, et vous
trouvez toujours, dans le même ordre, en allant de dehors
en dedans :

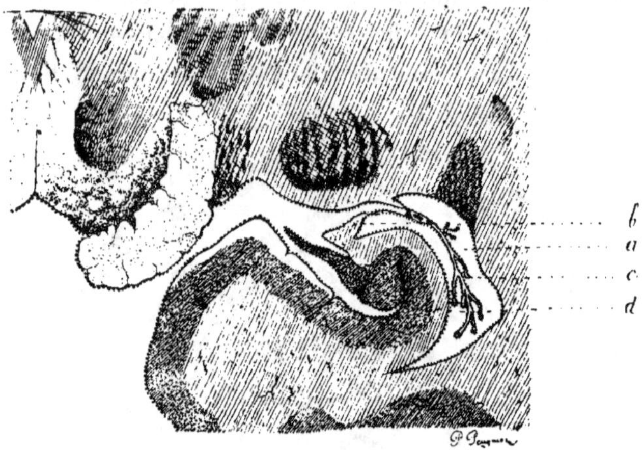

Fig. 20. — Rapports de la pie-mère, des plexus choroïdes et de la corne d'Ammon
(M. Duval).

a, ventricule latéral, — *b*, corne d'Ammon, — *c*, plexus choroïdes d'épendyme. La surface de l'épendyme et la pie-mère sont en pointillé. Cette figure est destinée à
montrer les rapports de la pie-mère avec la fente de Bichat et son inflexion dans
les ventricules pour former les plexus choroïdes.

1° *Dure-mère;*
2° *Arachnoïde;*
3° *Pie-mère.*

Étudions, maintenant, chacune de ces membranes au
point de vue de sa structure propre; après quoi, nous
passerons à l'étude de leurs lésions.

1° *Dure-mère.* Cette membrane, la plus externe des trois,
est constituée par un *tissu conjonctif très dense*, à *faisceaux
parallèles*, et par de *nombreuses fibres élastiques*, en général
très fines.

Elle envoie, dans l'intérieur du cerveau, des prolongements que vous connaissez tous, et qui servent de soutien aux différentes parties des centres nerveux, en formant les replis suivants : faux du cerveau; faux du cervelet, et tente du cervelet.

Elle contient, dans son épaisseur et entre ses deux feuillets quand elle se superpose à elle-même pour fournir les prolongements dont je viens de vous parler, des sinus veineux dont la description détaillée n'a point à trouver place dans ce *Cours;* ces sinus constituent les voies de retour de la circulation cérébrale.

Cette membrane contracte quelques adhérences, plus ou moins intimes, avec les parties voisines, dans le canal rachidien ou dans le crâne.

Vous connaissez ses adhérences, extrêmement solides, au périoste des os de la base du crâne dont il est presque impossible de la détacher. Vous savez, au contraire, que son adhérence à la face supérieure du crâne, constitue un phénomène anormal et pathologique. Dans la moelle, elle contracte quelques adhérences avec le ligament longitudinal postérieur de la colonne vertébrale.

La face interne de la dure-mère est tapissée par un *épithélium plat*, un peu analogue à l'épithélium des séreuses, épithélium dont la signification a donné lieu à de vives controverses. Nous en reparlerons à propos de l'arachnoïde.

En résumé, comme vous le voyez : *membrane fibreuse, élastique, adhérant plus ou moins aux parties extérieures voisines, adhérant sur quelques points* à l'arachnoïde; telle est la constitution de la dure-mère cranienne ou rachidienne.

2° *Arachnoïde*. — Cette deuxième membrane est, en somme, la partie la plus obscure et la moins connue, au point de vue *morphologique*, des membranes des centres nerveux.

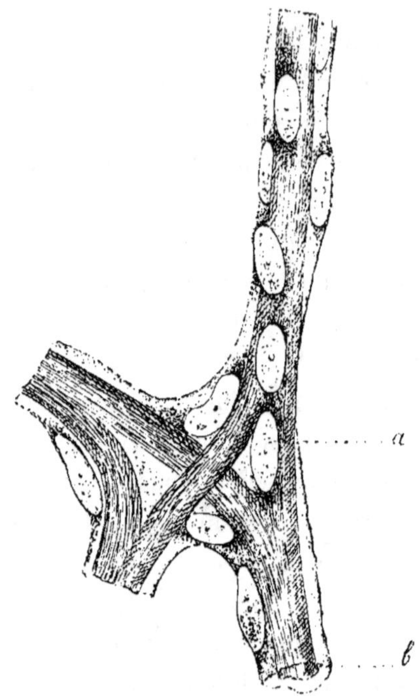

Fig. 21.—Tissu conjonctif de la dure-mère et de l'arachnoïde d'après Axel Key et de Retzius.
a, éléments cellulaires, — *b*, faisceau connectif.

Sa structure intime est non moins simple que celle de la dure-mère.

Des faisceaux connectifs, dirigés en différents sens, formant un réseau; quelques fibres élastiques fines; des éléments cellulaires assez nombreux, telle est sa constitution.

Voici d'ailleurs, d'après Axel Key et de Retzius, une figure qui vous fera mieux comprendre ma pensée (fig. 21).

La face externe de l'arachnoïde est revêtue d'une couche épithéliale analogue à celle qui tapisse la face interne de la dure-mère, tandis que de la face profonde émanent des prolongements qui représentent un moyen d'union entre l'arachnoïde et la pie-mère.

Vous connaissez les travaux de Bichat sur l'arachnoïde, et vous savez qu'il est classique, en France, de considérer l'arachnoïde comme une séreuse, analogue au péricarde ou à la plèvre, ce que l'existence d'un épithélium, tapissant la face externe de l'arachnoïde et la face interne de la dure-mère, paraît confirmer. On a donc l'habitude, en France, de considérer l'arachnoïde comme formée de deux feuillets : l'un, externe, adhérant à la dure-mère, et qui serait simplement représenté par la couche épithéliale que je vous ai décrite ; l'autre, l'interne ou viscéral, qui constitue le feuillet libre dont je viens de vous parler.

Se fondant sur l'impossibilité de démontrer l'existence d'un sac séreux complet, les Allemands, Kölliker en tête, rejettent l'hypothèse de Bichat.

Quoi qu'il en soit, et bien qu'il faille admettre que l'arachnoïde diffère des autres membranes séreuses sur bien des points, il n'en est pas moins évident que l'on trouve, dans l'arachnoïde, une constitution bien voisine de celle de ces membranes, et il nous paraît probable que l'arachnoïde est bien une séreuse, mais une séreuse de nature spéciale et de constitution un peu différentes de celle des autres.

Sans cela, il devient impossible de s'expliquer la présence de cet épithélium qui présente, au point de vue

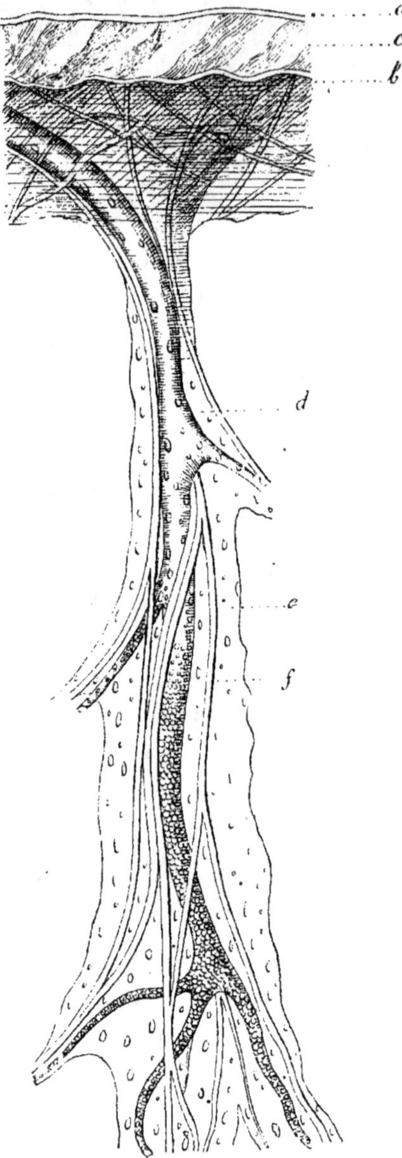

Fig. 22. — Rapports des vaisseaux et des enveloppes du cerveau (Axel Key et de Retzius).
a, Arachnoïde, — b , pri-mère, — c, espace sous-arachnoïdien. — d, vaisseau. —
e, gaine lymphatique. — f, nerfs.

morphologique, une bien autre importance que les faits anatomiques invoqués en Allemagne.

Nous décrirons donc, à l'arachnoïde, ses deux feuillets : l'un *pariétal* adhérent à la dure-mère ; l'autre *viscéral*, adhérant plus ou moins, à la pie-mère, et un espace séreux, tapissé d'un épithélium que l'on appelle l'espace *sus-arachnoïdien*, espace plus virtuel que réel.

3° *Pie-mère*. — La pie-mère, ou la membrane la plus interne du cerveau, constitue ce que l'on pourrait appeler la capsule conjonctive du cerveau ; c'est elle, en effet, qui comme la capsule de Malpighi de la rate, comme la capsule de Glisson du foie, forme la grosse charpente conjonctive du cerveau et de la moelle. C'est elle qui, s'insinuant avec les vaisseaux si nombreux qu'elle renferme, à travers l'écorce cérébrale, pénètre dans l'intérieur même de l'organe et jusque dans les ventricules (plexus choroïdes, toile choroïdienne).

Voici une figure (fig. 22) qui vous rend compte de ce que je viens de vous dire.

Vous voyez la pie-mère accompagnant et engainant les vaisseaux et les nerfs vasculaires, pénétrant dans l'intérieur des centres nerveux, gaine qui se continue jusque sur les dernières ramifications vasculaires, et qui n'est autre que la gaine lymphatique de Robin et de His.

La constitution élémentaire de la pie-mère est assez semblable à celle de l'arachnoïde ; elle ne s'en distingue que par deux points :

1° Absence plus ou moins complète de fibres élastiques ;

2° Plus grande abondance d'éléments cellulaires.

Mais le point essentiel, primordial, qui sépare la pie-mère de la dure-mère et surtout de l'arachnoïde, c'est que, tandis que la dure-mère ne renferme que peu de vaisseaux, que l'arachnoïde en est absolument dépourvue, la pie-mère, au contraire, en possède une telle quantité qu'on a pu lui donner le nom de *membrane vasculaire du cerveau*.

L'espace qui sépare l'arachnoïde de la pie-mère et qui, à cause de sa situation relative, est appelé espace sous-arachnoïdien, présente une très grande importance à cause de la présence, dans cet espace, d'un liquide, le liquide céphalo-rachidien.

Tout cet espace peut et doit être considéré comme un véritable système de lacunes, dont les parois sont formées par la pie-mère, l'arachnoïde et les prolongements qui unissent ces deux membranes.

Au point de vue physiologique, il y a relativement peu de choses à dire sur les méninges.

Leur fonction étant surtout de servir d'organe de protection et de soutien à des organes plus importants, leur rôle physiologique doit être et est nécessairement assez restreint.

Néanmoins, elles demandent à être étudiées sous deux points de vue différents, et qui jouent, nous le verrons, un assez grand rôle dans la pathogénie des symptômes des lésions méningées :

1° *Sensibilité propre de ces membranes;*

2° *Sécrétion du liquide céphalo-rachidien.*

La sensibilité des membranes du cerveau et de la moelle est, en effet, très vive, surtout lorsqu'elles ont été expérimentalement enflammées.

Cette sensibilité si vive est bien expliquée par l'étude anatomique de ces membranes, étude qui prouve qu'elles sont abondamment pourvues de nerfs ; la dure-mère recevant surtout des nerfs sensibles, et la pie-mère des nerfs vaso-moteurs, l'arachnoïde en recevant relativement peu.

L'expérimentation prouve, en effet, que l'excitation de la dure-mère cranienne détermine, chez les animaux non-anesthésiés, une série de phénomènes convulsifs, limités aux muscles des yeux et de la face, s'étendant à tout un côté ou même aux deux côtés du corps, si l'excitation devient assez vive.

Ces phénomènes convulsifs se produisent aussi quand on excite la pie-mère et l'arachnoïde, mais ils sont, en général, moins marqués.

Voilà pour la sensibilité propre de ces membranes; voyons maintenant le deuxième point sur lequel j'ai attiré votre attention, c'est-à-dire la sécrétion du liquide céphalo-rachidien et ses fonctions.

L'étude expérimentale du rôle physiologique et de l'origine de ce liquide a donné lieu à de très nombreux travaux, parmi lesquels les plus récents tendent à diminuer beaucoup l'importance que les anciens physiologistes, Flourens et Magendie surtout, avaient attribuée à ce liquide.

Ce qui paraît aujourd'hui bien démontré, c'est que le liquide céphalo-rachidien est un produit d'exsudation de la pie-mère et non de l'arachnoïde, comme le voulait Cruveilhier, ce qui est en rapport avec la grande vascularité de la pie-mère et la vascularité, au contraire, très faible de l'arachnoïde.

Ce liquide se trouve placé dans l'intérieur de ce que nous avons appelé l'espace sous-arachnoïdien, et baigne, à l'extérieur du cerveau, toute la surface des circonvolutions cérébrales, à l'intérieur, toute la surface interne de l'épendyme.

Le rôle physiologique si important, attribué autrefois au liquide céphalo-rachidien au point de vue du maintien de l'équilibre des pressions dans l'intérieur du crâne, est en grande partie détruit, par ce fait, que la pression intra-cranienne, mesurée à l'hémodynamomètre, suit les variations de pression du sang sous l'influence du pouls et des mouvements respiratoires, ce qui prouve que la circulation du liquide céphalo-rachidien, d'ailleurs fort exagérée, n'est qu'un palliatif insuffisant pour s'opposer à la compression du cerveau sous l'influence des ondées sanguines.

Nous aurons à faire, de tous ces faits, de fréquentes applications, car nous verrons que :

1° Presque toujours les lésions des ventricules sont associées aux lésions des méninges ;

2° Les variations de quantité et de composition du liquide céphalo-rachidien jouent un assez grand rôle dans la pathogénie des accidents morbides de ces lésions.

Il nous faut passer maintenant à l'étude des lésions de la membrane la plus externe des enveloppes du cerveau et de la moelle, laissant, pour les leçons prochaines, l'étude des lésions anatomiques localisées à l'arachnoïde et surtout à la pie-mère, lésions qui présentent une importance et une variété plus grande que celles dont nous allons nous occuper aujourd'hui.

Nous suivrons donc, pour cette étude, l'ordre habituellement adopté dans les ouvrages classiques, et nous distinguerons les lésions méningées en trois groupes se fusionnant quelquefois :

1° Lésions de la dure-mère ;

2° Lésions de l'arachnoïde souvent confondues avec les précédentes ;

3° Lésions de la pie-mère.

1° *Lésions de la dure-mère et de l'arachnoïde.* — Par suite de la pauvreté relative de la dure-mère en vaisseaux ; par suite de sa constitution intime qui est celle d'un tissu fibreux assez dense, il est facile de comprendre pourquoi cette membrane, ainsi que l'arachnoïde, dont la pauvreté vasculaire est encore plus grande, doit être rarement le siège de phénomènes pathologiques primitifs importants.

L'inflammation de ces deux membranes, chez l'*adulte*, doit, à priori, être particulièrement rare, au moins dans sa forme aiguë ; de plus, sa constitution anatomique, assez simple, doit rendre assez difficile la production de tumeurs ou de tout autre produit morbide, développé à ses dépens.

C'est ce que l'expérience vérifie, car les faits cliniques et anatomiques nous montrent que toutes les lésions de la dure-mère ou de l'arachnoïde sont, ou bien secondaires à une lésion voisine, ou bien consécutives à quelques maladies générales, à quelques diathèses dont la lésion locale n'est qu'une manifestation isolée.

Au contraire, chez l'*enfant*, et en raison directe de la vitalité plus grande de ces membranes, on trouve, plus fréquemment, et l'inflammation, et les autres lésions de cette enveloppe ; c'est ainsi, en particulier, que l'on rencontre l'hémorragie méningée plus habituellement sus-arachnoïdienne, chez l'enfant, plus fréquemment sous-arachnoïdienne chez l'adulte.

Quoi qu'il en soit de la répartition variable des lésions anatomiques des méninges aux différents âges, nous pouvons diviser ces lésions en deux groupes :

1° Lésions inflammatoires ;

2° Tumeurs autogènes.

Les lésions inflammatoires de la dure-mère et de l'arachnoïde passent, le plus souvent, inaperçues pendant la vie, ou du moins ne se révèlent que par des symptômes absolument vagues ne gênant que peu ou point le malade ; aussi ne sont-elles guère reconnues qu'à l'autopsie.

Néanmoins, si ces lésions inflammatoires acquièrent une certaine intensité, à l'état aigu ; ou bien si elles passent à l'état chronique sous l'influence d'une maladie diathésique, rhumatismale ou autre, les phénomènes morbides deviennent assez marqués pour donner lieu à des phénomènes locaux dus à la sensibilité propre de la membrane, et à des phénomènes de voisinage, variables suivant le point atteint, phénomènes qui permettent au clinicien de faire le diagnostic du siège de la lésion.

Le plus faible degré des lésions inflammatoires pures de la dure-mère ou de l'arachnoïde, est constitué, d'un côté, pour la première, par ces adhérences anormales de la dure-mère aux os de la partie supérieure du crâne ; d'un autre côté, pour la seconde, par ces plaques blanches, ossifiées quelquefois, que l'on rencontre à l'autopsie sur l'arachnoïde viscérale, et qui s'accompagnent toujours, plus ou moins, d'un état analogue de la dure-mère.

Ce sont là ce qu'on pourrait appeler les lésions inflammatoires vulgaires, chroniques de la dure-mère et de l'arachnoïde, qui sont sur la limite de l'état physiologique et de l'état morbide.

Ce sont en somme deux genres de productions qui résultent de légères poussées de pachyméningite ou d'arachnitis chronique, et qui ne donnent lieu, pendant la vie, à aucun symptôme bien net, à moins que ces lésions — (fibromes ossifiés de la dure-mère et plaques blanches d'arachnitis) — n'atteignent un très grand développement ; alors elles déterminent des phénomènes de voisinage (*leptoméningite superficielle, compression des racines*) qui mettent le médecin sur la voie du diagnostic. Je citerai, pour exemple, les cas de Vulpian dans lequel les plaques d'arachnitis avaient déterminé une paraplégie presque complète et des douleurs simulant les douleurs de l'ataxie.

Dans la prochaine leçon nous nous occuperons des *pachyméningites* et des *arachnitis réellement pathologiques*.

Bibliographie. — Luschka, *Die Structure der serosen Haute.*
Henle, *Handbuch der Anat. der Menschen.*
Axel Rey et de Retzius, *Archiv f. mik. An.*, 1873.
Mathias Duval, *Dévelop. de la corne d'Ammon et des plexus choroïdes*, in *Journ. de l'anat. et de la physiol.*, 1882.
Bochefontaine, *Comptes rendus de la Soc. de biologie*, 1882.
Vulpian, *Mal. du système nerveux.*
Fuke, J. Baty, *Zur Anat. der pia mater*, in *Edinb. Med. Journ.*, t. XXXII.

SIXIÈME LEÇON

LÉSIONS DE LA DURE-MÈRE ET DE L'ARACHNOÏDE

SOMMAIRE. — De la signification anatomique et clinique des lésions séniles des méninges. — Des pachyméningites : pachyméningite externe; pachyméningite interne. — Des formes hémorragiques et de leur étiologie. — Description des caractères anatomiques de ces formes. — Pachyméningite cervicale hypertrophique. — De l'évolution et des conséquences anatomiques des pachyméningites ou de l'arachnitis. — Tumeurs de la dure-mère.

MESSIEURS,

Je vous ai indiqué, dans ma dernière leçon, les principaux faits concernant l'anatomie et la physiologie des méninges, et je vous ai parlé de ce qu'on pourrait appeler les lésions séniles et vulgaires de ces membranes.

Je vous ai montré, dans ma leçon pratique de jeudi, quelques cas types de ces lésions, rares dans leurs formes extrêmes, mais très fréquentes, au contraire, dans leurs formes atténuées. Je vous ai dit un mot des symptômes, assez vagues, que ces lésions déterminent et des erreurs de diagnostic qu'elles occasionnent; je vous ai indiqué également comment et sous l'influence de quelles causes, elles surviennent.

Elles sont, comme l'athérome, comme toutes les scléroses bâtardes de la vieillesse, comme toutes les dégénérescences séniles, et au même titre que ces dernières, des manifestations anatomiques de l'usure, de la déchéance vitale des organes.

Leurs sources et leurs origines sont multiples, variables, suivant le genre de vie des individus, et suivant les maladies dont ils se sont trouvé accidentellement ou héréditairement atteints; mais elles n'ont d'importance réelle que lorsqu'elles deviennent asssz étendues, ou assez intenses, pour déterminer des symptômes morbides bien définis. Ces lésions, je vous l'ai montré, peuvent porter sur les trois membranes de revêtement des centres nerveux, donnant lieu à trois sortes de lésions anatomiques :

1° Epaississement, ossification partielle, adhérences partielles de la dure-mère ;

2° Épaississements fibreux, quelquefois ossifiés de l'arachnoïde viscérale (*plaques d'arachnitis*).

3° Productions fibreuses, s'ossifiant à peu près toujours dans la pie-mère et ses dépendances (corpuscules de Pacchioni).

Ces lésions, ainsi que je vous l'ai dit, ne surviennent qu'à partir d'un âge un peu avancé, et ne doivent attirer votre attention que lorsqu'elles se présentent avec une grande abondance, ou bien lorsqu'elles occupent une étendue considérable.

Aujourd'hui, entrant plus avant dans notre sujet, je veux vous retracer l'histoire des lésions anatomiques, réellement importantes, de la dure-mère et de l'arachnoïde, de celles qui correspondent à des types cliniques définis, et à un tableau symptomatique, à peu près bien délimité.

Nous avons, vous vous le rappelez, divisé ces lésions en deux groupes :

1° Lésions inflammatoires ;

2° Productions néoplasiques.

Nous avons vu que les lésions, que je vous ai décrites, rentraient directement ou indirectement dans le cadre des lésions inflammatoires, dont nous allons, aujourd'hui poursuivre l'étude.

Toutes les lésions inflammatoires de la dure-mère, que l'on confond sous le nom générique de *pachyméningites*, sont à peu près toujours dues, soit à l'action d'une cause mécanique extérieure, soit à l'action générale d'une diathèse ; elles se développent soit à la face interne, soit à la face externe de la membrane, d'où la division classique des *pachyméningites* en deux classes :

A. *Pachyméningites externes* dues à une action de voisinage : tumeurs du crâne, ostéite simple ou tuberculeuse ; tumeurs des vertèbres, traumatisme, carie du canal osseux encéphalo-médullaire, etc.

B. *Pachyméningites internes* affectant de préférence la surface interne de la dure-mère, et survenant dans le cours de la syphilis, de la tuberculose, de l'alcoolisme, du saturnisme, de la goutte, du rhumatisme ; pachyméningite que l'on pourrait bien plutôt considérer, d'après les auteurs français, comme une lésion de l'arachnoïde, que de la dure-mère, pachyméningite que l'on devrait plutôt qualifier d'*arachnoïdite* (Robin, Lancereaux), tandis que la vraie pachyméningite serait constituée par ce que l'on appelle la *pachyméningite externe*.

Ce n'est là, comme vous le voyez, que transporter sur le

terrain de l'anatomie pathologique, la discussion sur la signification morphologique de l'arachnoïde.

Quoi qu'il en soit, la distinction en pachyméningite externe et en pachyméningite interne, répond, assez bien, à l'ensemble des faits cliniques et mérite d'être conservée, en dépit de toute hypothèse.

Remarquons, seulement, que dans toute lésion un peu étendue de la dure-mère, à la pachyméningite externe succède souvent, sinon toujours, la pachyméningite interne.

1° *Pachyméningite externe.* — La pachyméningite externe peut survenir à la suite d'une foule d'états morbides, et toutes les fois qu'il existe, dans les parois osseuses avec lesquelles la dure-mère se trouve en contact, une cause permanente d'irritation amenant une inflammation, franche ou bâtarde, des parties voisines.

On l'observe, par exemple, dans les cas de tumeurs du crâne, des vertèbres, dans les cas de fractures du crâne ou de la colonne vertébrale, dans les cas d'ostéite syphilitique ou tuberculeuse des os du crâne ou des vertèbres.

Les symptômes, que détermine cette pachyméningite externe bien isolée, sont éminemment variables suivant le *siège*, la *durée*, l'*âge* et l'*étendue* de la lésion. D'une façon générale, on peut dire, néanmoins, que tant que la lésion reste limitée à la dure-mère, soit cranienne, soit rachidienne, le symptôme essentiel de la pachyméningite externe isolée, c'est la douleur, douleur variable dans ses caractères suivant qu'on considère le cerveau ou la moelle. Lorsqu'elle reste limitée à cette dernière, elle donne lieu à des *pseudo-névralgies*, à des *douleurs en ceinture*, douleurs *analogues à celles de l'ataxie*, telles qu'on les observe, par exemple, *au début du mal de Pott,* ou plus générale-ment dans les *compressions lentes* de la moelle.

Elles donnent lieu, si la *pachyméningite est cérébrale, à des phénomènes douloureux,* mal limités; à *des phéno-mènes convulsifs,* plus ou moins étendus ; à des contrac-tures, auxquelles succèdent bientôt des paralysies variables dues soit à des lésions des nerfs de la base du crâne, dans *les méningites de la base,* soit à des compressions du cer-veau avec attaques épileptiformes si le produit siège à la partie convexe ; il en est surtout ainsi dans la période aiguë de la méningite.

Nous trouverons, ici, une application pathologique des données de physiologie que je vous ai exposées, et d'après lesquelles la dure-mère devient, dans les cas d'inflamma-tion, d'une sensibilité exquise.

La pachyméningite externe peut être hémorragique, secondairement ou primitivement; et il peut se produire dans le canal encéphalo-rachidien, un épanchement san-guin, dû, soit à la rupture d'un vaisseau ulcéré par une tumeur, soit à un traumatisme.

Dans ces conditions, outre les phénomènes de douleur de la pachyméningite secondaire, vous voyez d'abord sur-venir tous les phénomènes de compression des centres nerveux, plus ou moins marqués suivant la quantité de sang épanché.

La cause originelle de la pachyméningite, dans ce cas, c'est la présence du caillot dans la cavité rachidienne, au lieu d'être la présence du pus d'un abcès ou celui d'un débris osseux, comme dans les autres circonstances.

Voilà pour la pathogénie et l s différentes formes de pachyméningite externe. Voyons, au point de vue anatomique pur, quelles sont, dans ces différentes formes, les modifications que subit la dure-mère.

Elles sont relativement simples. A la face superficielle de la membrane, au contact du point lésé, il se produit ces phénomènes de l'inflammation du tissu conjonctif, peu ou très peu vasculaire, que je vous ai décrit dans ma seconde leçon sur l'inflammation, en prenant pour exemple la cornée.

Les phénomènes, qui se passent dans la dure-mère, sont de même ordre : prolifération des cellules fixes du tissu propre; infiltration de leucocytes; puis, organisation du tout; et, en définitive, épaississement fibreux de la membrane.

S'il existe une hémorragie et un caillot, ce sang extravasé se trouve enkysté bientôt dans une coque fibreuse et se résorbe lentement, s'il est peu abondant; ou bien persiste enkysté dans cette gangue, jusqu'à ce que des lésions secondaires aient déterminé la mort.

Dans les cas où cette inflammation, au lieu de rester franche, devient bâtarde, s'il se développe, par exemple, des syphilomes ou des tubercules dans l'intérieur du tissu de nouvelle formation, ces tumeurs subissent leur évolution habituelle, et tendent, soit vers l'état fibreux, soit vers l'état caséeux, c'es-à-dire, soit vers la guérison, soit vers l'extension.

2° *Pachyméningite interne.* — Nous avons groupé, sous ce titre, toutes les affections de la dure-mère encéphalo-rachidienne dont la pathogénie ne peut être rapportée, le plus souvent, qu'à une cause diathésique, bien que parfois elles surviennent sous l'influence d'une incitation extérieure, qui joue simplement le rôle d'adjuvant.

Au point de vue des formes morbides et des signes caractéristiques de la pachyméningite interne, c'est-à-dire de l'inflammation du feuillet interne de la dure-mère, les symptômes, on le comprend, sont de même ordre que ceux de la pachyméningite externe : douleurs, phénomènes convulsifs, contracture, paralysie, polyurie, etc : tels sont les signes dominants de la pachyméningite externe cérébrale ou spinale. Ces signes sont d'ailleurs très variables suivant le siège de l'inflammation.

Dans cette pachyméningite, il se fait un bourgeonnement de la surface interne de la dure-mère, en même temps, qu'un exsudat qui se produit dans la cavité sus-arachnoïdienne ; et il se passe là, il faut bien l'avouer, une série de phénomènes qui rappellent assez bien l'inflammation des séreuses.

Si l'inflammation se poursuit, il peut se former un épanchement purulent dans l'intérieur de la cavité sus-arachnoïdienne (Huguenin); mais ce n'est pas ainsi que les choses se passent dans la majorité des cas.

Ou bien, comme dans les cas de compression lente de la moelle à la suite desquelles il s'est développé, après une pachyméningite externe, une pachyméningite interne, la lésion inflammatoire, se propageant en profondeur et restant limitée en surface, il se produit une soudure entre le feuillet viscéral de l'arachnoïde, et la dure-mère. Si l'on examine la lésion, à ce moment, on ne trouve qu'un épaississement fibreux de ces membranes, plus ou moins soudées entre elles par organisation de l'exsudat.

C'est probablement ce qui se passe dans les cas d'adhérences unissant la dure-mère et l'arachnoïde cranienne; c'est probablement aussi, par un phénomène analogue, purement diathésique, au lieu d'être accidentel, que se

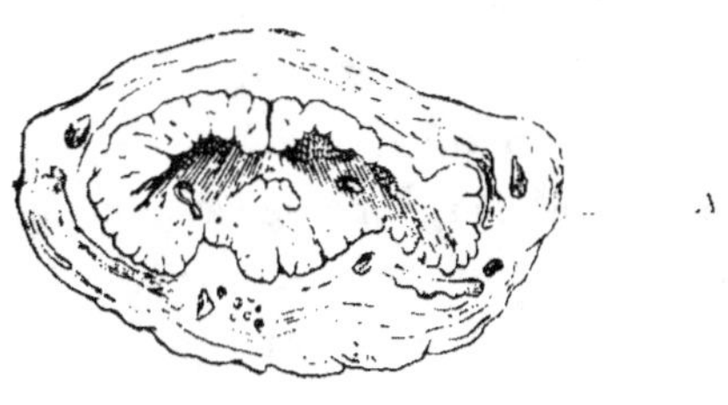

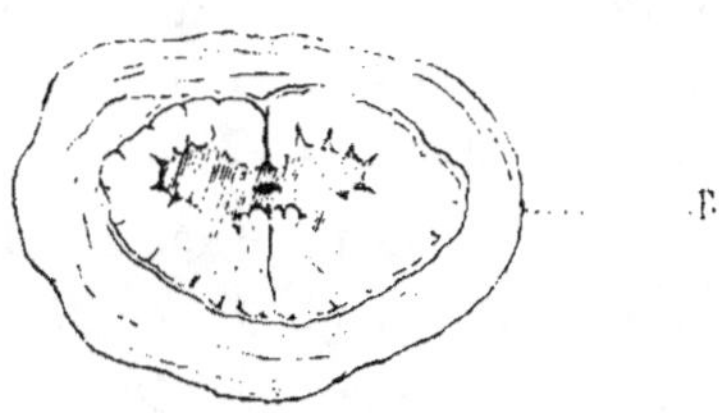

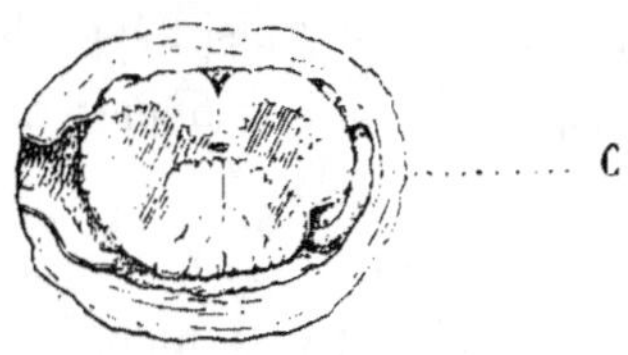

Fig. 23. — Pachyméningite cervicale hypertrophique de Charcot et Joffroy.

Sur cette figure qui représente les trois aspects de la moelle à différents étages, région cervicale inférieure et supérieure et région dorso-lombaire on constate la soudure des trois membranes transformées en un tissu fibreux lamellaire dense qui a comprimé la substance blanche corticale de la moelle qu'elle pénètre en la déformant. Cet épaississement des membranes détermine ainsi une méningo-myélite annulaire corticale indépendamment des lésions plus profondes que la compression peut produire dans l'intérieur même de la moelle, lésions que nous étudierons plus tard.

produisent les adhérences méningées des méningites de

la base du crâne, et la forme spéciale de *pachyméningite cervicale* de MM. Charcot et Joffroy.

Ce qui existe, comme fait constant, dans ces conditions, au point de vue anatomique, c'est l'épaississement fibreux de la dure-mère et de l'arachnoïde viscérale, qui se trouve presque constamment intéressée ; il arrive même souvent que la pie-mère, elle-même, et quelquefois la substance nerveuse sont point secondairement prises (*pachyméningite cervicale*) (fig. 22), si la lésion est trop étendue ou trop ancienne.

Mais le phénomène le plus important et le plus commun de la pachyméningite interne, surtout dans sa forme cérébrale, c'est l'hémorragie sus-arachnoïdienne. Cette hémorragie peut se produire, soit primitivement par lésion d'un sinus, et cela est expérimentalement facile (Vulpian, Hayem, Bonnot), soit secondairement à l'inflammation méningée, ce qui est le cas le plus fréquent.

Dans ces circonstances, aux symptômes dus à la sensibilité propre de la membrane, viennent s'ajouter les phénomènes dus à la compression du cerveau : coma, phénomènes de diffusion, etc. ; enfin si l'épanchement est un peu abondant, les signes sont les mêmes que dans l'hémorragie extra-méningée.

La manière dont cette hémorragie prend naissance, dans le cas d'inflammation, est très simple.

Les bourgeons formés à la surface interne de la dure-mère, ou les vaisseaux superficiels enflammés, chez l'enfant, par exemple, se rompent, soit sous l'influence d'un choc (accouchement laborieux, forceps) ; soit sous l'influence d'une vive émotion, d'une chute, d'un effort, chez l'adulte, et il se produit, par rupture de ces vaisseaux anciens ou nouvellement formés, une hémorragie plus ou moins abondante.

La destinée anatomique du sang épanché est variable suivant que l'hémorragie permet, ou non, la survie de

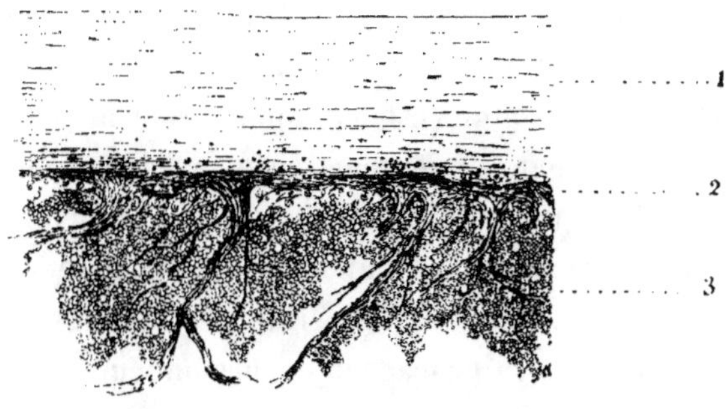

Fig. 24. — Pachyméningite hémorrhagique.

1, dure-mère. — 2, exsudat. — 3, sang épanché. Cette figure représente la coupe de la dure-mère et de l'exsudat hémorrhagique dans un cas d'hémorrhagie récente et très abondante, l'exsudat primitif est par conséquent très peu abondant et représenté par la couche 2 la plus mince des trois couches successives représentant l'ensemble de la membrane et du caillot.

l'individu. Si la survie est longue, il se fait, autour du caillot étalé sur la surface de la membrane, un exsudat séro-fibrineux, une infiltration cellulaire, qui s'organise, et, surtout dans la région rachidienne, amène l'enkystement du caillot, en produisant ainsi une cicatrisation, par sclérose et soudure des deux feuillets de l'arachnoïde, après la résorption du sang épanché.

Très souvent, à la suite de tubercules osseux ou de gommes dans le voisinage de la dure-mère, il se produit, comme dans le cas de compression de la moelle par mal de Pott, une poussée de pachyméningite interne.

On observe alors ce que l'on pourrait appeler l'organisation tuberculeuse ou gommeuse de l'exsudat; et l'on voit se développer une série de tumeurs d'infection, saillantes à la face interne de la membrane et toujours de petit diamètre, celui d'un pois par exemple.

Il faut noter, en outre, que cette pachyméningite interne spécifique coïncide à peu près toujours avec une poussée analogue sur la face externe, et que la pachyméningite est, dans ce cas, à la fois interne et externe.

Le sort de ces produits est celui que je vous ai souvent indiqué déjà ; ou bien, comme dans certains cas de compression de la moelle par mal de Pott, ils passent à l'état fibreux et soudent activement l'arachnoïde, la dure-mère et la pie-mère ; ou bien, comme dans certains cas de tubercules des os du crâne, ils se propagent en profondeur et envahissent la pie-mère et les centres nerveux.

Tumeurs de la dure-mère et de l'arachnoïde. — Nous avons déjà décrit une espèce de tumeur, presque normale, des méninges : ce sont ces fibromes ossifiés que l'on trouve chez les vieillards ; ils sont surtout fréquents sur la pie-mère et constituent, sur cette membrane, les granulations de Pacchioni.

Des productions analogues existent aussi, nous l'avons vu, sur la dure-mère.

Nous avons également étudié, avec les pachyméningites externes, deux autres productions des méninges : les *syphilomes* et les *tubercules.*

Ces tumeurs n'ont d'importance, d'ailleurs, que par les phénomènes de voisinage qu'elles déterminent, et ne diffèrent en rien, comme organisation, de la structure habituelle des tumeurs d'infection.

Le *sarcome* est relativement rare dans la dure-mère et dans l'arachnoïde ; quant aux *tumeurs épithéliales typiques ou atypiques* elles sont si peu souvent primitives que Cornil et Ranvier les considèrent comme toujours secondaires.

Il existe cependant une classe de tumeurs sur la nature desquelles nous reviendrons à propos de la pie-mère et des plexus choroïdes, et dont la signification morphologique reste encore obscure ; je veux parler du sarcome angiolithique, considéré par certains auteurs comme étant de nature épithéliale (Robin).

Ces productions se développent uniquement, quelle que soit leur nature, sur les deux parties de la dure-mère et de l'arachnoïde où l'on trouve à l'état normal un épithélium, c'est-à-dire sur la face interne de la dure-mère et sur la face externe de l'arachnoïde.

Nous en reparlerons à propos des plexus choroïdes et des productions papillaires de la surface épendymaire.

Je ne vous parlerai enfin que pour mémoire des tumeurs lipomateuses, sarcomateuses ou même parasitaires (*cysticerques*) qui sont dans la dure-mère des raretés pathologiques.

Bibliographie. — Rindfleisch, *Pathol. Gewebelehre* (trad. franç.).
Lancereaux, *Traité de la syphilis.*
Birch, Hirschfeld, *Lehrbuch der pathol. Anatomie.*
Kölliker, *Microscop. Anatomie* (trad. franç.).
Krause, *Allgemeine und microsk. Anatomie.* Hanover, 1876.
Leyden, *Klinik der Nervenkrankheiten*, 1875 (trad. franç.).
Lancereaux, *Anat. pathologique, Atlas et traité.*
Traube, *Deutsche Klinik*, 1863.
Charcot, *Pachyméningite cervicale hypertrophique*, in *Soc. de biologie*, 1871.
Charcot et Joffroy, *Société anatomique*, 1872.
Joffroy, *Pachym. cerv. hyp.*, in *Arch. méd.*, 1876.
Joffroy, *Ibid.*, Th. de Paris, 1876.
Luschka, *Virchow's Archiv*, t. XI.
Virchow, *Geschwulte* (trad. franç.).

Ziemssen's Handbuch — *Nervensystem*, t. Ier et II.
Lancereaux, *Hémorragies méningées*, in *Arch. méd.*, 1862.
Hayem, *Hémorragies intra-rachidiennes*, Th. d'agrég., 1872.
Bonnot, Th. de Paris, 1882.
Meyer, *Virchow's Archiv*, t. XIX.
Michaud, *Sur la méningite et la myélite dans le mal vertébral*, 1871.
Fournier, *Syphilis cérébrale*.

SEPTIÈME LEÇON

LÉSIONS DE LA PIE-MÈRE

SOMMAIRE. — Importance relative des lésions de la dure-mère, de l'arachnoïde et de la pie-mère. — Troubles circulatoires de la pie-mère. — Anémie, congestion passive et ses conséquences, congestion active. — Lepto-méningites. — Symptômes généraux des leptoméningites. — Leurs caractères essentiels. — Leptoméningites aiguës à forme inflammatoire pure, et forme hémorragique.

MESSIEURS,

Dans nos deux dernières leçons, nous avons appris à connaître les lésions des enveloppes les plus externes du système nerveux central. Nous connaissons bien maintenant ce qui a rapport à l'anatomie pathologique de l'arachnoïde et de la dure-mère.

Nous avons étudié les lésions inflammatoires de ces membranes, lésions qui sont comprises sous la dénomination générale de *pachyméningite* et d'*arachnitis;* nous avons également passé en revue les tumeurs qui peuvent se développer sur ces membranes, et nous avons vu que ces productions néoplasiques y étaient rare et presque toujours secondaires.

C'est là un tableau anatomo-pathologique, relativement

peu chargé, ce que nous avons expliqué par la constitution simple et la vitalité si faible de ces membranes. Bien plus variée, bien plus complexe est l'histoire des affections et des lésions de la troisième membrane des centres nerveux, dont nous allons nous occuper aujourd'hui.

De même que pour la dure-mère et l'arachnoïde, nous diviserons les lésions de la pie-mère en deux groupes :

1° Troubles de circulation et lésions inflammatoires;

2° Tumeurs de la membrane.

1° *Troubles de circulation et lésions inflammatoires.* A. *Troubles circulatoires.* — Tandis que les troubles de circulation avaient, dans la dure-mère et dans l'arachnoïde, une assez faible importance, vu la vascularisation peu abondante de ces membranes et leur rôle physiologique assez restreint, dans la pie-mère, au contraire, par suite de sa richesse vasculaire et des rapports intimes qu'elle affecte avec l'écorce cérébrale, nous voyons les troubles circulatoires acquérir une importance pathologique plus grande, on peut le dire, que dans n'importe quel autre organe.

Cette importance si grande résulte, à la fois, et de la sensibilité exquise de la cellule nerveuse aux changements qui surviennent dans son état de nutrition, et de la disposition spéciale des vaisseaux du cerveau, qui sont anatomiquement arrangés, comme nous le verrons, de telle sorte qu'il est impossible à une partie quelconque des centres nerveux de recevoir du sang par des voies collatérales.

Il en est d'ailleurs, de même, pour la *moelle* qui présente, à ce point de vue, des dispositions un peu analogues.

De l'*anémie de la pie-mère*, qui se confond plus ou moins avec l'anémie cérébrale, il y a peu à dire au point de vue anatomique, tandis qu'il y aurait beaucoup à décrire, au point de vue clinique.

Les caractères anatomiques de l'anémie d'une membrane vasculaire vous sont connus : la pâleur de la surface; l'effacement du gros réseau capillaire si apparent au contraire, dans les cas de congestion, sont les caractères auxquels vous reconnaissez l'anémie. Un seul point important est à signaler, celui de savoir si l'anémie est partielle ou totale. Dans un cas, en effet, si le trouble circulatoire est limité à une partie des centres nerveux, il importe de le noter, d'en tenir compte, et d'en rechercher la cause qui est, ou bien une lésion vasculaire primitive, ou bien une compression de cause externe.

L'histoire de l'anémie totale de la pie-mère se confond, comme il vient d'être dit, avec l'histoire de l'anémie cérébrale ou médullaire que nous étudierons plus tard; l'anémie partielle, résultant soit d'une lésion artérielle (athérome, artérite), soit du voisinage d'une tumeur comprimant une artère, n'a besoin que d'être notée en passant, puisque nous en trouvons l'origine dans l'étude des lésions vasculaires et des lésions des membranes ou de l'écorce cérébrale.

La *congestion* de la pie-mère est extrêmement commune; elle peut être ou *active* ou *passive*, suivant qu'elle est due à un obstacle à l'écoulement du sang, ou bien à une dilatation active des capillaires.

La congestion *passive* résulte, soit d'une lésion cardiaque, soit d'une lésion des parois des sinus de la dure-mère, soit d'une tumeur des gros troncs veineux efférents du canal vertébral ou de la boîte crânienne, soit des conditions mécaniques de l'asphyxie, en un mot de tout obstacle à la circulation en retour du sang des organes centraux.

Les symptômes de cette congestion sont variables suivant leur siège, moelle ou cerveau ; mais, à moins de localisation bien limitée, c'est la congestion cérébrale qui a seule une importance en pathologie. Les tableaux cliniques, correspondant à cette dernière affection, sont assez variables suivant l'intensité de cette congestion ; néanmoins on peut grouper l'ensemble des phénomènes observés sous deux chefs principaux : phénomènes d'excitation, si la congestion est faible ; phénomène de dépression, si la congestion est intense.

La description anatomique de cette congestion passive est très simple : sinus veineux ou gros troncs veineux gorgés de sang ; coloration violacée de ces troncs ; arborisation vasculaire, très nette, surtout dans le système veineux ; voilà pour l'aspect extérieur des membranes dans la *congestion passagère et de courte durée*.

Si cette congestion est due à une cause permanente, et persiste pendant un temps un peu long, on voit survenir une complication anatomique importante ; l'augmentation considérable du liquide céphalo-rachidien, qui aboutit à deux conséquences pathologiques de premier ordre, l'anémie du cerveau et la compression de l'organe ; c'est l'hydrocéphalie proprement dite.

Les suites presque nécessaires de la congestion passive prolongée des méninges sont donc :

1° *L'hydrocéphalie (simple augmentation de quantité du liquide), et l'œdème du cerveau;*

2° *La compression du cerveau ou de la moelle ;*

3° *L'atrophie de l'organe, si la congestion persiste suffisamment longtemps.*

Le plus souvent, la congestion tue le malade avant le développement de ces accidents par suite de la gêne apportée au fonctionnement des organes centraux, et ce n'est que dans un assez petit nombre de cas que l'on peut suivre tout le tableau que je viens de vous tracer.

Néanmoins, voici, si l'on suppose une congestion prolongée, quel est l'aspect du cerveau à l'autopsie :

Les vaisseaux méningés sont remplis de sang; les vaisseaux superficiels du cerveau sont également dilatés; enfin il existe une coloration pâle du fond tranchant avec la coloration rouge noirâtre des gros vaisseaux veineux.

Les ventricules sont dilatés; l'épaisseur de l'écorce cérébrale est diminuée, et quelquefois réduite à une épaisseur de deux ou trois centimètres; de plus, par la pression, on exprime une assez grande quantité de liquide.

Dans la moelle et dans le bulbe : dilatation du canal central encéphalo-médullaire par suite de l'accumulation du liquide.

A l'examen microscopique, on trouve, dans ce liquide, des cristaux divers; de la cholestérine; des cellules épithéliales de l'épendyme, desquamées, granuleuses; des globules blancs et rouges, en plus ou moins grande quantité.

Et l'on constate, à un examen plus approfondi, dans toute l'étendue du canal central, les lésions anatomiques d'une sclérose péri-épendymaire généralisée au cerveau et à la moelle, lésions sur lesquelles nous reviendrons en étudiant l'anatomie pathologique des centres proprement dits.

On constate, en outre, principalement dans le cerveau, des lésions dues uniquement à l'œdème chronique : 1° des altérations diverses des parois vasculaires : artérite scléreuse, dégénérescence pigmentaire des cellules musculaires des vaisseaux; 2° une dilatation de l'espace lymphatique péri-vasculaire; 3° une dilatation considérable des capillaires et une infiltration assez abondante, mais très diffuse, de noyaux; 4° une disparition plus ou moins étendue des cellules nerveuses par voie d'atrophie colloïde ou pigmentaire.

Tel est le tableau anatomique de l'hydrocéphalie chronique, lésion assez rare d'ailleurs, et que vous ne rencontrerez point fréquemment dans votre pratique.

Plus fréquente est la *congestion active* des méninges, surtout chez l'enfant. Elle constitue, en somme, le point de passage entre les troubles circulatoires momentanés, et l'inflammation vraie de la pie-mère ou *leptoméningite*.

Cette congestion active de la pie-mère ne devient grave que lorsqu'elle atteint un degré un peu considérable dans un espace de temps assez court; sans cela, ou bien les symptômes cérébro-spinaux s'amendent et le malade survit, ou bien les phénomènes persistent, et, à la congestion succède l'inflammation de la membrane.

Cette congestion active des méninges s'observe, très souvent, à des degrés assez faibles, dans toutes les maladies fébriles; mais elle n'existe réellement, et à titre de lésion dominante, que dans quelques cas particuliers, et elle s'accompagne alors de lésions analogues du cerveau.

On la rencontre, par exemple, dans les cas d'*insolation grave;* c'est là le cas le plus typique.

On la trouve, également, dans quelques pyrexies infectieuses, où, sans constituer peut-être le phénomène essentiel, elle survient à titre de symptôme grave, dans les dernières périodes de la maladie.

On a alors, comme lésion constante, l'arborisation de la pie-mère, arborisation qui s'étend à toute l'épaisseur de la substance grise corticale du cerveau et de la moelle; ce qui produit une coloration intense et en masse de la membrane; en outre, les vaisseaux artériels sont remplis de sang rouge.

A la coupe du cerveau : dilatation des vaisseaux qui apparaissent sur la surface de coupe comme des points rouges (teinte hortensia) (état sablé).

Je n'insiste pas davantage sur ces détails; nous aurons à y revenir à propos de la congestion cérébrale proprement dite qu'elle accompagne fatalement, et nous ferions double emploi en l'étudiant isolément.

B. *Inflammation de la pie-mère. Leptoméningites.* — L'inflammation de la pie-mère, la *leptoméningite*, se présente, au point de vue clinique, sous une foule d'aspects différents; malgré cela son histoire anatomique est simple, et il suffit, pour en faire l'étude, de la distinguer en quelques variétés; on peut ainsi concevoir tous les types anatomiques qu'elle peut revêtir.

Nous étudierons donc, isolément et successivement :

1° La leptoméningite aiguë franche ;

2° La leptoméningite chronique simple ;

3° La leptoméningite chronique spécifique, tuberculeuse ou syphilitique.

Leptoméningite aiguë franche. — Les types cliniques correspondant à cette forme sont les suivants :

a. *Méningite aiguë franche* de l'enfance ou de l'adulte, non épidémique, *traumatique* ou *spontanée:*

b. *Méningites cérébro-spinales épidémiques, de l'enfant ou de l'adulte.*

Sans doute, il doit exister entre ces deux types principaux de la leptoméningite aiguë franche, des différences anatomiques en rapport avec les différences cliniques qui les séparent; mais, dans l'état actuel de la science, il est à peu près impossible, au point de vue anatomique pur, de différencier, nettement, ces deux formes, et il convient de les décrire conjointement.

Leurs symptômes sont d'ailleurs assez voisins pour qu'il soit difficile, en dehors de l'état d'épidémie, de distinguer la méningite aiguë franche, résultant de causes purement physiques, de la méningite épidémique.

Il faut, de plus, remarquer que la méningite aiguë franche ne se manifeste pas chez tous les individus d'une façon indifférente sous l'influence des mêmes causes, et que l'influence d'une diathèse, héréditaire ou acquise, est un facteur important dans la production de cette lésion.

Je parle, bien entendu, de la méningite vraie, spontanée, qui survient indépendamment de toute autre lésion, et non de ces méningites bâtardes qui peuvent se produire dans le cours des maladies fébriles —, fièvre typhoïde, pneumonie du sommet, érysipèle de la face, etc. —, dont elles ne sont qu'un phénomène local, et qui présentent d'ailleurs un substratum anatomique analogue.

Quoi qu'il en soit de ces différences étiologiques, les caractères anatomiques de ces méningites présentent des détails de structure, communs, que je vais vous exposer, et qui sont constants, que la méningite soit plus spécialement localisée au cerveau ou à la moelle.

La pie-mère, dans tous ces cas, est fortement injectée; on trouve tous les signes d'une violente congestion méningée (teinte hortensia, état sablé, etc.); mais ce qui caractérise essentiellement la méningite, c'est l'existence, dans l'espace *sous-arachnoïdien*, d'un exsudat, tantôt séro-fibrineux, tantôt franchement purulent, apparent surtout au niveau des confluents du liquide céphalo-rachidien et sur le trajet des troncs veineux, soulevant, quand il est abondant, le feuillet viscéral ou libre de l'arachnoïde.

L'épendyme ventriculaire est également toujours fortement injecté, et présente tous les signes d'une assez vive inflammation.

Dans ces cas de méningite aiguë franche, on observe ordinairement une augmentation plus ou moins considérable de la quantité du liquide céphalo-rachidien, augmentation presque exclusivement limitée à l'espace sous-arachnoïdien. ce qui est d'ailleurs, comme vous l'avez déjà vu, et comme nous le verrons par la suite, un caractère commun à tous les états *congestifs ou inflammatoires de la pie-mère*.

Si l'on examine au microscope cet exsudat semi-liquide qui remplit les lacunes de l'espace sous-arachnoïdien, on y trouve, comme éléments constitutifs, des globules de pus émigrés des vaisseaux, agglutinés par une gangue fibrineuse, d'autant plus abondante que la méningite est de date plus ancienne et de marche plus lente. Ils sont presque toujours mélangés à des globules rouges, sortis, par diapédèse, des vaisseaux de la pie-mère; et, dans la plupart des cas, on constate que par absorption du pigment des globules sanguins, en voie de destruction, tous ces éléments sont fortement pigmentés.

Par suite des adhérences et de la connexité anatomique qui unit l'arachnoïde viscérale et la pie-mère, il est de règle de voir l'arachnoïde viscérale accompagner, dans ce processus inflammatoire, la pie-mère cérébro-spinale.

Presque toujours, il existe, dans la cavité sus-arachnoï-dienne, un léger exsudat constitué, presque uniquement, par un liquide peu abondant tenant en suspension quelques éléments épithéliaux tuméfiés, desquamés et pigmentés.

En somme : exsudat séro-fibrineux ou purulent dans la cavité sous-arachnoïdienne ; exsudat léger, surtout séreux dans la cavité sus-arachnoïdienne, voilà le fait important de la méningite aiguë franche ou épidémique, de l'enfant ou de l'adulte.

Mais il est une complication de la méningite, ou, si vous le préférez, une forme spéciale de leptoméningite, dont il convient, tant au point de vue anatomique qu'au point de vue clinique, de faire une espèce distincte : je veux parler de l'hémorragie méningée *sous-arachnoïdienne*, ou leptoméningite hémorragique indiquée par Pruss.

Sans doute, on la rencontre, indépendamment des phénomènes inflammatoires actuels, et par suite d'un travail de dégénérescence vasculaire de date ancienne ; mais, comme cette hémorragie peut survenir dans le cours d'une méningite aiguë, surtout chez l'enfant, il est bon de la décrire actuellement, d'autant plus que, soit que l'hémorragie survienne comme suite de l'inflammation, soit au sujet de toute autre cause, il se produit toujours, par le fait seul de la présence d'un caillot, une inflammation secondaire présentant des caractères spéciaux au point de vue clinique : symptômes apoplectiformes, épilepti-formes, etc.

En effet, tandis que nous avons vu que dans l'hémor-ragie sus-arachnoïdienne, le sang s'accumulait sur un point et tendait, si la quantité était peu considérable, à s'enkyster et à se résorber plus ou moins complètement

quand le malade survivait, dans l'hémorragie sous-arachnoïdienne, au contraire, vu les liens qui unissent la pie-
mère et l'arachnoïde, le sang s'étale en général beaucoup
plus et ne présente que peu ou point de tendance à l'enkystement.

De plus, ou bien l'hémorragie est légère, et d'apparence
presque punctiforme et par suite peu importante; ou bien,
par le fait de la rupture de vaisseaux, en général plus volumineux que les vaisseaux capillaires des fausses membranes de la pachyméningite, l'hémorragie sera abondante et entraînera, assez rapidement, la mort du malade,
ce qui est le cas le plus fréquent.

Les caractères anatomiques de la lésion de la membrane,
dans cette méningite hémorragique, à part l'existence du
sang dans la cavité sus-arachnoïdienne, sont les mêmes
que ceux de la méningite aiguë simple; le seul caractère
différentiel, c'est l'état des vaisseaux de la région, qui sont,
dans le cas d'hémorragie, atteints de lésions diverses
(athérome, artérite, dégénérescence graisseuse, anévrysme
etc.), tandis qu'ils sont à peu près sains dans le cas de méningite aiguë simple.

Bibliographie. — Lasègue, *Méningite spinale*, in *Arch. méd.*, 1874. —
Brown Sequard, *Lectures on principal form of paralysies of the
lower extremities*, London, 1861.
Vulpian, *Leçons sur les mal. du syst. nerveux*, 1877.
Seitz, *Hydrocephalus*, Diss., Zurich, 1872.
Huguenin, *Acute und chronische Entzundung des Gehirn und seiner
Haute*, in *Ziemssen's Handbuch*.

HUITIÈME LEÇON

LÉSIONS DE LA PIE-MÈRE

Sommaire. — Des leptoméningites chroniques et de leur division anatomique. — Leptoméningites aiguës, franches ou spécifiques, aiguës ou chroniques. — Étiologie des leptoméningites chroniques simples ; leurs caractères anatomiques, leur évolution. — Des leptoméningites spécifiques. — Leptoméningite tuberculeuse. — Leptoméningite syphilitique.

Messieurs,

Dans ma dernière leçon théorique, je vous ai parlé des leptoméningites aiguës ; je vous ai décrit leurs différentes formes anatomiques et cliniques ; je vous ai montré, dans ma leçon du jeudi, les pièces se rapportant à cette catégorie de lésions ; je veux aujourd'hui poursuivre l'étude des lésions isolés de la pie-mère ; et, suivant l'ordre que nous vous avons indiqué déjà, il me reste à vous décrire :

1° Les *leptoméningites chroniques simples ;*

2° Les *leptoméningites spécifiques (tuberculeuse, syphilique, lèpreuse, morveuse, pyohémique) ;*

3° Les *tumeurs de la pie-mère et de ses dépendances.*

Leptoméningite chronique simple. — Dans ma première leçon sur l'anatomie pathologique des méninges, en vous décrivant les lésions en quelque sorte vulgaires de ces membranes, je vous ai montré plusieurs de ces cas de leptoméningite chronique, qui tiennent le milieu entre les lésions séniles proprement dites et les leptoméningites vraies dont je veux vous parler maintenant.

Sans doute, ces cas d'épaisissement fibreux des méninges de la convexité des hémisphères qui résultent, tantôt du développement exagéré de ces *fibromes lamellaires*, déjà indiqués, ou bien ces leptoméningites *spinales* qui résultent simplement des progrès de l'âge, et qui vous rendent compte de tant de symptômes de la sénilité, tout cela ce sont des lésions anatomiques qui rentrent dans le cadre de la leptoméningite cérébrale ou spinale, à forme chronique. Néanmoins, ces formes anatomiques ne répondent qu'à quelques symptômes diffus, et ne correspondent à aucun état morbide bien nettement défini. Les leptoméningites, qui doivent aujourd'hui attirer notre attention, ce sont celles qui concordent avec un tableau clinique bien net, et qui représentent, en somme, les lésions de quelques maladies classées dans le cadre nosologique.

L'origine de ces leptoméningites est très variable ; tantôt, elles succèdent à quelques-unes de ces formes de méningite aiguë que je vous ai décrites, et représentent, en somme, la guérison relative de ces méningites à issue favorable ; de même que l'induration fibreuse de la plèvre, les adhérences costo-pleurales, les pneumonies superficielles, représentent le mode de guérison classique de la pleurésie.

Mais, de même qu'à ces pneumonies chroniques, à ces pleurésies adhésives correspondent des complications symptomatiques variées, de même, à la suite de cette induration fibreuse simple des méninges qui a *immédiatement* assuré la survie du malade, vous voyez apparaître tout une série de phénomènes morbides qui vous permettent de suivre, en quelque sorte à l'extérieur, les progrès et l'évolution de la lésion méningée.

Dans d'autres cas, cependant, sous l'influence de quelque cause morbide générale : alcoolisme, saturnisme, mal de Bright, etc., la leptoméningite chronique survient d'emblée débutant, le plus souvent, sous la forme subaiguë, et sans qu'il soit possible de fixer avec précision la date ou l'époque possible de l'invasion.

En définitive, que la leptoméningite chronique succède à un état aigu antérieur, ou qu'elle devienne chronique d'emblée, la symptomatologie varie peu, suivant son origine, mais varie surtout, et vous le comprenez bien, par son siège anatomique, suivant qu'elle occupe la *base* ou la *convexité* des hémisphères dans le cerveau, ou suivant qu'elle occupe tel ou tel segment de la moelle.

Car, à part ces phénomènes généraux, qui peuvent être mis sur le compte de la sensibilité propre de la membrane, la majeure partie des symptômes de la leptoméningite, sont des symptômes d'emprunt dus à des lésions de voisinage, qui doivent évidemment varier indéfiniment suivant le siège et l'étendue des lésions. Quoiqu'il en soit, en prenant seulement les formes pures, celles dans lesquelles l'inflamation chronique de la pie-mère existe seule et ne réagit sur les parties nerveuses sous-jacentes, restées à peu près normales, que par l'intermédiaire des troubles de circulation, nous voyons qu'on peut ranger ces leptoméningites sous trois groupes correspondant à trois états cliniques bien définis :

1° La *Leptoméningite chronique simple de la convexité ;*
2° La *Leptoméningite chronique simple de la base ;*

3° La *Leptoméningite simple de la moelle.*

Les symptômes primordiaux de ces trois types, je vous les rappelle en quelques mots, pour que vous sachiez bien à quels types cliniques correspondent ces lésions anatomiques, suivant leur siège.

a) La méningite chronique de la convexité est caractérisée surtout par des phénomènes d'excitation cérébrale et des phénomènes douloureux vagues qui correspondent habituellement à des poussées subaiguës du côté de la membrane.

b) **La** méningite de la base, la plus fréquente, est caractérisée, en même temps, et par les phénomènes d'excitation générale de la méningite de la convexité, et par des phénomènes d'excitation locale plus limitée, qui permettent d'établir, en quelque sorte, la topographie de la lésion méningée sur le vivant, car la compression des nerfs craniens entraîne des phénomènes convulsifs limités au territoire de ces nerfs et permet de suivre l'évolution de la maladie.

c) **La** leptoméningite rachidienne est caractérisée surtout par des phénomènes d'*irritabilité médullaire* qui vont rarement jusqu'à la paralysie, tant qu'il n'y a pas de lésion des parties sous-jacentes.

Tels sont les différents types cliniques de la leptoméningite. Au point de vue anatomique, les lésions caractéristiques de ces leptoméningites restent les mêmes, que la leptoméningite siège sur le cerveau ou la moelle; qu'elle soit primitive ou consécutive à quelque état aigu antérieur.

Ce que vous trouvez, dans tous ces cas, c'est un état louche, nacré, trouble de la pie-mère, qui, épaissie, adhère à la surface du cerveau et au feuillet viscéral de l'arachnoïde, de telle sorte que l'espace sous-arachnoïdien se trouve effacé ou supprimé par soudure complète de la pie-mère et de l'arachnoïde, transformées, toutes les deux, en tissu fibreux lamellaire plus ou moins dense.

Le plus souvent, il existe à la surface, et dans le voisinage de foyers limités de la méningite, un léger degré d'inflammation de l'espace sus-arachnoïdien, un peu analogue à celui que je vous ai décrit dans la méningite aiguë; c'est un léger exsudat liquide, renfermant des globules de pus et quelques cellules épithéliales, desquamées en dégénérescence granuleuse.

Le plus souvent, aussi, dans la méningite chronique simple, comme la lésion se trouve en quelque sorte circonscrite en foyer, on n'observe pas de lésions concomitantes du ventricule, constamment atteint, au contraire, dans le cas de méningite aiguë qui s'accompagne toujours plus ou moins d'épendymite consécutive.

Dans la moelle, l'inflammation détermine la soudure des sillons antérieurs ou postérieurs de la moelle, l'épaississement fibreux des tractus qui vont de la périphérie vers le centre de l'organe.

Les vaisseaux de la membrane sont, dans tous ces cas, plus ou moins atteints. On constate la dégénérescence graisseuse ou colloïde de leurs parois; un épaississement fibreux de leurs tuniques; une incrustation calcaire chez les vieillards; ces altérations constituent les principales lésions secondaires des vaisseaux dans la méningite chronique simple. Je n'insiste pas davantage sur ces lésions vasculaires que je ne fais que vous indiquer, me réservant d'y revenir, plus en détail, quand j'étudierais la pathologie spéciale de la circulation de l'encéphale et de la moelle.

Dans toutes ces considérations sur l'anatomie pathologique des méninges, je laisse fidèlement de côté les diverses lésions associées à des lésions semblables du côté de l'écorce cérébrale, ou des tractus blancs médullaires; je ne parle pas, en un mot, des méningo-encéphalites ou des méningomyélites, telles qu'on les observe dans les plaies profondes des centres nerveux, dans l'ataxie locomotrice, dans la paralysie générale, maladies dans lesquelles la lésion, cérébrale ou médullaire, domine assez la scène pathologique pour reléguer au second plan la lésion méningée.

Je vous parlerai de ces lésions méningées à propos de chaque espèce de myélites ou d'encéphalites.

Leptoméningites spécifiques. — Je vous ai indiqué, dans ma dernière leçon, quelques méningites survenant dans le cours de maladies épidémiques; mais toutes ces méningites étaient des méningites franchement aiguës; dès lors, du moment que l'inflammation affecte une forme franchement aiguë, peu importe, en général, au point de vue anatomique pur, la cause qui la produit, que ce soit une cause physique ou un agent organisé qui l'engendre, les phénomènes inflammatoires aigus ne s'en ressentent que peu, et le produit final de ce processus est toujours le même, à peu de chose près.

Il n'en est plus de même si la maladie reste à l'état chronique ou au moins affecte une marche lente; tandis que, en effet, les leptoméningites franches ont une destinée anatomique bien définie: l'épaississement fibreux de la pie-mère, il n'en est plus de même de l'inflammation spécifique chronique ou subaiguë; l'agent morbide imprime à la lésion un cachet particulier qui lui est propre, suivant le cas que l'on considère.

En résumé, l'on peut dire que dans ce cadre des lepto-méningites spécifiques, chroniques ou subaiguës, il faut comprendre toutes les leptoméningites pouvant se produire dans le cours des maladies ayant pour caractéristique anatomique une tumeur d'infection : pyémie, morve, tuberculose, syphilis, etc.

Néanmoins, elle est surtout fréquente sous deux types que nous allons plus spécialement étudier :

1° *Leptoméningite tuberculeuse;*

2° *Leptoméningite syphilitique.*

La *leptoméningite tuberculeuse* se présente à l'observation clinique sous deux formes, la forme aiguë ou la forme chronique, la deuxième forme pouvant évoluer dans le sens de la première sous l'influence de causes variées, permettant une marche plus rapide des tubercules. Vous connaissez tous les symptômes de cette forme de méningite : Phénomènes d'excitation et phénomènes convulsifs correspondant à la première période d'envahissement; phénomènes de dépression correspondant à la compression cérébrale, résultant de l'accumulation du liquide céphalo-rachidien, ce qui est le caractère le plus constant de la maladie, à laquelle on donnait le nom, comme vous le savez, d'*hydrocéphalie aiguë*, avant l'époque où les lésions tuberculeuses ont été bien connues.

Quoi qu'il en soit, dans ces cas de méningite tuberculeuse du type classique, vous trouvez de nombreuses granulations sur le trajet des vaisseaux et dans leurs parois; en général, ces granulations sont petites, plus ou moins confluentes, surtout à la base de l'encéphale qui est leur siège le plus fréquent.

La pie-mère, même en dehors des granulations, est plus

ou moins épaissie, et, quelquefois, très adhérente à la substance nerveuse, dont on ne la détache qu'avec difficulté.

Les ventricules présentent, dans ce cas, comme dans tous les cas de leptoméningite plus ou moins aiguë, des lésions épendymaires : congestion vive de leur surface, coloration rosée de cette surface ; rarement des tubercules.

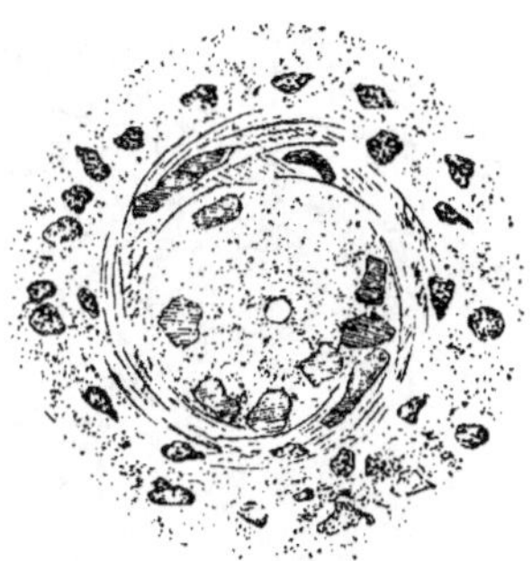

Fig. 25. — Tubercule d'un vaisseau de l'écorce cérébrale et de cette substance elle-même (Cornil et Ranvier).

dans les parois de cette substance grise encéphalo-médullaire, si ce n'est dans la moelle et autour du canal central, où l'on voit, quelquefois, se développer concurremment avec des tubercules de la pie-mère des tubercules de la substance grise.

Sur le cerveau, il est également très rare de noter des tubercules de la surface ; néanmoins le fait peut se produire, mais surtout dans les cas de tumeurs tuberculeuses volumineuses, et dans les formes lentes de la maladie.

A côté de ces lésions, dues à la propagation même de celles-ci, il faut en noter quelques autres, dues à des phénomènes accessoires, dont l'importance est très grande au point de vue pathogénique.

Le fait de l'existence, dans les parois des vaisseaux, de tumeurs développées aux dépens de ces parois ou dans leur gaine lymphatique, amène des oblitérations vasculaires plus ou moins étendues, dont la conséquence immé-

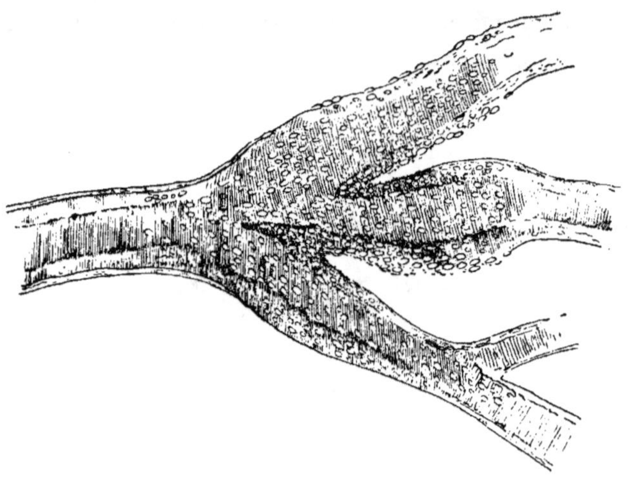

Fig. 26. — Granulation tuberculeuse des méninges (Cornil et Ranvier).

diate est l'anémie, d'abord, puis la nécrobiose des parties irriguées par ces vaisseaux ; ce qui explique, parmi les phénomènes de dépression de la deuxième période de la lepto-méningite tuberculeuse, ces paralysies partielles qui ne sont point dues à la compression et à l'atrophie de quelques racines nerveuses.

Voici, sur ces figures (fig. 25 et 26) d'après les recherches les plus récentes, en quoi consistent ces lésions vasculaires de la méningite tuberculeuse.

Vous reconnaissez la structure habituelle des tumeurs d'infection que vous trouvez d'ailleurs, dans leurs différentes périodes :

1° Nodule embryonnaire simple ou infiltration de la gaine ;

2° Nodule caséeux à cellules géantes ;

3° Quelquefois induration fibreuse, simple, nodulaire, du vaisseau, due à la transformation fibreuse des tubercules (fig. 27).

Ces tumeurs tuberculeuses peuvent, quelquefois, acquérir une grosseur considérable et prendre ainsi les dimensions d'une véritable gomme tuberculeuse cérébrale ; vous en avez vu jeudi un bel exemple.

Ajoutez à ces lésions, maintenant, l'augmentation considérable du liquide céphalo-rachidien, et vous aurez une idée des lésions complexes de la méningite tuberculeuse.

En résumé :

1° Développement des tumeurs d'infection dans le tissu conjonctif de la pie-mère, tumeurs à différents degrés d'évolution ;

2° Augmentation considérable du liquide céphalo-rachidien, avec toutes ses conséquences : compression et œdème ;

3° Ramollissements partiels de la substance cérébrale dus à des thromboses artérielles, suite d'artérite spécifique ;

4° Inflammation ventriculaire et épaississement fibreux de la pie-mère ;

Voilà tout le bilan des lésions de la méningite tuberculeuse.

Les types cliniques, correspondant à la *leptoméningite syphilitique*, sont plus variés que ceux correspondant à la méningite tuberculeuse ; mais leur étude anatomique est aujourd'hui ramenée à une simplicité assez grande par suite de la connaissance que nous avons des différentes tumeurs d'infection.

Il existe deux formes de cette leptoméningite, d'après Fournier :

1° La *Leptoméningite gommeuse* ;

2° La *Leptoméningite scléreuse*.

La syphilis gommeuse est représentée, anatomiquement parlant, comme la méningite tuberculeuse, par l'existence de tumeurs, en général plus volumineuses que les tubercules, tumeurs siégeant dans le tissu conjonctif et dans les vaisseaux de la pie-mère.

La constitution de ces gommes est celle de toutes les tumeurs d'infection ; néanmoins on ne les observe, en général, qu'à l'état de gommes ulcérées correspondant aux tubercules caséeux.

Dans ce cas, ce qui domine, il est facile de le comprendre, ce sont les phénomènes locaux développés par la présence d'une tumeur un peu volumineuse dans le canal rachidien ou dans le crâne (paralysie ou paraplégie).

Les phénomènes de voisinage sont les mêmes que ceux de la méningite tuberculeuse : épaississement fibreux des méninges autour de la tumeur, petite ou grosse ; adhérence plus grande à la surface du cerveau.

Je ne veux pas y insister davantage, vous les ayant déjà décrites, et je me hâte de passer à la seconde forme : méningite scléreuse syphilitique.

La méningite gommeuse peut guérir ; et il reste, de cette poussée de tumeur spécifique, par transformation fibreuse des syphilomes, un épaississement fibreux de la membrane, ce qui correspond à la méningite scléreuse. Arrivée à cette période, cette forme ne se distingue plus de la méningite chronique simple, puisque l'élément spécifique ayant disparu, il ne reste qu'un tissu identique dans les deux cas, le tissu fibreux lamellaire des épaississements chroniques des méninges, en général.

Mais le fait essentiel et important de cette forme spéciale
de méningite, c'est l'existence de lésions vasculaires analogues à celles de la tuberculose, et consistant dans une
endo-périartérite oblitérante que l'on décrit, depuis ces
dix dernières années, sous le nom d'artérite syphilitique.

Un cas de ce genre que j'ai publié dans une conférence
clinique faite à l'Hôtel-Dieu, en 1882, me permettra de vous

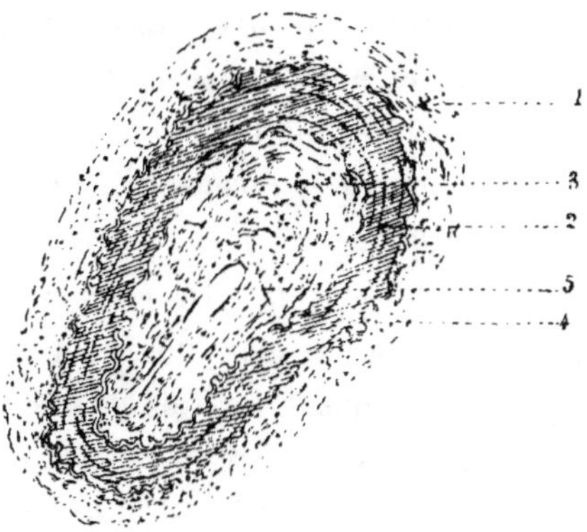

Fig. 27. — Artérite syphilitique passée à l'état fibreux (préparation du Dr Arthaud).

1, tunique externe, — 2, tunique moyenne, — 3, tunique interne,
4, lame élastique interne, — 5, lumière du vaisseau.

retracer l'histoire de cette lésion. Il s'agissait d'un homme
de vingt-trois ans, portant à la surface du corps des traces
évidentes de vérole. Étant tombé sur la voie publique,
sous le coup d'une attaque apoplectique, il fut transporté
à l'Hôtel-Dieu, presque mourant. En dehors des phénomènes de l'apoplexie, on constata, pendant les quelques
jours qui précédèrent sa mort, une hémiplégie droite complète, qui fut rapportée à un ramollissement cérébral,
vraisemblablement sous la dépendance d'une *artérite syphilitique*. Or, à l'autopsie, en examinant ces derniers, on

constata nettement, une lésion scléreuse des méninges de la base; un épaississement fibreux de la basilaire et de tout l'hexagone de Willis.

Vous avez, sur cette figure (fig. 26), une coupe de la basilaire, avant le caillot qui existait vers sa bifurcation.

La figure vous montre l'épaississement fibreux de la tunique interne, et l'augmentation générale d'épaisseur des parois de l'artère.

Au niveau du caillot, se trouvait un bourgeon, développé sur la tunique interne, bouchant le calibre du vaisseau, d'où trombose et mort par anémie bulbaire.

Telles sont, Messieurs, les formes principales de la lepto-méningite syphilitique.

Résumons-les pour les mettre en parallèle avec les formes anatomiques de la tuberculose méningée :

1° Tumeur d'infection sur les vaisseaux de la pie-mère, plus volumineuse que les tubercules;

2° Peu ou point d'augmentation de liquide ventriculaire dans la plupart des cas;

3° Ramollissements dus à des thromboses artérielles consécutives à une artérite spécifique ;

4° Légère inflammation ventriculaire, et épaississement fibreux de la membrane.

Bibliographie. — Fournier, *Syphilis du cerveau.*
Cornil et Ranvier, *Traité d'anatomie pathologique.*
Cornil, *Du tubercule dans ses rapports avec les vaisseaux,* in *Arch. phys.,* 1868.
Liouville, *Méningite cérébro-spinale tuberculeuse,* in *Arch. de phys.,* 1870.
Heubner, *Die luetische Erkrankung der Hirnaterien,* Leipzig, 1874.
Heubner, *Die Syphilis des Gehirn und seiner Haute,* in *Ziemssen's Handbuch.*

NEUVIÈME LEÇON

LÉSIONS DES VAISSEAUX DE LA PIE-MÈRE
TUMEURS DE LA PIE-MÈRE

SOMMAIRE. — Tumeurs de la pie-mère. — Fibromes, épithéliomas ou sarcomes angiolithiques. — Kystes, tumeurs rares. — Des lésions vasculaires. — Artérites aiguës, subaiguës ou chroniques. — Artérite simple. — Artérite spécifique. — Induration fibreuse des artères. — Artérite chronique. — Dégénérescence des vaisseaux.

MESSIEURS,

Je vous ai décrit, dans ma dernière leçon, les lepto-méningites chroniques et les leptoméningites subaiguës ou chroniques, d'origine infectieuse; il me reste, pour terminer ce qui a rapport aux leptoméningites et aux lésions anatomiques de la pie-mère, à vous parler des tumeurs, des productions néoplasiques développées dans cette membrane, soit primitivement, soit secondairement à des affections analogues d'autres organes.

A propos de l'étude des leptoméningites infectieuses ou spécifiques, je vous ai également décrit les tumeurs de cette membrane qui se développaient dans le cours de la tuberculose ou de la syphilis chronique; je n'ai donc pas à y revenir. Vous connaissez suffisamment maintenant

RAYMOND. — Syst. nerveux.   8 l'histoire anatomique et le développement de ces diverses variétés de tumeurs d'infection pour que je n'aie point à vous les décrire à nouveau. *Syphilome, tubercule* ont une constitution anatomique et une destinée ultérieure assez nette, pour les différencier aisément des tumeurs proprement dites que nous allons étudier aujourd'hui.

Fibromes. — Les *tumeurs fibreuses* de la pie-mère et de l'arachnoïde viscérales, rentrent, on peut le dire, dans le cadre des tumeurs d'origine inflammatoire; je vous en ai déjà parlé à propos de la dure-mère, et je n'ai qu'à vous rappeler leur structure, qui est celle du tissu fibreux lamellaire.

Sans doute, l'origine étiologique de ces tumeurs est différente suivant qu'on les considère dans la dure-mère, dans la pie-mère, ou dans l'arachnoïde; mais, au point de vue anatomique, il n'existe aucune différence fondamentale entre les plaques de l'arachnitis, les fibromes lamellaires de la dure-mère et les tumeurs agglomérées qui sont connues depuis si longtemps sous le nom de corpuscules de Pacchioni.

Ostéomes. — Ces tumeurs, comme d'ailleurs toutes les tumeurs fibreuses de durée longue, ont une remarquable tendance à la calcification, et même à l'ossification pure (ostéome).

Ces tumeurs de la pie-mère n'ont, toutefois, qu'un intérêt purement anatomique, et ce n'est que dans des cas exceptionnels qu'elles déterminent des troubles graves.

Tumeurs épithéliales primitives (Robin). *Sarcome angiolithique* (Cornil). — Il en est de même d'une classe de tumeurs sur l'interprétation desquelles les auteurs ne sont point d'accord. Classées par Cornil et Ranvier dans le cadre des tumeurs sarcomateuses; classées par Robin, Virchow, et la plupart des auteurs allemands actuels, dans le cadre des tumeurs épithéliales, elles nous semblent devoir se rattacher, en effet, à ce dernier ordre de tumeurs.

Ce sont les *tumeurs épithéliales* des séreuses de Robin, les *sarcomes angiolithiques* de Ranvier et de Cornil.

Ces tumeurs dont je vous montrerai, dans ma leçon de

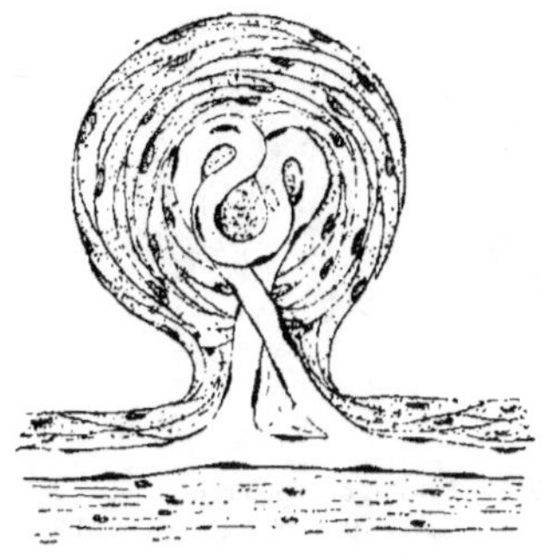

Fig. 28. — Figure demi-schématique représentant un bourgeon épithélial développé à la surface de la dure-mère et contenant un vaisseau. Cette forme vasculaire coexiste avec la forme A de la figure 29 dans une même tumeur.

jeudi prochain, de très beaux spécimens, se développent. sur trois points, d'une manière exclusive, ce qui est déjà un argument en faveur de leur origine. Ces tumeurs ne se développent, en effet, qu'à la surface des membranes du cerveau normalement recouvertes d'un épithélium, c'est-à-dire :

1° Sur le feuillet viscéral ou pariétal de l'arachnoïde, à la surface interne de ces deux feuillets, en un mot dans l'intérieur de la cavité sus-arachnoïdienne ;

2° Dans l'intérieur des ventricules et à la surface des plexus choroïdes.

Ce sont des tumeurs pédiculées, constituées, ainsi que

vous le montre la figure ci-contre (fig. 28), par un pédicule supportant une masse arrondie, globuleuse, qui est composée de cellules aplaties, concentriques, à noyau petit, à protoplasma transparent. Le plus souvent, il existe un ou plusieurs vaisseaux à l'intérieur du bourgeon, absolument

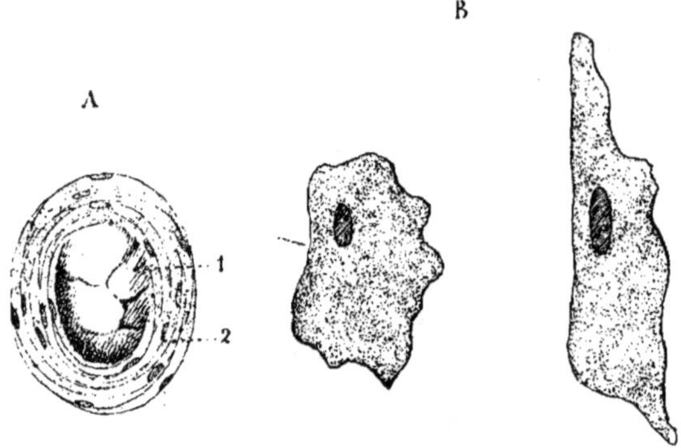

Fig. 29. — Involution épidermique et cellules isolées
de l'épithélioma des séreuses (Robin).

A. — 1, centre du globe avec cellules infiltrées de sels calcaires,
2, cellules superficielles.

comme dans les épithéliomas papillaires de la peau ou des muqueuses. D'autres fois, il n'existe pas de vaisseaux et la masse présente tous les caractères de ce que l'on appelle des globes épidermiques, formation caractéristique de tumeurs épithéliales.

C'est ainsi que Virchow avait interprété la constitution de ces tumeurs, dans ses premières recherches, et c'est également, d'après cet aspect, que Robin n'hésite pas à ranger celles-ci dans le cadre des tumeurs épithéliales.

Ces tumeurs se calcifient le plus souvent, et donnent lieu à ce que l'on appelle le *sable* du cerveau, c'est-à-dire à ces concrétions calcaires que l'on trouve, assez abondantes parfois, dans les *plexus choroïdes*.

Ces tumeurs ne donnent lieu habituellement à aucun symptôme pendant la vie ; cependant, dans un cas que nous avons récemment observé, nous avons vu ces tumeurs déterminer, par leur développement à la face externe de l'arachnoïde, des troubles des nerfs auditifs et des trijumeaux, par compression de leurs racines.

Kystes. — On observe, assez souvent, dans les plexus choroïdes, qui sont, comme nous l'avons vu, une dépen-

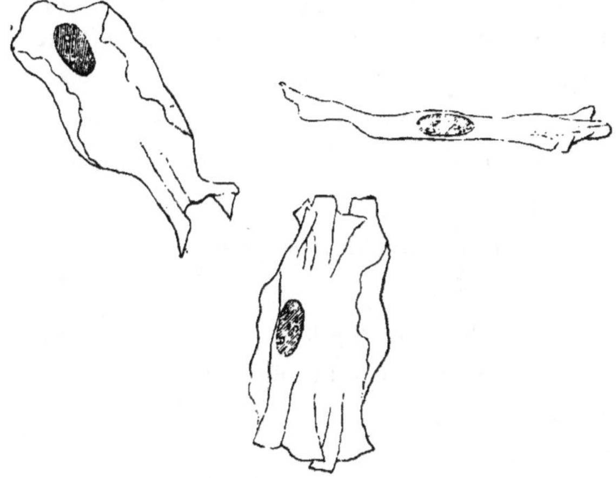

Fig. 30. — Cellules provenant d'un sarcome angiolithique (Cornil et Ranvier) ou d'un épithélioma des séreuses (Robin) ; figure empruntée à Cornil et Ranvier

B. — Cellules isolées.

dance de la pie-mère, un assez grand nombre de petits kystes, qui sont dus à l'oblitération du vaisseau d'un bourgeon vasculaire de ces plexus ; mais ces kystes arrivent rarement à un développement assez grand pour produire des accidents.

Epithéliomas secondaires et *sarcomes.* — Les tumeurs secondaires de la pie-mère sont, soit des tumeurs épithéliales typiques ou atypiques, soit des tumeurs appartenant au type sarcome (sarcome simple ou sarcome mélanique). Une variété, le sarcome mélanique, est particulièrement commune, sans doute par suite du voisinage de l'œil, dont cette tumeur constitue la production néoplasique la plus habituelle.

Toutefois, ces tumeurs sont rares dans la pie-mère, et ne présentent pas un bien grand intérêt pratique, vu leur peu de fréquence. Il fallait, néanmoins, vous les signaler.

En résumé, vous voyez que la pie-mère peut donner naissance à plusieurs variétés de tumeurs :

1° Tumeurs fibreuses (fibromes, ostéomes);

2° Tumeurs épithéliales (sarcome angiolithique);

3° Kystes;

4° Enfin à des tumeurs secondaires assez rares (sarcomes ou carcinomes).

Je laisse de côté quelques cas absolument exceptionnels de lipomes, de chondromes, etc., qui n'ont aucun intérêt clinique.

LÉSIONS DES VAISSEAUX DES CENTRES NERVEUX

Après vous avoir décrit les lésions anatomiques qui envahissent en bloc la membrane la plus interne du cerveau, je dois vous dire un mot des lésions qui se localisent, à peu près uniquement, sur une des parties constituantes de cette membrane ; je veux parler du système vasculaire superficiel du cerveau et de la moelle. Ces lésions ont été plus spécialement étudiées dans le système artériel; aussi nous décrirons successivement :

1° Les *artérites subaiguës ;*

2° Les *artérites chroniques;*

3 Les *lésions dégénératives;*

Artérites subaiguës. — A propos de la syphilis cérébrale, et surtout de sa forme scléreuse, je vous ai fait connaître une altération spéciale des vaisseaux, que l'on rencontre dans cette maladie, et qui frappe surtout sur les branches artérielles moyennes : c'est là une artérite, et plus spécialement une endartérite subaiguë qui peut, quelquefois, exister à peu près seule, sans lésion scléreuse bien avan-

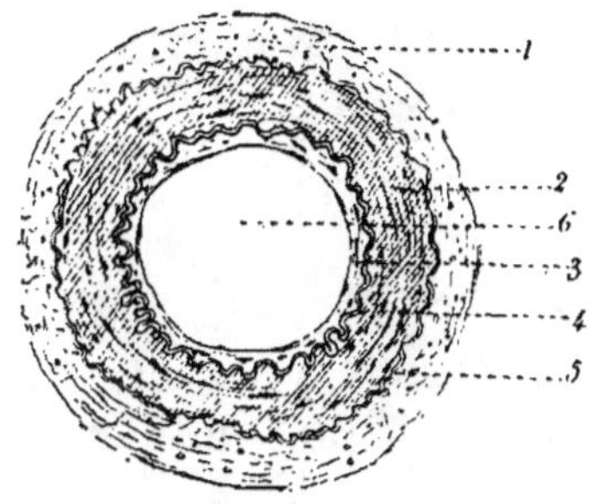

Fig. 31. — Artère normale du type musculaire.

1, tunique externe. — 2, tunique moyenne. — 3, tunique interne.
— 4, lame élastique interne. — 5, lame élastique externe. — 6, lumière du vaisseau.

cée, et qui rentre alors dans le cadre des lésions vasculaires pures de la pie-mère.

Des lésions un peu analogues existent dans la méningite tuberculeuse, et ces lésions consistent également dans l'épaississement des tuniques internes et externes du vaisseau, c'est-à-dire en une endo-périartérite à forme subaiguë.

Je ne parle point bien entendu de l'artère envahie par le tubercule, mais bien des artères éloignées du foyer, siégeant, par exemple, à la convexité de l'organe cérébral, tandis que les tubercules siègent surtout à la base du cerveau.

Dans le cours de certaines maladies, le rhumatisme cérébral, l'encéphalopathie saturnine, l'alcoolisme; dans les myélites toxiques; dans l'intoxication lente par le mercure, l'arsenic, le phosphore, etc., vous pouvez voir les vaisseaux nourriciers du cerveau devenir le siège d'une artérite plus ou moins intense, consistant toujours en un

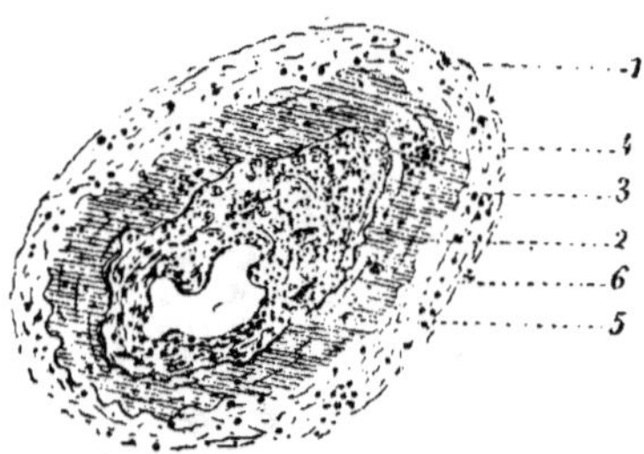

Fig. 32. — Artérite tuberculeuse. Tubercules dans la tunique interne.
(Fig. demi-schématique.)

1, tunique externe épaissie, — 2, tunique moyenne, — 3, tunique interne, — 4, noyaux inflammatoires des trois tuniques, — 5, lumière diminuée d'au moins de moitié en diamètre, — 6, lame élastique interne.

épaississement plus ou moins considérable des tuniques internes et externes des vaisseaux artériels.

Ainsi donc, ces lésions inflammatoires des artères, à forme subaiguë, se rencontrent dans une foule d'états morbides; voyons, histologiquement, comment se produisent et se présentent ces lésions de l'artérite dans les vaisseaux de la pie-mère.

Vous connaissez la structure normale des vaisseaux volumineux ou moyens de la pie-mère, à nouveau indiquée sur cette figure (fig. 31).

Sous l'influence de la cause irritante, productrice de

l'inflammation de l'artère (rhumatisme, syphilis), de même
que dans tous les organes, et comme sur tous les vaisseaux
atteints d'artérite, on observe d'abord une prolifération de
la couche de cellules plates qui forme la couche sous-endo-
théliale de la tunique interne ; l'épithélium artériel disparaît
probablement plus ou moins comme l'épithélium des
autres parties du corps, et la tunique interne doit s'accroître directement par le moyen des éléments cellulaires
du sang.

Quoiqu'il en soit, le fait essentiel et important, c'est

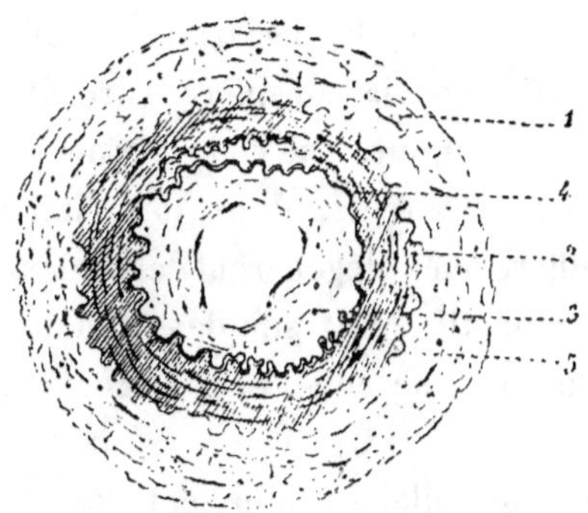

Fig. 33. — Artère atteinte d'endo-périartérite simple.
1, tunique externe, — 2, tunique moyenne, — 3, tunique interne,
4, lame élastique interne, — 5, lame élastique externe.

qu'au bout d'un certain temps, il existe une augmentation
considérable de l'épaisseur de la tunique interne qui, au
lieu de mesurer de trois à cinq μ, présente, bientôt, un
épaississement qui n'a pour limite supérieure que le calibre total de l'artère (fig. 27 et 32). Dans les vaisseaux des
autres organes, la lésion reste longtemps limitée à cette
tunique sans atteindre les deux autres tuniques qui se
prennent, néanmoins, tôt ou tard, en commençant par la
tunique externe, la constitution de la tunique moyenne se

prêtant moins aux phénomènes inflammatoires. A l'endartérite simple, qui est le premier stade de l'artérite, succède donc toujours, à bref délai, l'endo-périartérite, c'est-à-dire l'inflammation combinée des tuniques interne et externe.

Mais, dans le cerveau, par le fait seul de la disposition spéciale de la tunique externe des vaisseaux, par suite de l'existence de la gaine lymphatique qui se voit seulement sur les troncs moyens, nous verrons que quand l'artérite atteindra ces troncs, il se produira, à peu près simultanément, l'endartérite et la périartérite. Par conséquent, à quelque degré qu'on la considère, l'artérite cérébrale ou médullaire sera toujours une endo-périartérite.

Comme il est de règle, dans toute inflammation, que les tissus différenciés dégénèrent et cèdent la place aux éléments conjonctifs plus simples et d'une vitalité plus grande, la tunique moyenne est le siège de différentes altérations.

Les fibres musculaires subissent des dégénérescences diverses : granuleuse, granulo-graisseuse, pigmentaire (mélanémie palustre), et disparaissent progressivement ; et, à la place des fibres disparues, se forment de nouveaux éléments conjonctifs ; de sorte que, par suite de la raréfaction des éléments musculaires, en même temps que l'épaisseur de l'artère s'accroît, sa résistance diminue.

En résumé, dans l'artérite subaiguë des vaisseaux de la pie-mère, voici ce que vous observez au bout d'un certain temps :

Épaississement considérable des deux tuniques interne et externe, et diminution d'épaisseur de la tunique moyenne, ou disparition totale, si le vaisseau était très petit.

Les conséquences de cette artérite subaiguë, dans les vaisseaux de la pie-mère sont : 1° la rupture du vaisseau avec ou sans anévrysme ; 2° l'hémorragie dans la gaine, ou dans le tissu conjonctif environnant. C'est ainsi que se produisent les hémorragies capillaires ou punctiformes de certaines méningites congestives, hémorragies qui consistent dans la rupture de la paroi vasculaire, et dans l'irruption du sang dans la gaine (fig. 33).

Une autre conséquence possible, c'est l'oblitération

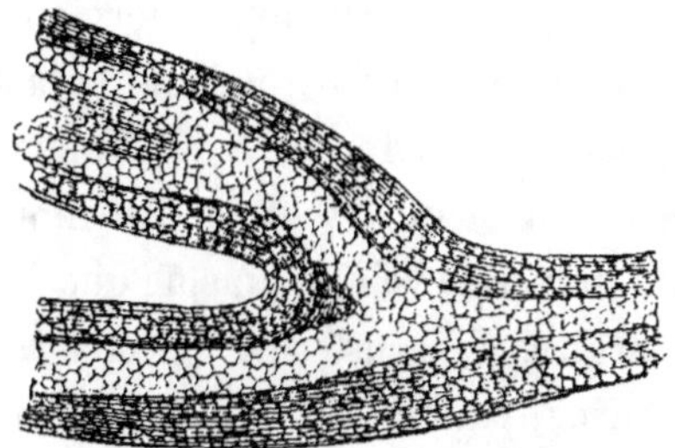

Fig. 34. — Hémorragie dans la gaine d'un vaisseau des méninges.
(D'après Cornil et Ranvier.)

partielle ou totale du vaisseau, surtout si l'artérite devient chronique, et alors on obtient, soit une anémie chronique partielle du cerveau, soit un ramollissement, ainsi que nous le verrons plus tard.

Artérites chroniques. — A ces artérites, dont je viens de vous indiquer l'évolution, et qui sont le plus souvent, à marche subaiguë, en rapport avec l'étiologie qui leur est propre, succèdent, si le malade survit, des artérites à forme chronique, qui ne sont, en quelque sorte, que la suite et l'aboutissant anatomique des artérites à marche subaiguë. Seulement, tandis que les artérites à évolution rapide ne modifient que peu ou point la nature des éléments conjonctifs de l'artère, et que tout le tableau morbide consiste en un accroissement dans le nombre des éléments, et en un épaississement plus ou moins considérable des parois du vaisseau, nous voyons, au contraire, dans les artérites chroniques, que ces parois sont absolument modifiées, quant à la nature des tissus qui les constituent.

En effet, les artères, dans ces cas, par disparition plus ou moins complète de l'élément musculaire, par organisation du tissu conjonctif de nouvelle formation, passent à l'état fibreux (artério-fibrosis); ou bien, si la lésion est de date plus ancienne, si surtout ces phénomènes se passent chez le vieillard chez lequel tout le tissu fibreux tend vers l'ossification, on pourra voir, de même que dans les autres organes, les artères s'incruster de sel calcaire, se calcifier, et peut-être même, par place, s'ossifier plus ou moins complètement; c'est alors l'athérome proprement dit, aboutissant ultime de toute artérite subaiguë devenue chronique, et de toute artérite chronique d'emblée. Cette artérite chronique donne lieu, au point de vue clinique, à des tableaux symptomatiques fort variés, suivant son siège et l'époque de son apparition : anémie cérébrale, anémie médullaire, obnubilation plus ou moins complète des facultés intellectuelles; et, enfin, surtout, c'est probablement là le facteur le plus important de ces tremblements séniles, si fréquents à une certaine période de la vie, et qui ramènent en quelque sorte, les centres nerveux supérieurs à l'état des systèmes nerveux de la vie animale, qui sont incapables de déterminer une contraction continue et ne peuvent produire que des mouvements rythmiques.

Indépendamment de ces modifications qu'elles apportent

dans l'irrigation sanguine des centres nerveux, nous verrons, plus tard, le rôle prépondérant que ces lésions exercent sur la pathogénie des ramollissements par thrombose et sur l'étiologie des hémorrhagies cérébrales.

Lésions dégénératives. — Les artères de la pie-mère, sous l'influence de causes générales et sans réaction inflammatoire et locale, subissent quelquefois des altérations dégénératives qui leur sont communes avec celles des vaisseaux des autres organes.

La syphilis, l'anémie grave, la fièvre typhoïde, la variole hémorragique, etc., peuvent par le fait seul de la cachexie qu'elles produisent, déterminer les lésions dégénératives des vaisseaux de la pie-mère.

Les intoxications par des stéatogènes (phosphore, arsenic) engendrent des lésions de ce genre.

Les suppurations prolongées produisent aussi de ces lésions dégénératives.

Ces lésions dégénératives sont généralement divisées en trois groupes :

1° Dégénérescence graisseuse ;

2° Dégénérescence granulo graisseuse et pigmentaire ;

3° Dégénérescence amyloïde.

Dans la dégénérescence graisseuse simple, les fibres-cellules, constituant la paroi du vaisseau, ont leur protoplasma rempli de granulations graisseuses, réfringentes, se colorant vivement par l'acide osmique et disposées ainsi que le montrent la figure 35.

Dans les fièvres intermittentes graves, on observe des lésions des vaisseaux qui rentrent plutôt dans la dégénérescence granulo-graisseuse; seulement, dans ces cas, les parois vasculaires sont infiltrées de granulations graisseuses acquérant une coloration noire très intense, par l'acide osmique, et de granulations protéïques, subissant moins vivement l'action de cet acide, granulations qui proviennent de la désintégration pure et simple des éléments des parois. Mais ce qui est surtout caractéristique des lésions dégénératives des vaisseaux dans les fièvres intermittentes, c'est la pigmentation énorme de ces débris de cellules et des cellules restées à peu près saines; et cette pigmentation est telle qu'on peut dire que, sous le champ du mi-

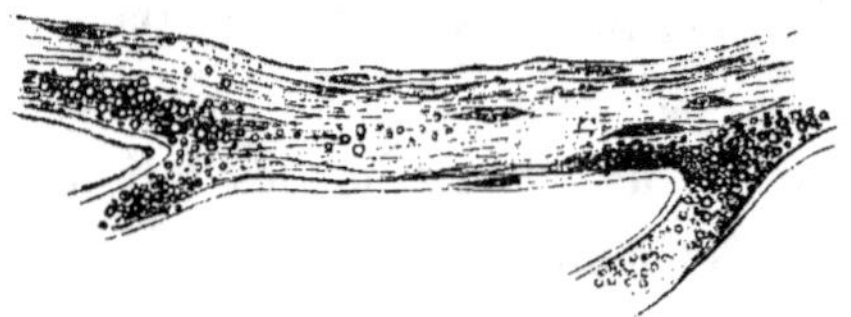

Fig. 35. — Petite artère du cerveau en voie de dégénérescence graisseuse.

croscope, le trajet du vaisseau est indiqué par un ponctué noir.

La dégénérescence amyloïde est rare dans les vaisseaux de la pie-mère. Néanmoins, nous croyons l'avoir rencontré dans quelques cas de dégénérescence amyloïde généralisée. Pourtant, comme l'étendue de ces lésions est toujours assez faible, les symptômes qu'elles déterminent ne sont pas étudiés et ne donnent lieu, le plus souvent, à aucune description spéciale.

Il est enfin, pour terminer ce sujet, un fait que je dois vous indiquer comme possible; c'est celui de l'existence, par suite de dégénérescence des parois des veines de la pie-mère, de dilatations variqueuses, se montrant isolément et pouvant, d'après Vulpian, donner lieu à des phénomènes de paralysie ne s'expliquant par aucune autre lésion.

Je vous signale le fait comme possible, sans y insister davantage, vu sa rareté.

Bibliographie. — Vulpian, *Maladies du système nerveux*.

Fournier, *Syphilis du cerveau*.

Lancereaux, *Artérite syphilitique*, in *Gaz. hebd.*, 1883.

Robin, *Structure des capillaires de l'encéphale*, in *Journ. de l'anat. et de la phys.*, 1859.

Cornil et Ranvier, *Contribution à l'histologie normale et pathologique de la tunique interne des artères*, in *Arch. phys.*, t. Ier.

Bouchard et Charcot, *Nouvelles recherches sur l'hémorrhagie cérébrale*, in *Arch. de phys.*, t. Ier.

Perrin et Poncet, *Atlas d'opthalmologie, Rétine palustre*.

Lancereaux, *Traité d'anatomie pathologique*.

DIXIÈME LEÇON

LOCALISATIONS CÉRÉBRALES

Sommaire. — De l'impossibilité d'étudier d'une manière naturelle les lésions des centres nerveux proprement dits. — Division en trois groupes des lésions de l'écorce cérébrale. — Localisations dans l'écorce. — Historique. — Objections. — Réponse aux objections. — Expériences de Goltz. — — Situation des centres moteurs chez l'homme et l'animal.

Messieurs,

Je vous ai décrit, dans mes dernières leçons, les différentes lésions anatomiques des méninges cérébrales et rachidiennes, réunissant, dans une même étude, les méningites cérébrales et rachidiennes, qui présentent, au point de vue de leur marche, des ressemblances si grandes que l'anatomie pathologique est obligé de les grouper, en un tout compact, pour en rendre la description plus facile et l'explication plus complète.

Sans doute, j'ai laissé de côté, et je ne vous ai signalé qu'à titre de curiosité scientifique, certaines lésions rares, certaines malformations congénitales dont l'histoire est à rapprocher plus ou moins de l'étude de la pathologie des méninges et des ventricules. Je ne vous ai parlé, que pour mémoire, du spina bifida, des hydrocéphalies partielles ou

totales, qui reconnaissent d'autres causes que la congestion chronique ou les inflammations aiguës des méninges.
Mais, outre qu'il me semble préférable de consacrer plus
de temps à l'étude des lésions plus importantes dont le
clinicien doit connaître au moins la nature, je ne dois
pas oublier que le but de ce cours est d'être essentiellement pratique, et que s'il faut accorder un peu de temps à
des généralisations utiles, il est peu nécessaire de s'embar-
rasser des détails et des faits que vous n'aurez peut-être
jamais à rencontrer dans votre carrière.

Si nous voulions être logique, dans l'étude des lésions
des centres nerveux eux-mêmes, étude que nous allons
commencer à aborder aujourd'hui, il faudrait, en se pla-
çant au point de vue anatomique pur, étudier d'abord les
lésions communes à toutes les parties des centres nerveux,
celles qui frappent indistinctement le cerveau, le cervelet,
la moelle, le bulbe, et, tantôt isolément, tantôt simultanément, chacune de ces parties.

Parmi ces lésions, il faut citer les méningo-myélites ou
encéphalites, par exemple la méningo-encéphalite diffuse
de la paralysie générale, les scléroses disséminées de la sclérose en plaques, de l'hypertrophie cérébrale partielle ou
totale, les encéphalites ou les myélites subaiguës du tétanos,
de la chorée grave, de la paralysie agitans, etc. Voilà quelques exemples, choisis au hasard, et qui vous montrent de
quelles maladies je veux parler. Malheureusement, à côté
de ces lésions dont l'extension possible ou nécessaire à toute
l'étendue des centres nerveux est bien reconnue et bien
démontrée, il en est d'autres dont l'étendue exacte est bien
difficile à délimiter et à apprécier. Sans chercher bien
loin, prenons, par exemple, l'ataxie locomotrice que l'on

considère, à juste titre, comme une affection spéciale à la moelle et ne s'étendant pas à l'encéphale. Eh bien! malgré cela, vous connaissez tous, ces formes d'ataxie qui débutent par des symptômes cérébraux, par des troubles de la sensibilité des organes des sens, formes qui, au point de vue anatomique, sont caractérisées par des scléroses diffuses des nerfs de l'œil, de l'oreille, etc.

Ne savez-vous point que l'ataxie locomotrice peut présenter dans le cours de son évolution, des troubles bulbaires, des atrophies musculaires et se terminer, ainsi que nous en avons vu des exemples, par des symptômes cérébraux?

De plus, il est certain que plusieurs maladies bien définies, au point de vue clinique, ne constituent, au point de vue anatomique, que des variétés frustes, mal limitées, des lésions décrites comme spéciales à telle autre maladie; ainsi, la paralysie labio-glosso-laryngée qui, d'après M. Charcot, n'est qu'une variété de l'atrophie musculaire progressive.

Pour tous ces motifs, et en raison de l'obscurité qui règne encore sur certaines questions, en raison aussi de la nécessité de bien mettre en parallèle le côté clinique et les côtés anatomiques de la question, nous suivrons, au lieu de la marche rationnelle que je vous ai indiquée, la division classique des lésions des centres nerveux proprement dits, en lésions:

1º De l'encéphale (cerveau, cervelet);

2º Du bulbe et de la protubérance;

3º De la moelle.

Nous en serons quitte pour indiquer, à propos de chaque étude, quelle est la répartition possible d'une lésion, dans chacune des parties de la colonne nerveuse encéphalo-médullaire.

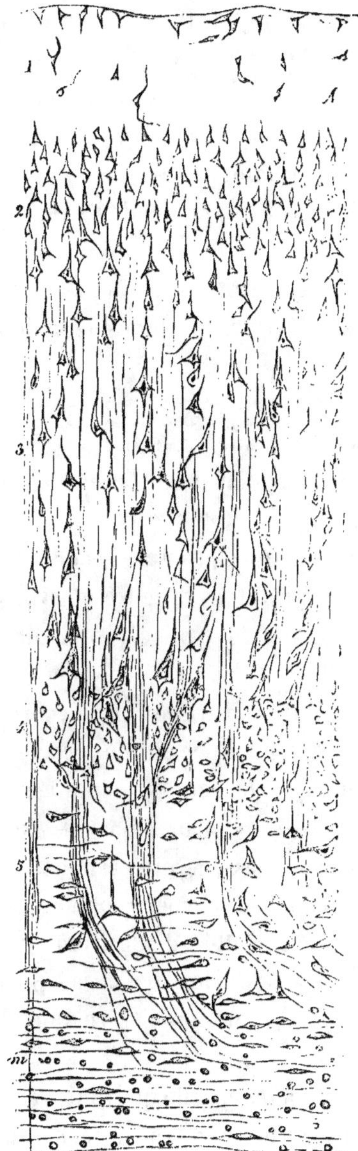

Fig. 36. — Cette figure est empruntée au travail de M. Meynert [1].

Les numéros 1, 2, 3, 4, 5, désignent l'ordre des couches de l'écorce grise ; m, la substance médullaire.

1. Th. Meynert. *Von Gehirne der Säugethiere* (*Stricker's Handbuch*, t. II, p. 704).

Nous allons commencer aujourd'hui l'étude des lésions du cerveau, par l'étude des lésions de l'écorce cérébrale, pour passer ensuite à l'étude des parties profondes (couronne rayonnante et ganglions centraux).

Bien que l'anatomie pathologique fine des couches de l'écorce cérébrale soit encore aujourd'hui très mal connue, il est utile que je vous rappelle les notions d'histologie normale qui vous sont nécessaires pour comprendre ce que j'ai à vous dire sur les altérations morbides de la substance grise des circonvolutions.

Cette histologie fine de l'écorce est de date relativement récente et nous la devons presque en entier aux travaux de savants modernes parmi lesquels il faut citer en première ligne Meynert et Golgi.

Nous adopterons pour la description de l'écorce les idées de Meynert à qui nous empruntons la figure que vous voyez ici (fig. 36), qui représente le type cérébral dit à *cinq couches*.

Il importe tout d'abord de remarquer que l'écorce cérébrale n'est pas absolument constituée en tous les points sur un type uniforme. Celui que je vous présente est surtout spécial à la zone motrice du cerveau; mais il existe des circonvolutions dans lesquelles on voit certaines couches disparaître, d'autres couches s'hypertrophier. Je vous indiquerai donc, prenant cette disposition moyenne comme exemple, quelles sont les couches qui disparaissent ou s'accroissent et dans quelles régions elles se modifient.

La *couche la plus superficielle*, celle qui limite en dehors l'écorce cérébrale, est presque uniquement constituée par les éléments conjonctifs de la névroglie, par des noyaux et par de ces cellules de Deiters à prolongements multiples, à protoplasma peu abondant que vous verrez dans quelques circonstances s'hypertrophier en conservant leur forme pour donner ce que l'on a appelé la cellule araignée.

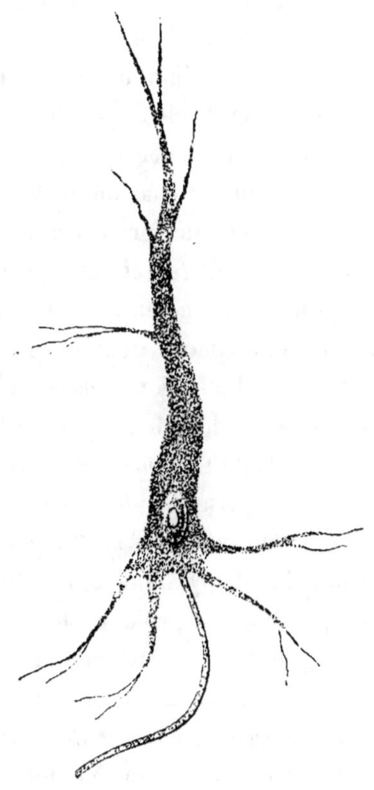

Fig. 37.

Cellule pyramidale de la troisième couche de l'écorce cérébrale
(d'après Huguenin).

Ces éléments sont noyés dans une gangue granuleuse conjonctive au milieu de laquelle sont disséminées de minces fibrilles très fines et quelques rares cellules nerveuses étoilées de 10 µ environ de diamètre dont l'interprétation est encore douteuse.

Cette couche se présente sur les coupes, après durcissement, sous un aspect grenu qui est spécial au tissu conjonctif des centres nerveux. L'épaisseur de cette couche est assez faible dans toutes les régions et mesure environ 250 µ. Elle est réduite à son minimum chez l'homme, mais augmente considérablement chez les animaux.

La *deuxième couche*, de même épaisseur que la précédente, renferme, dans un stroma conjonctif analogue, une quantité de petites cellules de forme pyramidale qui sont connues sous le nom de *petites cellules pyramidales*. Leur forme vous est indiquée sur la figure 37, qui représente une cellule de la troisième couche dont les éléments reproduisent, mais dans des dimensions plus considérables (20 à 100µ), le type des cellules de la deuxième couche (10 et 12µ).

La *troisième couche*, dite *couche des grandes cellules pyramidales*, est caractérisée par des cellules dont la forme et la structure vous sont indiquées sur cette figure (fig. 37). Elles affectent une forme pyramidale, possèdent noyau et nucléole et sont pourvues de prolongements; l'un basal est dirigé suivant le grand axe de la pyramide, axe toujours perpendiculaire à la surface de l'écorce. Ce prolongement reste indivis, c'est le *prolongement de Deiters;* mais il existe d'autres prolongements, à dimensions moindres et à ramifications multiples, prolongements placés aux angles et sur les côtes de la pyramide.

L'épaisseur de cette couche, variable suivant les régions, est dans la zone motrice d'environ 7 à 8 dixièmes de millimètre. Elle disparaît totalement dans certaines parties de la zone sensible du cerveau (lobe temporal et occipital). Elle présente son maximum de développement dans la corne d'Ammon.

La *quatrième couche* ou couche granuleuse, d'épaisseur un peu plus considérable que la première couche de l'écorce, est cependant très analogue à cette dernière comme constitution histologique. Elle s'en distingue par une abondance plus grande d'éléments nucléaires, ce qui lui a fait donner par quelques auteurs, le nom de *couche de noyaux*.

La *cinquième couche*, d'une épaisseur de trois quarts de millimètre, renferme, englobées dans un lacis de fibrilles, des cellules volumineuses *étoilées ou fusiformes* de 20 à 30 μ de diamètre à grand axe dirigé tangentiellement à l'écorce. Ce sont les cellules que Robin à nommé *cellules de la volition*, éléments constituant presque en entier l'avant-mur que Meynert a pu, avec quelque raison, considérer comme une simple hypertrophie de cette couche.

Voilà, aussi simplement résumées que possible, les notions que les études histologiques nous ont fournis sur la constitution intime de l'écorce cérébrale.

Dans cette écorce cérébrale, dont l'importance est si grande, puisque c'est elle qui préside aux phénomènes de volition, nous aurons à étudier trois ordres de phénomènes pathologiques :

1º Les lésions inflammatoires (aiguës ou chroniques, simples ou spécifiques) et les scléroses ;

2º Les dégénérescences partielles ou totales ;

3º Les tumeurs de l'écorce.

Mais avant de passer en revue chacune de ces lésions, pour éviter des redites, et comme la seule importance pratique dans l'étude des lésions de l'écorce est le diagnostic du siège, il me semble nécessaire de revenir un peu sur une question aujourd'hui à l'ordre du jour, et que j'ai été obligé d'écourter dans d'autres leçons, me réservant d'en reparler, aujourd'hui, avec tous les détails qu'elle comporte; je veux parler de la question des localisations dans l'écorce cérébrale.

Théorie primitive. — Vous savez, sans nul doute, que depuis les recherches de Broca sur le siège de la faculté du langage articulé chez l'homme, recherches qui ont été le point de départ et l'origine de la question des localisations cérébrales, vous savez, dis-je, que la physiologie, par les travaux de Fritsch et Hitzig, de Ferrier, de Carville et Duret, de Vulpian, de Rouget, de Bochefontaine et Dupuy, etc., a apporté de nombreux matériaux pour la solution de la question des localisations de l'écorce cérébrale.

Les travaux d'ensemble de l'école de la Salpêtrière, de Charcot et Pitres en particulier, ceux de Vulpian, d'une quantité de cliniciens et d'anatomo-pathologistes, tel est le bilan de la question pour ce qui concerne la clinique.

La théorie la plus simple, qui devait se présenter à l'esprit, devant la concordance singulière entre la localisation de certaines lésions et certains symptômes, certaines paralysies limitées, certains troubles psychiques, cette théorie était évidemment celle qui fut admise par Broca, pour expliquer les troubles de la parole dans l'aphasie; c'est qu'il existait, dans l'écorce cérébrale, des parties jouant le rôle de centres spéciaux pour certaines fonctions déterminées. Cette hypothèse cadrait si bien avec l'ensemble des faits connus, que, malgré bien des données en apparence contradictoires, on n'hésita point à l'étendre et à la généraliser, lorsque les recherches de Fritsch et de Hitzig, celles de Ferrier eurent montré que l'excitation de certaines régions déterminait des mouvements localisés à telle ou telle partie du corps, et que l'ablation de ce point entraînait une paralysie plus ou moins durable de ces différentes parties.

On croyait donc pouvoir poser ce fait en principe :

Il existe, dans l'écorce cérébrale, certains territoires, dont la fonction est de présider aux mouvements de certaines parties du corps, ou à certaines fonctions spéciales.

Objections. — Mais les recherches physiologiques récentes et les publications les plus autorisées ont montré :

1° Que certaines réactions paralytiques ou autres, limitées à certaines parties du corps, pouvaient être produites par des lésions ou des excitations placées en des points très différents de l'écorce cérébrale ;

2° Que les lésions de certaines parties des centres nerveux, signalées comme devant entraîner, par exemple, des paralysies limitées ne s'accompagnaient parfois d'aucune réaction.

La question des localisations cérébrales avait donc besoin d'être reprise pour acquérir quelque droit, car il était difficile de se prononcer au milieu d'un ensemble d'affirmations aussi contradictoires en apparence. C'est ce qui a été fait dans le cours de ces cinq ou six dernières années, tant en Allemagne qu'en France ; malgré cela, bien des points restent à élucider, bien des objections demandent encore une réponse.

Un premier fait a été mis en lumière par Carville et Duret, pour la physiologie ; par Vulpian et Charcot, au point de vue clinique : c'est le phénomène de la suppléance possible, par le centre du côté opposé et même, mais dans un temps plus long, par les parties voisines.

On peut citer comme exemple les cas, aujourd'hui si nombreux dans la science, de lésions de la troisième circonvolution frontale, entraînant une aphasie complète, aphasie qui disparaît graduellement à mesure que se fait l'éducation du centre symétrique du côté droit.

On peut vous rappeler également les faits publiés par Charcot et Vulpian, et par bien d'autres, de paralysie limitée succédant à des lésions de la zone motrice, paralysies qui disparaissent graduellement et sans laisser de traces.

Voilà pour la clinique; la pathologie expérimentale a été plus loin et les expériences de Carville et Duret ont montré que l'ablation d'un centre moteur de l'écorce chez un chien entraînait des parésies limitées qui guérissaient et s'amendaient au bout de quelques mois; mais ces auteurs, poursuivant l'expérience, ont prouvé que l'ablation du centre symétrique faisait reparaître la parésie primitivement guérie, en même temps que s'établissait une parésie semblable du membre correspondant au nouveau centre lésé. On pourrait croire que cette fois la paralysie était devenue permanente; mais l'observation démontre que l'akinésie double ainsi produite n'est également que transitoire. De tous ces faits et de bien d'autres moins saillants que je passe sous silence, il faut conclure ce que nous avons posé en principe, c'est-à-dire que le centre symétrique peut suppléer le centre détruit, et même que les parties voisines s'habituent progressivement à rétablir l'équilibre.

Ces phénomènes de suppléance nous montrent pourquoi il peut exister des lésions d'une portion corticale du cerveau ne s'accompagnant parfois d'aucune réaction; pourquoi, par exemple, c'est tantôt l'hémisphère droit, tantôt l'hémisphère gauche, qui peut être le centre de la faculté du langage articulé.

C'est également le fait de la suppléance qui nous explique pourquoi il est possible que l'aphasie, que les paralysies partielles puissent guérir et s'amender; pourquoi, aussi, dans le cas de lésions lentes, la suppléance peut avoir le temps de s'établir sans que les phénomènes de paralysie aient le temps de se montrer. De plus, et c'est ce qui explique pourquoi la concordance des faits cliniques est plus grande, peut-être, que celle des faits physiologiques, il faut remarquer que les lésions limitées de l'écorce cérébrale sont surtout communes chez des gens affaiblis ou par l'âge ou par une cachexie quelconque, chez lesquels ces phénomènes de suppléance sont moins prompts à s'établir, que chez les individus jeunes, ou sur les animaux mis en expérience.

On peut donc expliquer, par le fait de la suppléance, les données contradictoires de cet ordre; voyons, maintenant, comment l'on peut expliquer la possibilité de la production d'une même akinésie limitée par des lésions diversement situées sur l'écorce cérébrale.

Pour bien vous montrer comment il est possible d'admettre tous les faits cliniques ou physiologiques, et de les concevoir tous comme possibles, je ne prendrai qu'un exemple, celui de l'aphasie.

Sur ce schéma qui résume, on peut le dire, tous les travaux si intéressants récemment publiés sur l'aphasie: le livre de Kussmaul, les leçons du professeur Charcot, la publication plus récente de Lichteim; sur ce schéma, dis-je, connu dans la science sous le nom de *schéma de Magnan*, vous pouvez saisir le mécanisme de la formation des idées et du phénomène connexe de leur représentation parlée ou écrite.

Vous comprendrez facilement comment l'expression des idées par le langage articulé est fonction, en quelque sorte,

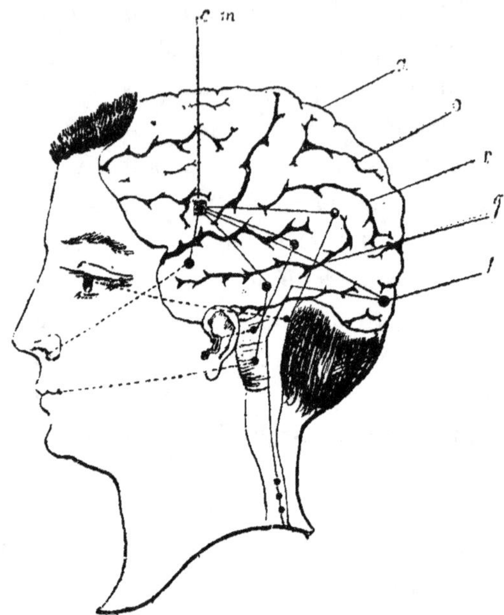

Fig. 38. — Schéma de Magnan destiné à montrer les rapports des différents centres psychiques de la zone motrice et de la 3ᵉ circonvolution frontale.

cm, centre moteur des organes destinées à la représentation des idées, — a, centre des perceptions auditives, — o, centre des perceptions olfactives, — r, centre des perceptions visuelles, — g, centre de la gustation, — t, centre des impressions tactiles générales.

de l'élaboration des perceptions psychiques par des centres disséminés sur la surface de l'écorce, et indiqués par des points sur la figure (fig. 38).

Vous remarquerez que vers la troisième circonvolution frontale convergent, comme vers un carrefour, tous les renseignements épars fournis par les divers modes de sensibilité spéciale et générale, parce que c'est là, vers le centre moteur des organes servant à la production des signes représentatifs des idées, que doivent parvenir toutes les perceptions que le langage a pour but d'exprimer.

Eh bien! supposons que l'on vienne à léser l'un des centres perceptifs indiqués sur le schéma, le centre auditif par exemple, et vous verrez survenir cette modalité d'aphasie qu'on appelle la *surdité verbale*, c'est-à-dire que le malade ayant conservé intactes ses facultés auditives n'entendra plus, ne comprendra plus certains mots, sinon, que tous ces mots n'éveilleront en lui aucun sentiment ou aucune idée, qu'il se trouvera dans la situation d'un homme à qui l'on parle pour la première fois une langue étrangère, parce que le centre psychique perceptif des sensations auditives est détruit.

Et si enfin le phénomène de la suppléance n'intervenait à temps, le malade oublierait graduellement l'usage de la parole, analogue en cela aux jeunes sourds-muets perdant peu à peu, sous l'influence de la surdité, la faculté d'expression des idées par le langage.

De même l'on peut produire de la *cécité psychique* par lésion ou destruction du centre des sensations visuelles.

De même enfin l'on déterminerait des *anesthésies psychiques*, olfactives, tactiles ou gustatives, par l'ablation d'un des autres centres du schéma.

Mais enfin, si l'on enlève la troisième circonvolution frontale, on fait en quelque sorte la synthèse des phénomènes partiels que je viens de vous décrire et l'on réalise l'aphasie totale et absolue.

Cette lésion du *centre moteur* du langage parlé ou écrit, déterminera donc la perte complète de cette faculté, et désormais les idées élaborées par les *centres sensibles*, restés sains, demeureront stériles, ne seront plus exprimées de quelque façon que ce soit et resteront enfermées dans l'écorce cérébrale comme dans une prison d'où elles ne peuvent sortir.

Il faut donc conclure que des troubles de l'élocution peuvent résulter de lésions très diverses et que, par conséquent, si l'analyse si fine récemment faite de ces phénomènes n'avait jeté quelque jour sur leur véritable nature, on se croirait porté à penser que le syndrome aphasic peut être produit par des lésions absolument variables dans leur siège et leur nature, et que par conséquent il n'existe pas de centre moteur du langage articulé.

Cet exemple nous montre comment il est nécessaire de bien connaître et de bien savoir les connexions des différentes fibres de l'écorce cérébrale, avant de se faire une idée exacte de la question des localisations cérébrales.

Il me reste à vous signaler encore un autre phénomène du même ordre, pour en finir avec l'objection fondée sur la variabilité possible des lésions pouvant produire un symptôme tel que l'aphasie, tel que la parésie limitée d'un membre, ou simplement d'un groupe de muscles.

L'exemple de l'aphasie vous a déjà fait voir comment on peut, en quelque sorte, produire dans le cerveau ce que l'on pourrait appeler des phénomènes de retentissement à distance ; je vais maintenant vous montrer qu'il peut se produire par pur effet physiologique, par le fait de lésions très multiples et même quelquefois sans lésions, des réactions paralytiques, et cela simplement en vertu de la physiologie propre de la cellule.

Il est un phénomène très curieux, d'ordre physiologique, auquel Rouget a depuis longtemps demandé l'explication des actions vaso-motrices, et auquel Brown-Séquard, qui l'a surtout étudié chez l'homme dans l'état de santé et de maladie, a donné le nom d'*inhibition*.

Sans entrer dans les détails, disons que toute cellule nerveuse ne réagit suivant la loi psycho-physique de Fechner qu'entre certaines limites d'intensité d'excitation : limites variables suivant la nutrition de la cellule, son rôle dans l'individu, et suivant les conditions générales de santé de l'individu. En deçà de ces limites, l'excitation reste sans effet ; au delà l'excitation produit, au lieu d'une réaction sensible ou motrice, un arrêt de fonctionnement de la cellule.

Je m'explique : qu'une excitation trop *forte* soit transmise au cerveau, excitation auditive, excitation visuelle, dépassant les limites physiologiques, et vous aurez une surdité, une cécité momentanées. Qu'un choc, qu'une pression brusque se produise sur la peau, vous aurez une anesthésie temporaire de la partie lésée. Qu'une excitation sensible intense soit transmise à la moelle et vous aurez, au lieu d'un *réflexe de contraction* musculaire, ce que l'on pourrait appeler le *réflexe paralytique*.

Je vous citerai comme phénomènes d'inhibition ces *paraplégies réflexes* des lésions organiques de la vessie : les hémiplégies hystériques, les cécités, les surdités de même ordre que détermine une lésion éloignée, située sur un point quelconque du trajet des impressions sensibles, ou même reconnaissant pour cause une excitation habituelle trop intense. Je vous citerai encore, hors l'état de maladie, l'action du pneumogastrique sur le cœur, les actions vaso-dilatatrices (Rouget), etc.

L'interprétation de ces faits vous montre que là encore

est un argument en réponse à l'objection que nous avons spécialement en vue.

Dans le cours de ces deux dernières années, quelques observateurs, en particulier Goltz, qui a publié deux articles très étendus sur la question, dans les *Archives de Pflüger*, se sont fondés, pour repousser la doctrine des localisations, sur le fait que l'ablation de tout ou partie de la surface des lobes antérieurs ou postérieurs du cerveau, ne déterminait, le plus souvent, aucune action paralytique, ou aucune anesthésie plus ou moins étendue, faits expérimentaux qu'ils mettent en concordance avec les faits cliniques de destruction d'un lobe cérébral entier sans réaction aucune.

L'exactitude de ces faits n'est pas contestable; ce qui nous semble devoir être contesté, c'est l'interprétation qu'on leur donne.

Sans doute, il existe des cas, dans lesquels on peut avoir une destruction étendue d'un hémisphère, avec conservation plus ou moins complète des mouvements volontaires.

Mais on peut répondre que ces lésions ne permettent la survie du malade que lorsque leur marche est lente et progressive, lorsque, par conséquent, les phénomènes de suppléance par les parties voisines peuvent être admis. De plus, dans les cas de destruction rapide, plus ou moins étendue, d'une grande partie d'un hémisphère, ou des deux hémisphères, sans troubles de la motilité, il y a toujours des phénomènes généraux tels que : coma, délire, perte des facultés intellectuelles, et affaiblissement marqué, de sorte qu'il est le plus souvent difficile de dire s'il n'existe pas un certain degré de *parésie* limitée, car il faut bien savoir que ces paralysies, d'origine corticale, ne sont souvent que des parésies, les centres inférieurs réflexes pouvant produire des mouvements plus ou moins associés, à condition qu'ils ne soient pas eux-mêmes atteints par la lésion. C'est également la réponse que l'on doit faire aux récentes expériences de Goltz.

Il pratique, sur un chien, deux trous symétriques à la voute cranienne; puis il fait passer un courant d'eau à travers la masse cérébrale; il détruit, en procédant ainsi, tout ou partie du lobe frontal ou occipital des deux hémisphères, et n'observe, après ce traumatisme, aucune paralysie, aucun trouble de la sensibilité.

Il est certain qu'une lésion aussi étendue doit réaliser, chez les animaux, les conditions cliniques dont je vous parlais, d'affaissement, de dépression qui rendent fort difficile l'appréciation exacte des symptômes paralytiques. La station, la marche, peuvent rester possibles sous l'influence des centres réflexes du cervelet, de la moelle ou du bulbe; mais il est impossible d'apprécier, dans ces conditions, les parésies limitées que la comparaison avec les membres sains peut seule, le plus souvent, mettre en évidence.

De toute cette discussion il nous semble **bien résulter**, au point devue pratique, que la localisation d'une fonction particulière, dans tel ou tel point de l'écorce, est encore possible, seulement, avec cette restriction, qu'il peut exister des différences individuelles assez grandes, quant à la répartition des centres, et qu'il peut y avoir une suppléance de certaines portions de l'écorce par d'autres portions.

Comment interpréter ces résultats au point de vue anatomique? voilà maintenant, ce qui nous reste à faire.

L'explication proposée par Vulpian nous semble la meilleure ; elle consiste à admettre que les fibres qui viennent se terminer dans l'écorce cérébrale, fibres sensibles ou motrices venant d'une portion déterminée du corps, se mettent en rapport avec ces cellules de l'écorce

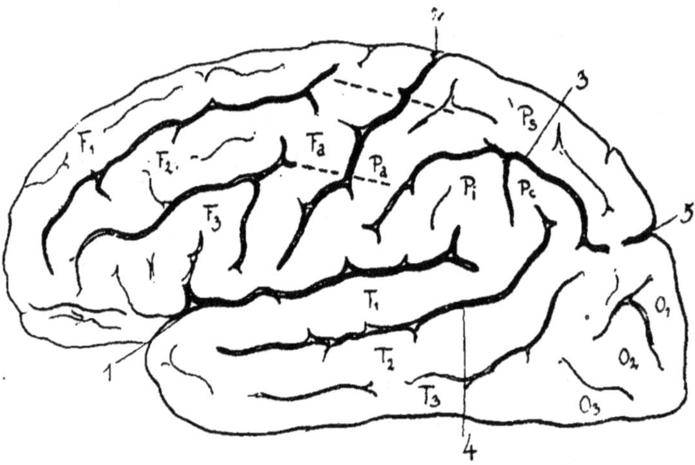

Fig. 39. — Face externe. Hémisphère droit (d'après Richer, feuilles d'autopsie).

1, scissure de Sylvius, — 2, sillon de Rolando, — 3, scissure interpariétale, — 4, scissure parallèle, — 5, scissure perpendiculaire externe.

F₁, première circonvolution frontale, — F₂, deuxième circonvolution frontale, — F₃, troisième circonvolution frontale, — Fa, circonvolution frontale ascendante, — Pa, circonvolution pariétale ascendante, — P₃, lobule pariétal supérieur, — Pᵢ, lobule pariétal inférieur, — Pc, lobule du pli courbe, — T₁, première circonvolution temporale, — T₂, deuxième circonvolution temporale, — T₃, troisième circonvolution temporale, — O₁, première circonvolution occipitale. — O₂, deuxième circonvolution occipitale, — O₃, troisième circonvolution.

dans un rayon limité ; et que, par conséquent, lorsqu'une lésion détruit ce point, il y a interruption des communications avec le reste de l'écorce, d'où disparition de phénomènes sensitifs ou moteurs d'une partie déterminée du corps.

C'est également la raison pour laquelle une excitation électrique, transmise en ce point, provoque des contractions dans la partie du corps où ces filets se rendent.

C'est cette tendance théorique qui a poussé quelques auteurs contemporains à rechercher, dans le trousseau de fibres de la couronne rayonnante, les fibres centripètes de

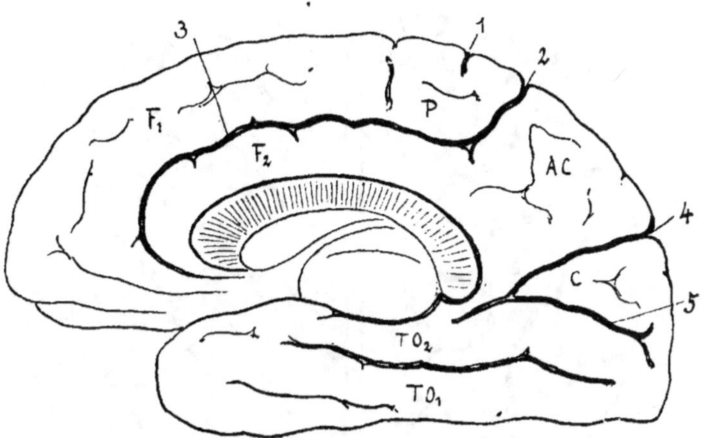

Fig. 40. — Face interne. Hémisphère droit (d'après Richer, feuilles d'autopsie).

1, sillon de Rolando. — 2, scissure fronto-pariétale interne. — 3, scissure calloso-marginale. — 4, scissure perpendiculaire interne. — 5, fissure calcarine.
F_1, première circonvolution frontale interne. — F_2, deuxième circonvolution frontale interne. — P, lobule paracentral. — AC, lobule quadrilatère ou avant-coin. — C, coin ou lobule occipital interne. — TO_2, deuxième circonvolution temporo-occipitale ou lobule lingual. — TO_1, première circonvolution temporo-occipitale ou lobule fusiforme.

quelques noyaux moteurs : hypoglosse, facial, etc. ; et, bien que cette recherche ne soit, il faut bien le dire, appuyée que sur des probabilités, il n'en est pas moins intéressant de poursuivre l'étude de ces faits.

Il me reste, pour terminer, à vous indiquer la situation probable des centres moteurs ou sensitifs, d'après les recherches de Ferrier et de Hitzig, sur les animaux, et de mon maître, M. le professeur Charcot sur l'homme.

En thèse générale, vous savez que les centres psycho-

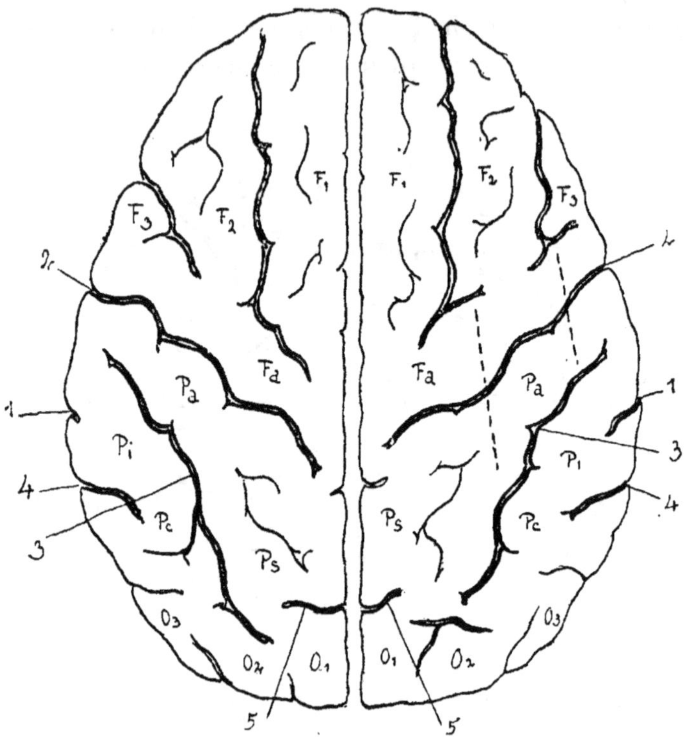

Fig. 41. — Face supérieure (d'après Richer, feuilles d'autopsie).
1, scissure de Sylvius, — 2, sillon de Rolando, — 3, scissure interpariétale, — 4, scissure parrallèle, — 5, scissure perpendiculaire externe.
F₁, première circonvolution frontale, — F₂, deuxième circonvolution frontale, — F₃, troisième circonvolution frontale, — F₃, circonvolution frontale ascendante, — Pa, circonvolution pariétale ascendante, — Ps, lobule pariétal inférieur, — Pc, pli courbe, O₁, première circonvolution occipitale, — O₂, deuxième circonvolution occipitale, — O₃, troisième circonvolution occipitale.

moteurs sont groupés, dans une région assez limitée de l'écorce cérébrale, qui est le gyrus sygmoïde chez le chien, le sillon de Rolando chez l'homme. C'est, en effet, dans les circonvolutions pariétales et frontales ascendantes, et dans le pied des circonvolutions pariétales et frontales. qu'on trouve les centres moteurs proprement dits.

La partie antérieure du lobe frontal paraît donc plus spécialement réservée aux facultés intellectuelles d'un ordre élevé, tandis que les autres lobes sont surtout en rapport avec les phénomènes sensibles et constituent des centres perceptifs dont la topographie probable est encore bien incomplète, malgré que quelques auteurs, Munck en particulier; se soient efforcés d'en déterminer la situation exacte.

Vous connaissez la disposition et le trajet des circonvolutions cérébrales, la direction et les rapports des principaux sillons qui les limitent. Vous savez que, chez l'homme, ces circonvolutions, disposées concentriquement au nombre de trois autour de la plus importante scissure, la scissure de Sylvius, sont coupées transversalement par deux sillons, la scissure de Rolando et la scissure perpendiculaire externe ou sillon occipital, qui limitent à la surface du cerveau quatre lobes : lobe frontal, lobe pariétal, lobe occipital, lobe temporal.

Cette disposition générale vous est indiquée sur ces trois schémas (fig. 39, 40, 41), empruntés à Richer, qui vous représentent le cerveau par sa face interne, latérale et supérieure.

L'étude de la distribution des centres sur la surface du cerveau vous sera facile rien que par l'inspection de ces figures empruntées l'une à Fritsch et Hitzig (cerveau du chien); les deux autres à Ferrier, à Charcot et Pitres (cerveau de l'homme).

Vous voyez se vérifier ce que je vous annonçais en commençant, c'est-à-dire qu'il existe entre les données de la physiologie expérimentale et celle de la clinique une con-

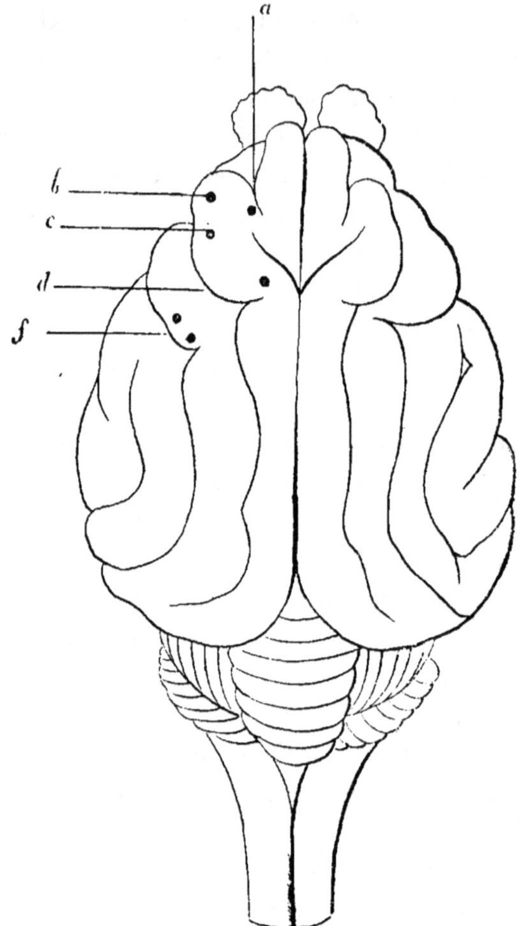

Fig. 42. — Schéma de la situation des centres moteurs
dans le cerveau du chien (d'après Fritsch et Hitzig).

a, muscles de la nuque, — b, extenseurs et abducteurs du membre antérieur, — c, flé-
chisseurs et rotateurs du même membre, — d, membre postérieur, — f, mouvement
de la face.

cordance assez grande qui est, à notre avis, l'un des signes

les plus précieux de l'exactitude de la doctrine des localisations corticales.

En résumé, et pour conclure, nous voyons que au point de
vue purement pratique et laissant de côté les exceptions
et les explications théoriques, nous pouvons dire qu'il
existe sur la surface du cerveau des points dont la destruction peut, dans certaines conditions, donner lieu à des
paralysies du mouvement ou à des troubles sensitifs, et

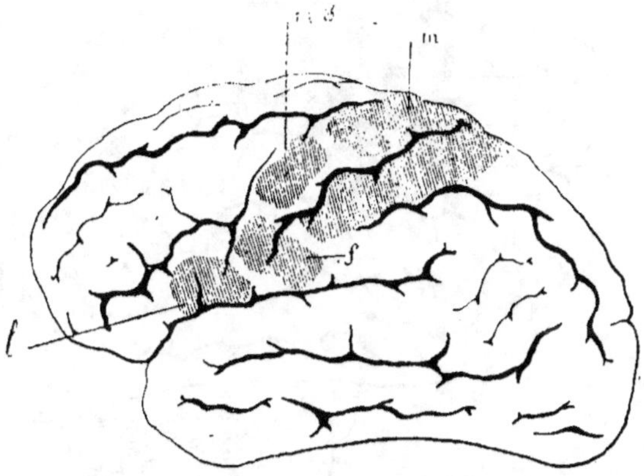

Fig. 43. — Localisations de l'écorce cérébrale chez l'homme (d'après Charcot et Pitres).
l. mouvements de la langue, — *f.* mouvements de la face, *ms,* mouvements du
membre supérieur, — *mi.* mouvements du membre inférieur.

que ces centres sont disséminés sur toute la surface du
cerveau.

Nous voyons en outre, que les uns, les plus importants,
les centres moteurs, sont limités dans une région assez peu
étendue : les circonvolutions pariétales et frontales ascendantes et le pied des circonvolutions qui en partent, tandis
que les autres, encore peu connus, se répartissent sur
toute l'étendue des lobes postero-inférieurs du cerveau.

Tel est, aujourd'hui, l'état actuel de la question des localisations corticales; vous avez pu voir quels sont les desiderata de cette doctrine, mais ce que j'ai surtout essayé de vous mettre en évidence, c'est la limite qui sépare les faits expérimentaux ou cliniques, aujourd'hui indiscutables, et

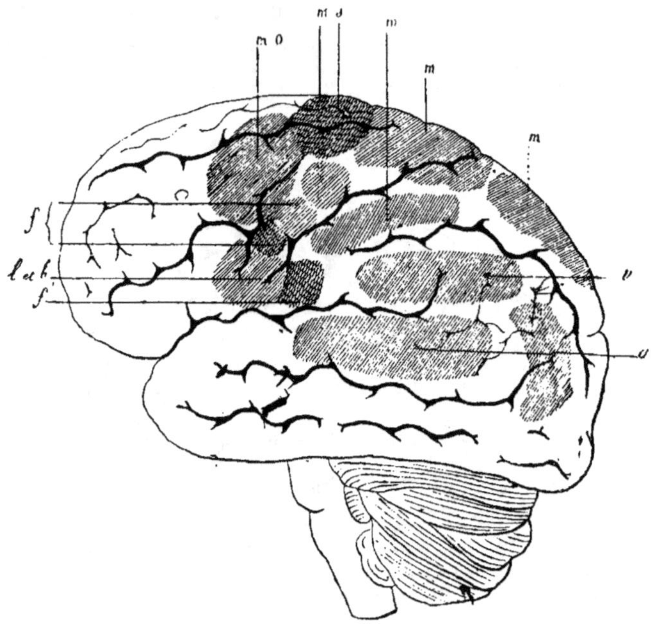

Fig. 44. — Schéma de la situation probable des divers centres de l'écorce
(d'après Ferrier).

f et *f'*, mouvements de la face. — *l* et *b*, mouvements de la bouche et de la langue, *mo* et *ms*, membre supérieur, — *m*, membre inférieur, — *v*, centre de perception des impressions visuelles, — *o*, centre des perceptions auditives.

les interprétations théoriques ou les conclusions trop hâtives qui ont ébranlé quelquefois le crédit dont jouit cette doctrine.

Bibliographie. — Broca, *Sur le principe des localisations cérébrales*, in *Bulletin de la Société d'anthropologie*, 1861.

Fritz et Hitzig, *Ueber die electrische Erregbarkeit des Grosshirns*, in *Archiv f. Anat. und Phys.*, 1870.

Carville et Duret, *Sur les fonctions des hémisphères cérebraux*, in *Arch. phys.*, 1875.

Lepine, *De la localisation dans les maladies cérébrales*, Th. d'agrég., 1875.

Vulpian, *Leçons de la faculté de médecine*, 1876, in *Journal de l'École de médecine*.

Bochefontaine, *Société de biologie*, 1881-1882.

Ferrier, *Les fonctions du cerveau*, 1875.

Charcot et Pitres, *Localisations cérébrales*, in *Revue mensuelle de médecine*, 1877-1883.

Exner, *Untersuchungen über die Localisation in dem Grosshirn-rinde des Menschen*, Wien, 1881.

Zur Kentniss der motorischen Rindenfelder, in *Sitzgsb. der wien. Acad.*, A. 3, t. LXXXIV.

Golgi, *Contribution anatomique à la doctrine des localisations cérébrales*, in *Arch. anat. de biol.*, t. II, 1882.

Goltz, *Arch. de Pflüger*, 1881-1882.

Parant, *De la possibilité des suppléances cérébrales*, Th. de Paris. 1875.

Rouget, *Contrôle expérimental des recherches de Fritsch et Hitzig. Ferrier*, etc., in *Société de biologie*, 1875

ONZIÈME LEÇON

CONGESTION CÉRÉBRALE. — ENCÉPHALITES

Sommaire. — Importance de l'étude des lésions de l'écorce. — Encéphalite superficielle. — Lésions séniles de l'écorce. — Congestion cérébrale. — Anémie cérébrale. — Encéphalite aiguë simple ; son étiologie. — Lésions anatomiques, macroscopiques et microscopiques de l'encéphalite. — Du mécanisme de sa production.

Messieurs,

Je vous ai indiqué, dans ma dernière leçon, les travaux les plus récents sur la physiologie de l'écorce cérébrale. Je vous ai fait, en même temps, l'histoire et la critique des différentes opinions qui ont été émises, dans ces dernières années, sur la doctrine des localisations cérébrales. Nous allons aujourd'hui rentrer dans le domaine des faits anatomiques et commencer l'étude de la pathologie de l'écorce cérébrale par celles des lésions inflammatoires, laissant, pour la prochaine leçon, l'étude des dégénérescences plus ou moins étendues de tout ou partie des éléments de cette écorce, ainsi que les tumeurs développées à ses dépens, soit primitivement, soit secondairement.

L'étude des lésions inflammatoires de l'écorce offre, au

point de vue pratique, un très grand intérêt, car elles résument, par leurs manifestations morbides, et sous leurs différents aspects, plus de la moitié des affections proprement dites du cerveau.

Il suffira, pour vous en convaincre, de vous citer : 1° la paralysie générale des aliénés, liée à une méningo-encéphalite souvent accompagnée de myélite chronique; 2° les délires chroniques dus, d'après certains auteurs, à l'établissement rapide de lésions séniles chez des gens relativement jeunes; 3° les scléroses diffuses des centres nerveux, dont le type cérébral de la sclérose en plaques offre le plus bel exemple; 4° l'idiotie congénitale; 5° les lésions ultimes de l'épilepsie et de l'hystero-épilepsie, etc.

Par ces exemples, pris au hasard, vous voyez quelle est l'importance des lésions inflammatoires de l'écorce cérébrale, lésions que nous classerons sous le terme général d'*encéphalites superficielles*, réservant le nom d'encéphalites profondes, aux lésions inflammatoires qui peuvent survenir dans l'intérieur de la masse cérébrale, soit sous l'influence d'un traumatisme, soit sous l'influence de lésions vasculaires ou de lésions de voisinage, comme, par exemple, à la suite du développement d'une tumeur, de kystes hydatiques du cerveau, ou de toute autre production analogue.

Avant de passer à l'étude détaillée de ces lésions de l'écorce, je crois utile de vous faire remarquer qu'elles sont toujours accompagnées d'un degré plus ou moins grand d'inflammation aiguë ou chronique des méninges, de sorte que toutes les encéphalites superficielles sont plus ou moins des méningo-encéphalites.

Cette coïncidence s'explique très bien par les rapports

anatomiques et physiologiques qui unissent l'écorce cérébrale et la plus interne des membranes du cerveau, la pie-mère.

C'est également, pour les mêmes motifs, que dans toute inflammation, d'une durée un peu longue des membranes ou de l'écorce, nous trouvons toujours des lésions de la substance grise encéphalo-médullaire, qui tapisse, du filum terminale, jusqu'au tuber cinereum, la surface interne du canal central.

Ces préliminaires une fois posés, il me resterait encore à vous parler des altérations que peut subir, à l'état physiologique, la surface cérébrale, sans entraîner perte ou diminution de la fonction.

Malheureusement cette étude est encore dans l'enfance, ce dont il faut accuser à la fois, et les procédés de technique, et le défaut de recherches vraiment systématiques.

Enlevez, en effet, de l'étude du cerveau sénile, l'athérome et la dégénérescence, ou plutôt la surchage pigmentaire des cellules, et vous ne trouverez plus qu'obscurité et que doute dans la question. Notez seulement ces deux faits, sur lesquels nous aurons à revenir :

L'existence constante de l'artérite chronique et la dégénérescence pigmentaire plus ou moins étendue des cellules de l'écorce, lésions qui constituent tout ce que nous savons des modifications que subissent avec l'âge les couches de l'écorce cérébrale.

Congestion cérébrale. — Je vous ai décrit, en vous parlant des méninges, les causes, la marche et les symptômes de la congestion cérébrale qui aboutit plus souvent, il faut bien le dire, à la méningite qu'à l'encéphalite. Je n'ai donc pas à y revenir longuement aujourd'hui. Je vous rappellerai, seulement, l'ensemble des lésions :

Plénitude des gros vaisseaux; réseau capillaire très développé, surtout dans les congestions actives; augmentation de quantité du liquide céphalo-rachidien, léger œdème cérébral dans le cas de congestion active; œdème cérébral considérable dans le cas de congestion passive : à la coupe de la substance cérébrale, aspect sablé de la surface de cette coupe; couleur hortensia de la substance grise; quelquefois hémorragies punctiformes; tel est l'aspect du cerveau atteint de congestion, passive ou active.

Lorsque ces congestions sont totales et subites, toute la surface du cerveau présente ces lésions; s'il s'agit de congestions locales, vous devrez surtout les noter, car elles peuvent être l'indice, soit d'une gène partielle de la circulation, au début d'une production néoplasique, soit d'autres causes analogues que vous devez patiemment rechercher.

Anémie cérébrale. — Plus importante est l'étude de l'anémie cérébrale, au point de vue clinique comme au point de vue anatomique.

La congestion, dont on avait, il y a quelque cinquante ans, si fort exagéré le rôle, a été aujourd'hui ramenée à sa véritable importance; elle est avec raison considérée comme une rareté relative; les cas que l'on considérait autrefois comme appartenant à la congestion active sont classés, aujourd'hui, soit dans les phénomènes inflammatoires, soit dans les hémorragies par lésion des vaisseaux.

L'anémie cérébrale, au contraire, présente une importance pathogénique extrême, et est la source et l'origine de bien des troubles psychiques ou autres.

Cette anémie cérébrale, lorsqu'elle est totale et momentanée, peut donner lieu à une véritable attaque apoplectiforme ; si elle dure, et si elle persiste à un degré moindre, elle est souvent caractérisée, par des phénomènes d'excitation voisins de ceux de l'inflammation, délire, paralysie, etc.

Cette anémie est surtout importante à noter quand elle est partielle, qu'elle soit ou non consécutive à une lésion des vaisseaux ou à des troubles circulatoires. Cette recherche est très souvent négligée ; elle doit se faire à l'état frais, et à la table d'autopsie.

Les caractères de l'anémie cérébrale ne sont point en effet si nets qu'on doive les considérer comme très faciles à reconnaître. En somme, à part une légère décoloration de la surface de l'encéphale et des méninges, qui met sur la voie, on ne soupçonne, le plus souvent, l'anémie partielle du cerveau que par la cause capable de la produire : artérite bourgeonnante, athérome, etc.

Cependant, cette recherche peut offrir et offre, dans certains cas, un très grand intérêt. Je vous citerai, comme exemple, les cas d'aphasie intermittente dont on a publié deux ou trois observations ; ces aphasies sont évidemment dues à de l'anémie passagère ; j'en dirai autant des paralysies passagères chez des hystériques.

Ces faits ne peuvent s'expliquer, que par le fait d'une irrigation insuffisante d'un territoire du cerveau, qui devient plus marquée, à la suite d'une fatigue, d'un excès, d'une cause d'anémie générale qui affaiblit et déprime tout l'individu ; et, bien qu'à côté de cela le phénomène d'inhibition puisse entrer en ligne, il est bien plus probable qu'il s'agit en général de troubles circulatoires dont la constatation anatomique offre un très grand intérêt.

Je n'insiste pas davantage sur l'anémie cérébrale voulant passer à l'étude, plus importante et plus connue, de l'encéphalite superficielle.

Nous diviserons les encéphalites superficielles en trois groupes qui nous paraissent assez naturels :

1° Encéphalites aiguës simples ;

2° Encéphalites chroniques ou scléroses ;

3° Encéphalites spécifiques.

Encéphalite aiguë simple. — La différenciation de l'encéphalite aiguë simple des autres affections corticales, telles que le ramollissement par thrombose ou embolie, est de date relativement récente.

Ce n'est guère que depuis les travaux de Bouchard et d'Hayem, travaux entrepris au point de vue expérimental, qu'on a pu, aidé à la fois par l'expérimentation et l'anatomie fine, caractériser exactement l'encéphalite.

Les causes de l'encéphalite aiguë sont multiples ; la plus simple, comme mode d'action, est le traumatisme. Mais l'encéphalite peut, comme nous l'avons déjà vu, survenir à titre de complications dans toute les méningites aiguës, surtout dans les méningites qui succèdent à des maladies infectieuses (typhus, variole, fièvre puerpérale, etc.)

Les symptômes de l'encéphalite aiguë vous sont connus ; ils consistent en des phénomènes d'excitation, de suractivité fonctionnelle des éléments nerveux : délire, convulsions, hyperesthésie, etc., à moins que l'encéphalite ne soit assez étendue pour entraîner l'abolition de la fonction et l'apparition de phénomènes comateux.

Au point de vue anatomique, voyons ce qui la caractérise.

A l'examen à l'œil nu, vous trouvez d'abord tous les signes d'une violente congestion des méninges : rougeur, vascularisation abondante, principalement dans le voisinage du foyer de l'encéphalite qui est, il faut bien le dire, rarement étendue à toute la surface de l'écorce. La quantité de liquide cérébro-rachidien est accrue dans de notables proportions ; quelquefois même, il peut exister un état trouble de ce liquide, surtout si l'encéphalite n'est que la suite d'une méningite aiguë.

En enlevant la pie-mère, **on** remarque que, par place, d'ordinaire au niveau des parties les plus congestionnées, il est impossible d'enlever cette membrane sans enlever, avec elle, une sorte de bouillie, tantôt rouge, tantôt jaune, qui est simplement le produit de la transformation des éléments de l'écorce. L'écorce, elle-même, au niveau de ces points, est ramollie et teintée en rouge, si l'inflammation est de date récente et de marche rapide, et surtout quand s'il s'est produit des hémorragies capillaires aux dépens de vaisseaux un peu volumineux.

Si ces phénomènes inflammatoires sont de date plus ancienne, et si l'écorce cérébrale est transformée partiellement en abcès, la coloration de la substance, en voie de ramollissement, est jaune, ou de coloration intermédiaire entre le rouge et le jaune.

Au microscope, l'examen, à l'état frais, de cette bouillie, montre qu'elle est constituée par des débris granuleux, plus ou moins abondants, des globules de pus, et de ces éléments que l'on décrit et que je vous ai déjà indiqué sous le nom de corps granuleux ; enfin, par des globules du sang plus ou moins déformés.

Tels sont les éléments que l'on rencontre dans la masse ramollie. Quelques mots, maintenant, sur l'état des parties voisines; cette étude va nous apprendre comment s'établit le processus inflammatoire, comment et dans quel ordre les lésions se succèdent.

Sur cette figure (fig. 45), qui vous représente la surface

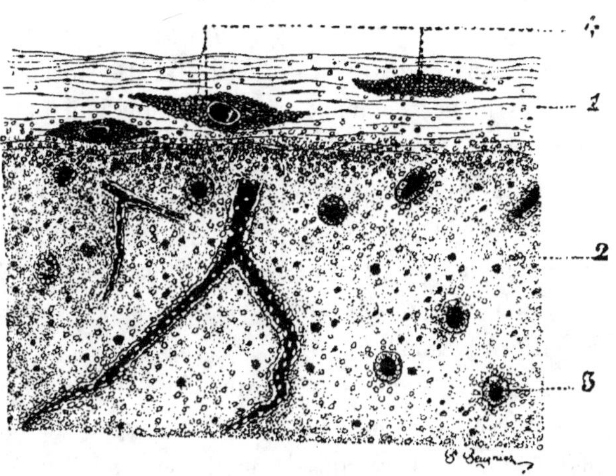

Fig. 45. — Figure demi-schématique représentant l'état de l'écorce cérébrale dans l'encéphalite subaiguë d'origine traumatique.

1, pie-mère épaisse densifiée et infiltrée de noyaux inflammatoires, — 2, écorce cérébrale contenant en grande quantité des éléments nucléaires inflammatoires qui représentent le produit de l'hyperplasie des éléments figurés de la névroglie. On rencontre au milieu de ces noyaux des corps granuleux représentant en majeure partie les cellules nerveuses de l'écorce détruites par dégénérescence granuleuse et pigmentaire. — 3 et 4, vaisseaux de la substance cérébrale et de la pie-mère dont la gaine est remplie de leucocytes.

du cerveau dans un cas d'encéphalite aiguë simple, vous pouvez vous rendre compte des principaux phénomènes caractéristiques du début de l'encéphalite.

Là, comme partout ailleurs, vous voyez que les phénomènes inflammatoires s'annoncent, d'abord, par des modifications vasculaires, modifications qui se succèdent dans leur ordre habituel : 1° congestion ; 2° épanchement, probablement par diapédèse de globules blancs et rouges, dans la gaine lymphatique des vaisseaux.

A ce premier stade, qui est celui que l'on retrouve dans toutes les méningites un peu intenses, en succède un autre dans lequel la lésion, d'abord limitée à des altérations vasculaires, s'étend et se propage jusqu'aux éléments propres de l'écorce : les cellules de la névroglie prolifèrent, les cellules ganglionnaires s'altèrent et se transforment et les globules blancs rompant la barrière que leur imposait la gaine lymphatique se répandent dans le tissu nerveux.

Si cette inflammation se poursuit, ces globules blancs épars, dans la gangue conjonctive du cerveau et dans la gaine lymphatique du vaisseau, se collectent en se réunissant, dans certains points déterminés sous l'influence de conditions locales.

Les éléments nerveux, si abondants dans l'épaisseur de l'écorce, trouvant, dans leur voisinage, des éléments pigmentaires provenant de la destruction des éléments rouges du sang, les absorbent, et, par pigmentation complète et modification de leur forme, passent progressivement à l'état de corps granuleux.

Ici, vous le voyez, comme partout, les éléments différenciés disparaissent, et sont remplacés par les éléments plus jeunes et plus simples en organisation.

Si ces phénomènes s'accentuent, il se produit des abcès vrais, qui peuvent, ou se résorber, s'ils sont petits, ou se vider dans les ventricules et dans l'espace sous-arachnoïdien.

Quand la lésion évolue vers la guérison, nous assistons à la transformation progressive de tous ces éléments de nouvelle formation, en éléments du tissu conjonctif adulte. L'encéphalite aboutit alors à une véritable sclérose de l'encéphale; c'est ce qui se passe, par exemple, dans ces méningo-encéphalites toxiques dues à l'alcool, au saturnisme chronique, qui arrivent à produire, tôt ou tard, l'atrophie, partielle ou totale du cerveau.

Les vaisseaux, les premiers atteints, sont le siège d'une artérite aiguë qui engendre rapidement l'artérite chronique, et souvent de dégénérescences spéciales sur lesquelles nous reviendrons à propos des encéphalites chroniques.

Comme lésions accessoires d'une encéphalite aiguë, il faut vous signaler la congestion et quelquefois l'inflammation de l'épendyme, résultat inévitable de la méningite primitive ou secondaire qui accompagne l'encéphalite.

Bibliographie.— Laborde, *Le ramollissement et la congestion cérébrale chez le vieillard*, 1866.

Chossat, *Recherches sur l'inanition*, 1843.

Bouchut, *Des névroses congestives de l'encéphale*, in *Gaz. des hôp.*, 1869.

Ball, *Aphasie intermittente*, in *Arch. de neurologie*, 1883.

Hermann et Th. Escher, *Ueber die Krampfe bei circulationtorungen im Gehirn*, in *Archives de Pflüger*, Bd. III.

Liebermeister, *Ueber die Wirkungen der febrilen temperatursteigerung*, in *Deutsch. Arch. f. klin. med.*, Bd. I.

Hayem, *Des différentes formes d'encéphalite*, Th. de Paris, 1868, et *Arch. phys.*, 1868.

Hasse, *Virchow's Handbuch Nervenkrankheiten*.

Jolly, *Studien aus der Institut f. exp. path.*, Wien, 1870.

DOUZIÈME LEÇON

ENCÉPHALITES CHRONIQUES

SOMMAIRE. — Suite des encéphalites aiguës (encéphalites spécifiques). — Encéphalites chroniques : encéphalite diffuse totale. — 1° Hypertrophie du cerveau. — 2° Encéphalite diffuse de la paralysie générale. — 3° Encéphalites chroniques en foyers, encéphalites congénitales, encéphalites partielles non congénitales.

MESSIEURS,

Nous nous sommes occupés, dans notre dernière leçon, des encéphalites aiguës ; nous devons aujourd'hui commencer la description des lésions anatomiques des deux autres classes d'encéphalites, les encéphalites spécifiques et les encéphalites chroniques simples.

Comme deuxième type d'encéphalites, je vous ai cité les *encéphalites spécifiques*, c'est-à-dire les encéphalites caractérisées par les lésions que déterminent la propagation, à l'écorce cérébrale, des tumeurs d'infection de la pyohémie, de la morve, de la lèpre, de la tuberculose, de la syphilis.

Toutes ces maladies ne paraissent, en définitive, se propager que difficilement à l'écorce cérébrale ; et tandis que nous observons fréquemment des abcès métastatiques, des tubercules, des gommes des méninges, il est rare de trouver des abcès métastatiques, des tubercules ou des syphilomes dans la substance nerveuse elle-même; l'on pourrait presque dire que, dans tous ces cas, il s'agit plutôt de tumeurs de la pie-mère que de tumeurs de l'écorce proprement dite.

Quoi qu'il en soit, il est possible, malgré la rareté relative de ces tumeurs d'infection, dans l'épaisseur de l'écorce cérébrale, d'en rencontrer quelquefois, et je vous ai montré, dans ma dernière leçon du jeudi, un tubercule de la circonvolution qui borde la fente de Bichat, de la corne d'Ammon.

Ces tumeurs, tubercules ou syphilomes, quand elles ont leur siège dans la substance cérébrale elle-même, se différencient, le plus souvent, des tumeurs analogues d'autres organes, par quelques points spéciaux que je vais vous indiquer.

1° Il est rare de rencontrer, dans l'écorce cérébrale, tout aussi bien d'ailleurs que dans l'intérieur du cerveau, ces tumeurs d'infection à l'état de granulations miliaires et en nombre un peu considérable.

2° Le plus souvent, on les trouve, sous forme de tumeurs isolées, d'un assez gros volume, variant, comme couleur, du jaune au rouge grisâtre, et comme dimensions, oscillent de la grosseur d'une noisette à celle d'un fruit volumineux.

3° Ces tumeurs présentent, comme structure A) macroscopique, un centre *caséeux, jaune, ramolli,* au milieu duquel passe, le plus souvent, un ou plusieurs *vaisseaux oblitérés;* une *zone périphérique, rouge, inflammatoire,* se

confondant, insensiblement, avec le tissu sain ; — B). A l'examen histologique, elles ont la structure habituelle des
tumeurs d'infection passant à l'état caséeux ; on y trouve un
centre granuleux, entouré de cellules géantes (*Riezenzellen*)
et dans la périphérie les éléments inflammatoires habituels
de l'encéphalite : *granulations, cellules de Deiters*, et surtout ces grandes cellules dites *cellules araignées* qui

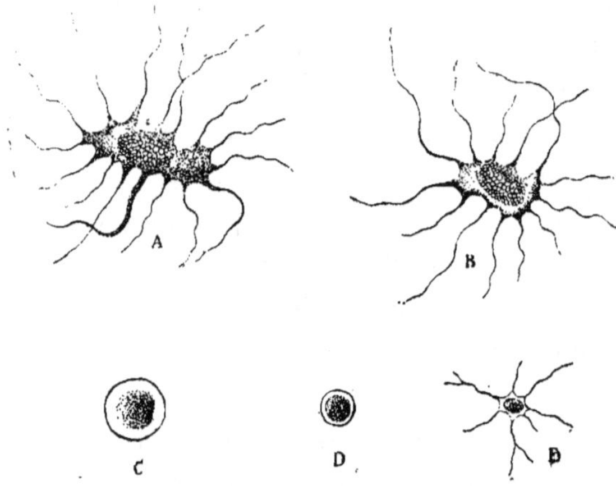

Fig. 16. — Figure représentant les divers éléments que l'on rencontre
dans l'encéphalite aiguë ou chronique.

A-B, cellules araignées, — C, globule blanc émigré des vaisseaux par diapédèse,
D, élément nucléaire de la névroglie, — E, cellule de Deiters.

atteignent des dimensions doubles ou triples des cellules
étoilées de la névroglie dont elles conservent cependant la
forme générale.

Il faut noter surtout, dans cette description, la présence
des cellules géantes, parfois très nettes, éléments qui
manquent, la plupart du temps, dans la tuberculose ou la
syphilis des méninges.

Les tumeurs d'infection se distinguent donc, dans l'écorce

cérébrale, par deux caractères essentiels, non pathognomoniques cependant :

1° Leurs dimensions et leur nombre ;

2° Leur constitution anatomique un peu différente de celle des tumeurs des méninges : présence de cellules géantes et conglomération habituelle de ces tumeurs.

Il est bon de vous dire cependant que l'on rencontre quelquefois ces productions spécifiques sous la forme diffuse, *infiltrée,* et non plus nodulaire. C'est surtout dans la syphilis cérébrale qu'on observe cette forme qui ne se distingue plus alors par aucun caractère anatomique des inflammations subaiguës franches de l'écorce, inflammations que vous avez appris à connaître.

Encéphalites chroniques. — Passons maintenant à l'étude, autrement importante, des encéphalites chroniques qui comprennent, dans leur domaine, tout un groupe, assez bien classé, de faits morbides.

Je vous ai signalé le lien étiologique, ou du moins anatomique, qui relie les encéphalites aiguës, aussi bien que les encéphalites chroniques, aux méningites ; je ne veux point y insister de nouveau.

Je vous ai également indiqué la distribution géographique des lésions dans ces maladies diffuses du système nerveux tout entier, maladies dans lesquelles, comme dans la paralysie générale, l'encéphalite proprement dite n'est qu'un phénomène, le plus saillant, il est vrai, mais il ne faudrait peut-être pas ajouter le plus important, tout au moins, au point de vue immédiat de la survie du malade.

Ce sont là, seulement, des faits de détails, que je vous rappelle à nouveau pour n'avoir point à y revenir dans le cours de ma description anatomique. Je préfère aborder immédiatement l'étude des encéphalites chroniques.

Ces encéphalites peuvent être classées, au point de vue anatomique pur, en deux catégories distinctes :

1° Encéphalites diffuses totales ;

2° Encéphalites en foyers.

Ces encéphalites correspondent, la première, à deux affections, l'une très rare, l'autre très commune; je veux parler de l'hypertrophie cérébrale et de la paralysie générale des aliénés; à la seconde se rattache une foule d'états morbides divers qui sont absolument dissemblables, en apparence, mais qui peuvent être ramenés, sur le terrain anatomique, à une unité relative assez facile à concevoir et à faire comprendre.

1° *Encéphalites chroniques diffuses.* — Je vous signale, pour mémoire, l'encéphalite diffuse infantile qui donne lieu à une augmentation assez considérable du volume du cerveau. Les lésions propres de cette encéphalite seraient caractérisées, d'après Virchow, par la prolifération des éléments conjonctifs de la névroglie, et, partiellement au moins, par des dégénérescences secondaires de quelques éléments normaux et accidentels de l'écorce.

L'inflammation congénitale pourrait amener, d'après le même auteur, un ramollissement se rapprochant de ce que nous avons appelé le ramollissement rouge inflammatoire de l'encéphalite, fait qui, soit dit en passant, a une importante signification, au point de vue de la classification des lésions de cette maladie, non moins rare que singulière.

Il s'agit, évidemment là, d'un état inflammatoire congénital du cerveau, état subaigu entrainant une hypertrophie de l'organe comme cela a toujours lieu pour les inflammations qui se développent chez l'embryon ou chez le nouveau-né, et ne pouvant aboutir à la sclérose vraie, ou à l'atrophie que par la survie de l'individu, et dans ces cas l'anatomie pathologique ne peut en être faite.

Dans l'hypertrophie cérébrale totale, la survie n'est plus possible, et ce n'est que dans l'hypertrophie *tubéreuse* que nous pourrons trouver quelques faits permettant de rattacher, plus logiquement, cette encéphalite de l'enfance aux encéphalites de l'adulte.

Passons maintenant à une étude bien autrement importante au point de vue pratique; je veux parler de la méningo-encéphalite diffuse de l'adulte, qui correspond à cette forme spéciale de l'aliénation mentale qu'on appelle, depuis les recherches classiques de Baillarger, de Calmeil, de Magnan et de tous les aliénistes modernes, la paralysie générale des aliénés.

Vous connaissez les symptômes et la marche de cette maladie que l'on peut, au point de vue spécial qui nous occupe, diviser en deux périodes symptomatiques qui s'accordent, comme nous le verrons, avec l'état des lésions matérielles du cerveau.

Je rappellerai seulement que la première période ou période d'excitation est caractérisée par de l'excitation cérébrale : délire, plus spécialement délire des grandeurs; troubles de la sensibilité, hyperesthésie sensorielle, hallucinations, etc.

La seconde période, ou période de paralysie, correspond à la période anatomique d'achèvement des lésions et ne se caractérise, au point de vue clinique, que par l'extinction lente et graduelle des facultés et des fonctions.

Les lésions anatomiques de la paralysie générale sont

multiples ; aujourd'hui bien connues, elles doivent servir de type pour l'étude des autres encéphalites dont l'histoire est moins simple, l'étiologie plus complexe et l'explication plus délicate.

D'une façon générale, on peut dire que la méningo-encéphalite diffuse des aliénés s'étend non seulement à l'écorce, mais encore à toute la surface de l'épendyme dans le canal encéphalo-médullaire, à toutes les méninges prises dans leur totalité et dans leur ensemble. Le plus souvent, les lésions sont surtout marquées dans l'encéphale et n'atteignent relativement que bien moins la moelle.

Dans cette dernière, on trouve, en même temps que de la pachyméningite diffuse, parfois hémorragique, de l'arachnitis, de la leptoméningite, et parfois une véritable leptomyélite corticale ainsi qu'une myélite centrale péri-épendymaire, analogue à ces myélites isolées dont nous ferons l'étude à propos des lésions médullaires. Ces lésions simultanées de la moelle et de ses enveloppes déterminent une soudure plus ou moins complète de ces membranes et de l'organe central, de même que la myélite centrale péri-épendymaire entraîne des dégénérescences secondaires qui expliquent et les atrophies partielles et les troubles sensitifs ou trophiques qui peuvent survenir.

Je n'insiste pas, non plus, sur les lésions des nerfs périphériques, ainsi que sur celles des organes des sens ; ces altérations nous les étudierons, en détail, à propos des lésions anatomiques de chacune de ces parties. J'ai hâte d'arriver à la description qui doit surtout nous occuper maintenant ; je veux parler de l'état du système nerveux central encéphalique, en général, et de l'écorce, en particulier, dans la paralysie générale.

Dans les cas types, voici ce que vous trouvez :

1° Des adhérences de la dure-mère au crâne et des épaississements de cette membrane avec pachyméningite hémorragique ou non ;

2° L'arachnoïde soudée, à peu près sur toute la surface, avec la pie-mère ; ces deux membranes étant fortement épaissies et formant très fréquemment un voile blanc au devant des circonvolutions ;

3° Une congestion vive de ces méninges, avec hémorragies punctiformes dans quelques points ;

4° Des adhérences intimes de ces membranes et de l'écorce qui ne peut être mise à nu sans déchirures, et sans que l'on produise, à chaque tentative, une véritable plaie ou ulcération de la surface cérébrale ;

5° La substance grise, plus ou moins ramollie, d'aspect rougeâtre ; son épaisseur est très diminuée et sa consistance si faible qu'on l'enlève par le raclage ou le lavage : l'on voit alors apparaître au-dessous la substance blanche plus ferme peut-être qu'à l'état normal ;

6° Il faut ajouter que le volume total de l'encéphale est réduit, dans des proportions très variables, car il existe toujours une atrophie de l'organe, atrophie plus ou moins marquée.

Voilà pour les lésions de l'écorce ; mais il existe, microscopiquement, d'autres lésions disséminées dans toute la hauteur de la substance grise du canal encéphalo-médullaire.

Dans les ventricules, et principalement dans le quatrième (Magnan, Hayem et Miezejewski), on trouve, indépendamment de l'épaississement de la membrane, que l'on rencontre dans toute méningite, de la vascularisation, partiellement plus abondante, ainsi que de la dureté plus grande de cette substance épendymaire. On aperçoit de fines granulations, transparentes, saillantes à la surface de l'épendyme, et répandues sur toute la surface des ventricules cérébraux et bulbaires.

En somme : lésions de méningo-encéphalite superficielle diffuse, pour l'écorce ; lésions scléreuses de l'épendyme dans la moelle, dans le bulbe et dans le cerveau, voilà le bilan des lésions de la paralysie générale.

L'étude histologique de ces lésions révèle quelques particularités non moins intéressantes :

1° Les membranes d'enveloppes (méninges) sont épaissies, devenues fibreuses, et elles présentent cet aspect du tissu fibreux lamellaire sur lequel j'ai insisté à plusieurs reprises.

2° Les vaisseaux sont épaissis, atteints d'artérite chronique, avec ou sans calcification pour les gros troncs ; les petits vaisseaux ont subi tantôt une dégénérescence secondaire spéciale que Magnan appelle la dégénérescence colloïde et qui n'est peut-être parfois que de la dégénérescence amyloïde ; tantôt, une dégénérescence graisseuse avec hémorragie dans la gaine.

3° Les éléments nerveux de la couche corticale de l'encéphale sont diminués de nombre et d'aspect ; les uns sont arrondis, sans prolongements nets ; les autres sont granuleux, pigmentés et réduits à un volume inappréciable ; la plupart sont, en somme, en voie d'atrophie.

On trouve, au contraire, dans la substance de soutènement, des noyaux très nombreux, ainsi que des corpuscules amyloïdes assez abondants.

4° Dans les ventricules, nous avons dit que l'on rencontrait un épendyme augmenté d'épaisseur, surtout au niveau

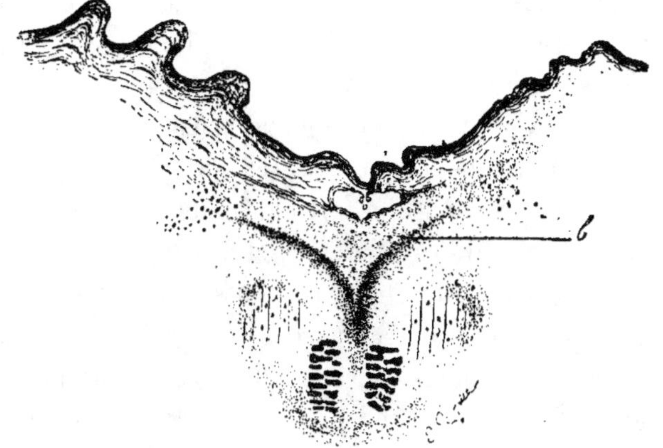

Fig. 47. — Coupe du plancher du quatrième ventricule dans la paralysie générale
d'après Magnan (4 diamètres.)

b, substance grise du plancher du quatrième ventricule sclérosée, parsemée de noyaux
ne contenant plus que de rares éléments nerveux pigmentés ou en voie de destruction.
Cette substance est recouverte par l'épendyme épaissi couvert de végétations saillantes et transformé en tissu fibreux lamellaire.

des granulations; celles-ci sont constituées, comme vous

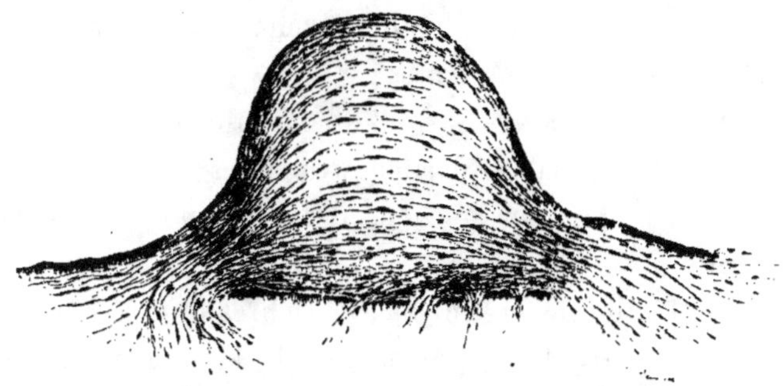

Fig. 48. — Structure histologique d'une granulation du quatrième ventricule
à un grossissement de 300 diamètres (d'après Magnan).

pouvez le voir sur ces figures (fig. 47 et 48), par du tissu fibreux, par des éléments embryonnaires et quelques rares vaisseaux.

Voilà, Messieurs, le résumé le plus général, qui puisse être présenté concernant les lésions du cerveau du paralytique général.

Vous voyez qu'il s'agit là d'une maladie essentiellement diffuse, à marche lente et progressive, qui peu à peu, lentement envahit dans son ensemble tout le système nerveux. Elle débute par les méninges et l'épendyme ainsi qu'en témoignent les altérations des vaisseaux, l'adhérence des méninges, les granulations des ventricules, et peu à peu gagnant en profondeur, elle altère et détruit toutes les cellules motrices ou sensibles de l'écorce cérébrale ou des cornes de la moelle.

Nous avons étudié cette lésion avec quelques détails à cause de son importance clinique. Nous allons maintenant, sans nous y étendre aussi longuement, passer en revue les diverses formes d'encéphalites chroniques partielles.

2º *Encéphalites chroniques partielles.* — Ces encéphalites peuvent, comme les précédentes, être rangées sous deux groupes comprenant :

1º Les encéphalites partielles congénitales ;

2º Les encéphalites partielles vulgaires ;

Dans le premier groupe, il faut, à notre avis, faire rentrer :

1º L'idiotie, le crétinisme, les délires avec lésion, l'épilepsie, les troubles congénitaux de la parole, la surdi-mutité, par exemple.

Dans le second il faut ranger, les scléroses partielles de :

La sclérose en plaques (forme cérébrale), ainsi que les

scléroses que l'on trouve dans certaines formes de vésanie, chez les hallucinés, chez les délirants.

Dans les deux classes de lésions que je viens de vous indiquer, on peut observer, et on observe, le plus souvent, des lésions plus ou moins marquées des méninges : épaississement, vascularisation, adhérences; il faut ajouter que ces adhérences sont surtout marquées au niveau de certains points.

Mais ce qu'on observe constamment dans ces cas, à côté des malformations du crâne dont l'étude nous entraînerait trop loin, c'est l'*hypertrophie* ou l'*atrophie* de certains groupes de circonvolutions; la forme de celles-ci est modifiée; elles sont comme aplaties, affaissées, l'hypertrophie n'appartenant pour ainsi dire qu'aux scléroses congénitales récentes, et l'atrophie aux scléroses congénitales anciennes, ou aux scléroses vulgaires.

Dans les *encéphalites partielles congénitales*, il faut distinguer deux formes : la forme hypertrophique, la forme atrophique; la première n'est autre chose qu'une hypertrophie limitée du cerveau, analogue à l'hypertrophie diffuse des nouveau-nés dont je vous ai parlé; c'est ce que l'on appelé l'*encéphalite scléreuse tubéreuse*; l'autre appartient à la sclérose vulgaire, elle présente les caractères habituels des scléroses d'organe; c'est l'*encéphalite scléreuse atrophique*.

Ces deux formes sont d'ailleurs identiques au fond, en ce sens qu'on trouve, d'ordinaire, chez un même individu, l'une et l'autre forme, ce qui prouve qu'il ne s'agit là que de deux périodes distinctes d'une seule et même lésion, à laquelle l'âge du sujet imprime seulement une marche et une évolution différentes des encéphalites partielles de l'adulte.

Dans des cas de ce genre, le volume total de l'organe est, en général, plutôt diminué qu'augmenté, bien qu'il puisse y avoir hypertrophie partielle dans certains cas.

Les méninges, adhérentes aux points malades, étant arrachées en enlevant des parcelles de la substance cérébrale, on constate que le tissu cérébral est devenu, en ces points, beaucoup plus dense qu'à l'état normal; il peut offrir, quelquefois, une résistance presque cartilagineuse; quelquefois même se laisser à peine entamer par l'ongle.

Les circonvolutions, ainsi atteintes, sont aplaties, petites, à peine saillantes, et ce n'est que exceptionnellement qu'on en trouve qui soient turgides, volumineuses, très saillantes, hypertrophiées en un mot.

L'examen au microscope permet de constater les particularités suivantes :

1° Dans la première période, on note une prolifération embryonnaire suivant les caractères ordinaires indiqués à propos de l'encéphalite subaiguë.

2° Dans une deuxième période, les éléments embryonnaires, noyaux, cellules araignées, s'organisent et se transforment en un tissu dense, presque fibrillaire, formant une sorte de gangue qui emprisonne les éléments nerveux dégénérés ou leurs débris. Par place il y a une abondance extrême de corpuscules amyloïdes ainsi que de pigment de coloration variée. Les artères sont, le plus souvent, très atteintes soit de dégénérescense graisseuse, soit, surtout au niveau des circonvolutions turgides, d'artérite à forme subaiguë ou chronique.

Étudions maintenant les *encéphalites partielles non congénitales*. Ce groupe d'encéphalites, qui comprend les manifestations cérébrales de la sclérose en plaques, certaines formes de délire chronique et les encéphalites chroniques de l'enfance, je ne dis pas des nouveau-nés, se caractérise, au point de vue anatomique, par ce fait que la substance cérébrale parait, à l'œil nu, avoir peu changé dans sa forme et dans ses rapports et que les méninges sont relativement saines.

L'aspect macroscopique des lésions et leur distribution est assez variable, selon que l'on considère l'un ou l'autre des cas particuliers que je viens d'énoncer. En effet, dans la sclérose en plaques (forme cérébrale), les îlots scléreux se présentent sous forme de plaques isolées, distinctes, et d'ailleurs le plus souvent très rares sur la surface du cerveau. Dans les atrophies cérébrales partielles des encéphalites aiguës de l'enfance passées à l'état chronique, dans les délires avec lésions, la répartition du tissu scléreux est tout autre. La sclérose, dans ces cas, frappe en bloc tout un coin de l'écorce, tout un département, déterminant ainsi l'atrophie de tout ou partie d'une circonvolution ou d'un groupe de circonvolution, et restant limitée à son foyer originel, elle laisse indemne les autres parties du cerveau. Non moins variable est également la coloration et l'aspect extérieur des parties touchées. De coloration grisâtre, à contours arrondis et nettement limités, l'îlot de la sclérose en plaques est tout différent de la circonvolution envahie par une encéphalite infantile, de date ancienne, ou par une lésion scléreuse d'autre nature.

Dans un cas, en effet, il s'agit d'une lésion à foyers multiples (sclérose en plaques), à laquelle son origine toujours spécifique, assez souvent syphilitique, imprime un cachet spécial, la forme nodulaire des productions infectieuses; tandis que, dans l'autre cas, il s'agit d'une lésion à foyer unique et à origine inflammatoire, en général franche, lésion qui s'irradie en s'atténuant vers les parties saines de manière à laisser quelquefois des doutes sur la véritable étendue de l'encéphalite.

L'aspect microscopique de ces altérations donne lieu à des remarques analogues. En effet, tandis que dans les délires, dans les encéphalites qui ont guéri, on trouve, dans les parties sclérosées, le tissu fibrillaire, riche en noyaux, pauvre en vaisseaux, qui est le type du tissu scléreux; au contraire, dans l'écorce cérébrale nous voyons que la sclérose en plaques a donné lieu à des produits un peu différents; l'abondance relative des vaisseaux, les altérations de leurs parois, la structure en général plus cellulaire des plaques de sclérose rubanée dans le cerveau, l'existence sur la zone de transition de ces cellules à prolongements multiples, décrits sous le nom de cellules araignées, témoignent et de la moins grande tendance à l'organisation de ces productions nodulaires, et de leur origine spéciale.

Sclérose partielle du cerveau, suite d'encéphalite infantile, sclérose en plaques à forme cérébrale, délire chronique avec lésion matérielle scléreuse, ne constituent d'ailleurs que des raretés sur lesquelles nous n'avons pas besoin de nous appesantir trop longtemps, mais qu'il était bon de vous signaler pour introduire quelque clarté dans l'étude un peu obscure des encéphalites.

Bibliographie. — Heubner, *Die Syphilis des Gehirns* in *Ziemssen's Handbuch*, 1878.

Lancereaux, *Traité de la syphilis*, 1866.

Fournier, *Syphilis du cerveau.*

Braus, *Die Hirnsyphilis*, Berlin, 1873.

Virchow, *Neubildung grauer Hirnsubstanz*, Berlin, 1862.

Landouzy, *Hypertrophie du cerveau*, in *Gaz. méd.*, 1874.

Magnan et Mierzejewsky, *Archives de phys.*, 1873.

Hitzig, *Hypertrophie und Atrophie des Gehirns*, in *Ziemssen's Handbuch*.

Mierzejewski, *Arch. phys.*, 1875.

Pozzi, *Sur un cas de cirrhose granuleuse des circonvolutions de l'encéphale*, 1883.

Bourneville et Brissaud, *Arch. de neurologie*, 1880.

Pollak, *Arch. f. Psychiatrie*, 1881.

Bruckner. *Arch. f. Psychiatrie*, 1882.

Richardière, *Thèse Paris*, 1885.

TREIZIÈME LEÇON

TUMEURS DE L'ÉCORCE
RAMOLLISSEMENT CÉRÉBRAL

SOMMAIRE. — Tumeurs primitives de l'écorce. — Des différentes variétés de glyome. — Dégénérescences diffuses de l'écorce et de ses différents éléments. — Dégénérescences séniles. — Dégénérescences toxiques. — Stéatose des nouveau-nés. — Dégénérescences partielles. — Ramollissement. — Circulation et territoires vasculaires de l'écorce. — Ramollissements par thrombose ou embolie. — Cicatrisation. — Dégénérescences.

MESSIEURS,

Nous avons parcouru, dans notre dernière leçon, le groupe des lésions inflammatoires aiguës ou chroniques de l'écorce cérébrale ; il nous reste, pour terminer cette étude d'anatomie pathologique de l'écorce, à vous parler de tumeurs qui lui sont spéciales et des dégénérescences diverses que ses éléments propres peuvent subir.

Nous allons donc, aujourd'hui, passer en revue les différentes productions néoplasiques qui peuvent affecter cette région, et suivre, dans leurs différentes variétés, l'évolution des dégénérescences totales ou partielles des zones corticales du cerveau.

Je n'ai pas besoin d'attirer votre attention sur l'importance de cette étude, car vous savez, aussi bien que moi, que c'est grâce à des faits de cet ordre qu'on a pu associer les résultats de la clinique et de la physiologie, et établir les données de localisations cérébrales sur lesquelles j'ai précédemment insisté.

On peut dire, en effet, à cet égard, que l'étude des tumeurs et du ramollissement de l'écorce constitue le point de départ et le pivot de cette question doctrinale.

Tumeurs de l'écorce. — En laissant de côté : 1° les tumeurs secondaires de l'écorce qui ne forment d'ailleurs qu'un groupe peu important, vu leur excessive rareté : 2° les tumeurs infectieuses que nous avons, conformément aux principes que nous nous sommes imposés, étudiées à la suite des encéphalites et des abcès du cerveau, il ne reste, comme tumeur cérébrale vraiment autochtone, qu'une seule forme de tumeur variable dans ses caractères, mais s'éloignant, par plusieurs points, de toutes les tumeurs analogues. Ce sont ces tumeurs qui ont reçu de Virchow, en raison de leur consistance et de leur aspect extérieur, le nom de *glyome*.

Ce sont les *sarcomes névrogliques* des auteurs français. Cette dernière dénomination, plus conforme à une classification vraiment rationnelle des tumeurs, vous indique quelle est l'idée que l'on se fait, aujourd'hui, de ces néoplasmes, et le mode d'origine qu'on leur attribue.

Les sarcomes, vous le savez, sont des tumeurs qui ont leur type et leur source dans le tissu conjonctif; par conséquent, le glyome de Virchow ou sarcome névroglique de Cornil et Ranvier, est une tumeur qui a son type et son origine dans le tissu conjonctif des centres nerveux : la névroglie.

Mais bien que la structure fondamentale de la névroglie soit celle du tissu conjonctif en général, vous savez que cette substance unitive présente quelques caractères spéciaux dont les principaux sont :

1° le moins grand diamètre des faisceaux connectifs ;

2° Les dimensions plus petites des cellules interfasciculaires.

Dès lors, il ne faut point vous étonner de voir les tumeurs, nées dans ce tissu, présenter des différences notables lorsqu'on les compare aux autres tumeurs conjonctives.

Quoiqu'il en soit, ce sont des tumeurs relativement rares qui se rencontrent, on peut le dire, exclusivement dans la substance nerveuse centrale, surtout dans l'écorce cérébrale, dans le canal gris-encéphalo-médullaire, et, comme nous le verrons, dans la rétine qui n'est, vous le savez, qu'une annexe des centres nerveux dont elle dérive embryologiquement. Cette variété de tumeur se présente quelquefois à l'œil nu comme une masse de consistance gluante, d'où son nom ; mais, le plus souvent, on peut le dire, ses caractères changent un peu, et elle offre l'aspect d'une masse molle, de consistance toujours assez faible, surtout dans la partie centrale, habituellement ramollie et dégénérée.

Ces variétés d'aspect, qui correspondent à des différences histologiques, ont amené Virchow à créer, à côté du glyome pur, des genres mixtes : le *glyosarcome* et le *sarcoglyome* qui représenteraient, d'après lui, les tumeurs de passage du genre sarcome au genre glyome.

La manière, aujourd'hui universellement adoptée, d'envisager ces tumeurs, rend inutiles ces dénominations multiples.

Ces trois variétés ne sont, en effet, que trois termes différents de l'évolution de la tumeur qui peut, quelquefois, suivant le point que l'on considère, présenter

A

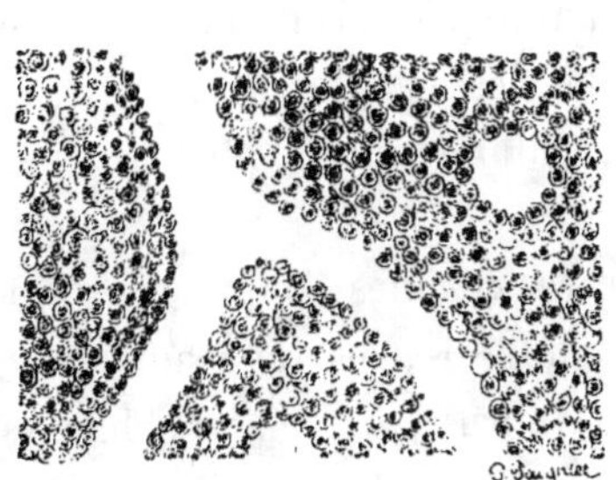

Fig. 49. — Glyome pur.

les trois types de Virchow dans une même masse morbide.

Tout dépend de la rapidité d'évolution de la tumeur, et de son âge.

B   C

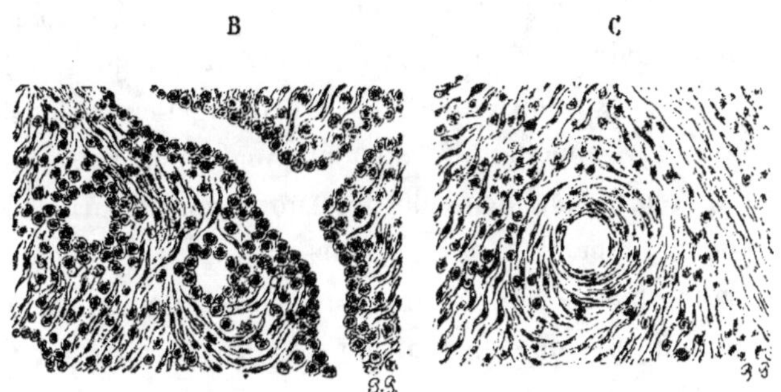

Fig. 50. — Glyosarcome.   Fig. 51. — Sarcoglyome.

Les caractères histologiques de ces tumeurs sont résumés dans les trois figures que vous avez sous les yeux (fig. 49-50-51).

Le glyome pur, à consistance molle et gluante, à aspect rose sur les bords, blanchâtre au centre, quelquefois jaunâtre, est une tumeur essentiellement constituée par la réunion d'éléments analogues à ceux que je vous ai indiqués comme formant le tissu conjonctif des centres nerveux, c'est-à-dire par des cellules de 6 à 10 μ de diamètre, et même moins, cellules rondes, plus ou moins anastomosées entre elles.

Quelques rares fibrilles conjonctives séparent des fusées d'éléments cellulaires; les vaisseaux sont nombreux avec ou sans gaine lymphatique, laissant, bien entendu, de côté les vaisseaux capillaires à parois absolument embryon-naires qui n'en présentent jamais. Ces éléments cellulaires sont toujours inférieurs, comme diamètre, aux noyaux inflammatoires de l'encéphalite, qui ne peuvent d'ailleurs se collecter en aussi grande quantité sans former un abcès.

Dans le glyosarcome, qui n'est qu'un degré supérieur d'organisation du glyome pur, à côté de ces éléments embryonnaires du glyome, on aperçoit quelques cellules plus grosses, anastomosées, à prolongements longs et grêles, qui rappellent les éléments analogues du sarcome. On aperçoit, également, de plus nombreuses fibrilles con-jonctives, cependant encore assez rares.

Enfin, dans le sarcoglyome qui, par des degrés extrèmes confine au fibrome lamellaire, on voit apparaître du véri-table tissu fibreux tel qu'on l'observe dans les scléroses; seulement on retrouve toujours les éléments embryon-naires de la névroglie dont la présence, sur quelques points, distingue, seule, ces tumeurs des scléroses locales.

La consistance du glyosarcome et du sarcoglyome de-vient, en général, plus considérable que celle du glyome et peut varier, depuis la consistance molle et élastique jusqu'à la consistance dure et cartilagineuse.

Les autres tumeurs, décrites par les auteurs comme lésions primitives, sont rares; elles n'ont, probablement, comme les névromes médullaires de Virchow, qu'une existence factice et ne sont que le résultat d'interprétations erronées.

Lésions dégénératives. — Les lésions dégénératives des éléments de l'écorce, et surtout de la cellule nerveuse, sont de deux sortes, quant à leur étendue; on trouve, en effet : 1° des lésions diffuses tenant à des conditions générales; 2° des lésions circonscrites tenant à des circonstances locales.

1° *Lésions diffuses.* — Je vous ai indiqué les lésions dégénératives pigmentaires, colloïdes des cellules nerveuses, dans la sénilité, la démence, les scléroses diffuses. Ce sont toujours des lésions vulgaires, en quelque sorte secondaires, survenant dans le cours de la vieillesse, d'une maladie chronique des méninges ou de l'écorce.

L'importance de ces lésions diffuses est assez grande, vu leur présence chez tous les individus, à partir d'un certain âge et dans certaines conditions :

Dégénérescence colloïde; dégénérescence pigmentaire; dégénérescence graisseuse; tels sont les principales modalité de ces dégénérescences des méninges ou de l'écorce.

Mais elles peuvent survenir dans certains cas déterminés; par exemple sous l'influence, soit de l'inanition (Parrot), soit des diverses intoxications (phosphore, arsenic, plomb); et si leur connaissance n'est pas plus avancée, c'est que l'importance plus grande des lésions médullaires, dans ces cas, a fait délaisser en partie l'étude des lésions du cerveau. Ces lésions dégénératives ne se bornent pas à l'écorce, elles paraissent même frapper de préférence la substance blanche et n'atteignent que les éléments nerveux sans intéresser le tissu conjonctif qui les environne.

Chez l'enfant, la stéatose du cerveau est relativement

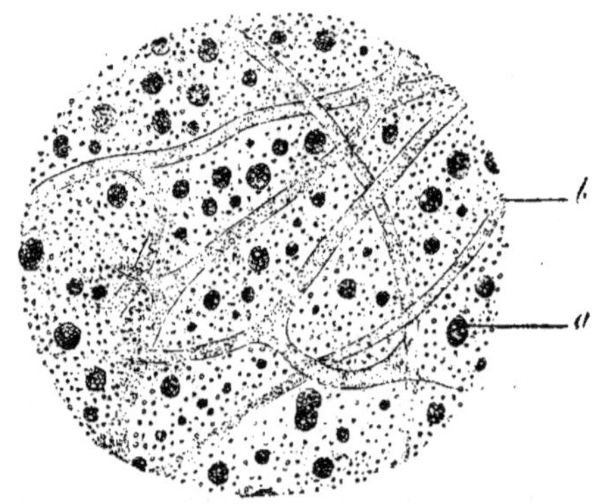

Fig. 52. — Stéatose cérébrale des nouveau-nés (d'après Parrot).
a, corps granuleux, — *b*, vaisseaux en dégénérescence graisseuse.

fréquente; on la rencontre, en effet, dans toutes les cachexies infantiles, athrepsie, tuberculose, etc.; dans ces cas, elle frappe de préférence, d'après Parrot, le bord postérieur du cerveau ainsi que le corps calleux.

Cette figure (fig. 52) vous rend compte, d'ailleurs, des lésions qu'on observe dans l'épaisseur de la substance médullaire et quelquefois aussi dans la substance grise des hémisphères.

Vous voyez que, au milieu du tissu granuleux qui représente, à cette époque de la vie, la substance médullaire, il existe de véritables amas de corps granulo-graisseux qui sont le vestige dégénéré des cellules de la névroglie en voie de destruction.

Il n'est pas douteux qu'à côté de ces formes, il n'existe d'autres lésions analogues; mais, vu leur rareté relative chez l'adulte et leur peu d'importance pratique, nous laisserons un peu de côté ce point, d'ailleurs peu connu, de la pathologie de l'écorce et des parties superficielles du cerveau pour passer à l'étude si importante des dégénérescences limitées de l'écorce, dégénérescences dont la principale est le ramollissement cérébral.

2° *Dégénérescences partielles*. — L'histoire des dégénérescences partielles, limitées à telle ou telle région de l'écorce, n'est bien connue que dans un seul cas, celui dans lequel la totalité d'une portion de l'écorce se transforme et se détruit sous l'influence de troubles circulatoires permanents, c'est-à-dire dans les cas de ramollissement par thrombose et embolie artérielle ou veineuse; c'est la lésion essentielle parmi les lésions dégénératives de l'écorce; c'est celle que nous allons étudier avec les développements qu'elle comporte, eu égard aux nombreux travaux qui ont été faits sur la question.

Vous connaissez en gros la distribution des vaisseaux de la méninge à l'écorce cérébrale; je vous ai dit que, par suite du défaut d'anastomose entre ces différentes branches, l'oblitération d'une artère privait d'afflux sanguin tout un territoire déterminé; il doit donc y avoir une nécrobiose partielle plus ou moins étendue dans le cas d'obstruction complète et permanente.

Par le fait des dispositions particulières des veines du cerveau, nous savons que toute oblitération portant sur une veine afférente de la convexité, ou sur un sinus, amènera une congestion locale dont les suites ont été décrites à propos de la congestion des méninges, assez longuement pour qu'il soit inutile d'y revenir ici.

Occupons-nous donc du ramollissement par oblitération

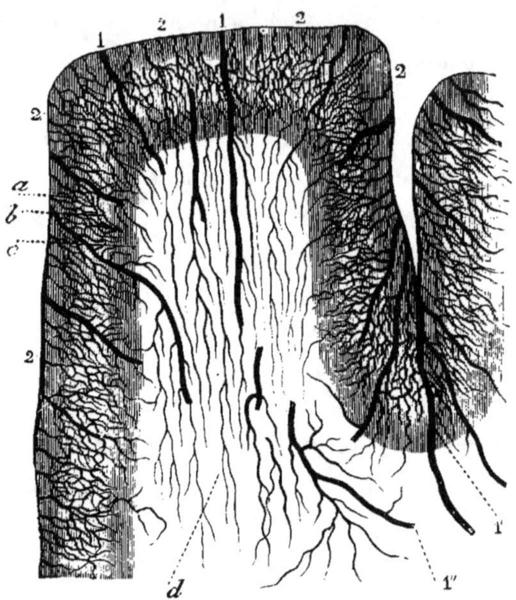

Fig. 53. — Schéma de la distribution des vaisseaux à l'écorce cérébrale.

1,1, Artères médullaires, — 1', groupe d'artères médullaires du sillon situé entre deux circonvolutions voisines, — 1'', artères des fibres commissurales de Gratiolet, — 2,2, 2, artères corticales ou de la substance grise. — a, réseau capillaire à mailles assez larges situé sous la pie-mère, — b, réseau à mailles polygonales plus serrées, situé dans la région de la couche grise, — c, réseau de transition à mailles plus larges, — d, réseau capillaire de la substance blanche.

artérielle, qui est le seul vraiment pratique et vraiment important.

Revoyons d'abord plus en détail que nous ne l'avons fait jusqu'à présent, la distribution géographique des vaisseaux nourriciers de l'écorce, dont je vous ai indiqué, à propos de la pie-mère, les lésions et les dégénérescences.

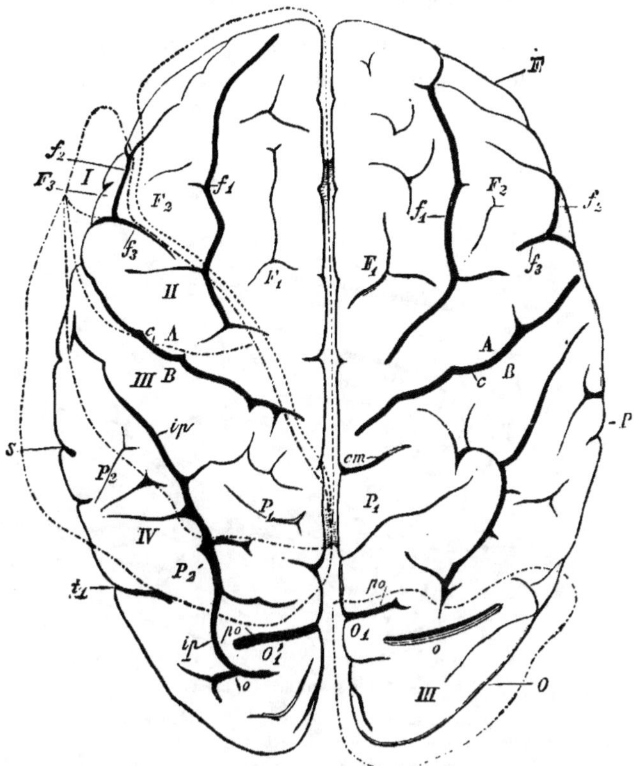

Fig. 54. — Territoires vasculaires de la face supérieure du cerveau.

F, lobe frontal. — P, lobe pariétal, — O, lobe occipital, — S, fin de la branche horizontale de la scissure de Sylvius, — C₁, sillon central, — A, circonvolution centrale antérieure. — B, circonvolution centrale postérieure, — F₁, F₂, F₃, circonvolutions frontales supérieure, moyenne et inférieure, — f₁, f₂, sillons frontaux supérieur et inférieur, — f₃, sillon frontal vertical (sulcus præcentralis), — P₁, lobule temporal supérieur, — P₂, lobule temporal inférieur ou P′₂, Gyrus supro marginalis, — P″₂, Gyrus angularis, — ip, sulcus interparietalis, — cm, sulcus, calloso-marginalis, — po, po, fissura parieto-occipitalis, — t₁, sillon temporal supérieur, — O₁, première circonvolution occipitale. — o, sulcus occipitalis transversus.

Artères. — 1° La ligne (...) circonscrit la distribution de la cérébrale antérieure; 2° la ligne (.—.—.), du côté gauche de la figure, limite la distribution de l'artère sylvienne, — I, artère frontale externe ou inférieure, — II, artère pariétale antérieure, — III, artère pariétale postérieure, — IV, artère pariéto-sphénoïdale; 3° la ligne (.—.—.—.) du côté droit de la figure, limite la distribution de la cérébrale postérieure.

Vous savez que le sang artériel du cerveau provient de deux sources principales, dont l'importance est variable, suivant les espèces animales ou suivant les individus : les

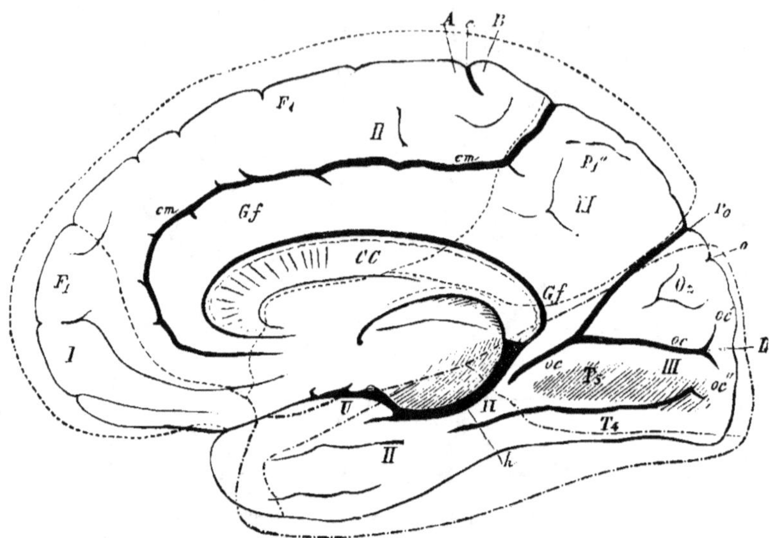

Fig. 55. — Territoires vasculaires de la face interne du cerveau.

CC, corps calleux coupé suivant le plan médian, — Gf, gyrus fornicatus, — H, gyrus hyppocampi, — h, sulcus hyppocampi, — U, Gyrus uncinatus, — cm, sulcus calloso-marginalis, — F₁, première circonvolution frontale vue du côté du plan médian, — C, fin du sillon central. — A, circonvolution centrale antérieure, — B, circonvolution centrale postérieure, — P₁, Avant-coin (Vorzwickel). — Oz, coin (Zwickel), — Po, scissure pariéto-occipitale, — O, sillon occipital transverse, — Oc, fissure calcarine; oc', sa branche supérieure, — oc', sa branche inférieure, — D, gyrus descendens, — T₁, gyrus occipito-temporalis-lateralis (lobulus fusiformis), — T₂, gyrus occipito-temporalis-médialis (lobulus lingualis).

Artères. — 1° Les régions circonscrites par la ligne (...) représentent le champ de distribution de l'artère cérébrale antérieure, — I, artères frontales interne et antérieure, — II, artères frontales interne et moyenne, — III, artères frontales interne et postérieure, — 2° les régions circonscrites par la ligne (.—.—.) représentent le champ de distribution de la cérébrale postérieure, — II, artère cérébrale postérieure. — II, artère temporale postérieure, — III (inférieur). Artère occipitale.

carotides, d'une part, les vertébrales d'une autre, au moyen de l'intermédiaire du tronc basilaire; les premières sont plus spécialement chargées d'irriguer les parties antérieures, les secondes, les parties postérieures du cerveau. Ces deux sys-

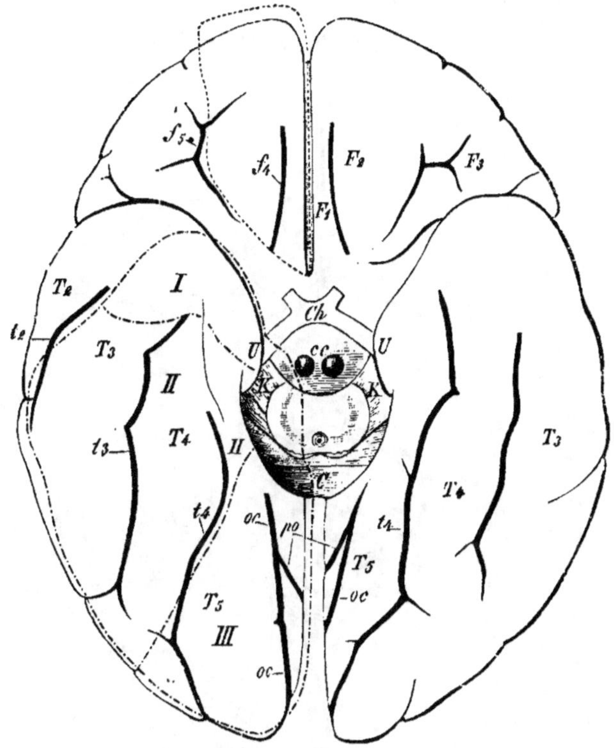

Fig. 56. — **Territoires vasculaires de la face inférieure du cerveau.**

F₁, **gyrus rectus**, — F₂, circonvolution frontale moyenne, — F₃, circonvolution frontale
inférieure, — F₄, sulcus olfactorius, — F₅, sulcus orbitalis. — T₂, deuxième circonvolution temporale ou circonvolution temporale moyenne, — T₃, troisième circonvolution temporale ou circonvolution temporale inférieure, — T₄, gyrus occipito-tempora-
lis-medialis (lobulus lingualis), — t₃, sulcus-occipito-temporalis inférieur, — t₄, sillon temporal inférieur, — t₂, sillon temporal moyen, — po, fissure parieto-occipitalis,
— oc, fissura calcarina, — II, gyrus hyppocampi, — U, gyrus uncinatus, — Ch,
chiasma, — cc, corpora caudicantia, — KK, pediculi cerebri, — G, genou du corps
calleux.

Artères. — La ligne (.....) circonscrit la distribution de la cérébrale antérieure (*Artères frontales internes ou inférieures*). La ligne (.—.—.—.—) circonscrit la distribution de la cérébrale postérieure. — I, artère temporale antérieure, — II, artère
temporale postérieure, — III, artère occipitale.

tèmes sont réunis par deux branches anastomotiques, les

communicantes postérieures, dont l'importance et le calibre varient beaucoup suivant les animaux et suivant les sujets.

C'est ce qui vous explique pourquoi la ligature des caro-

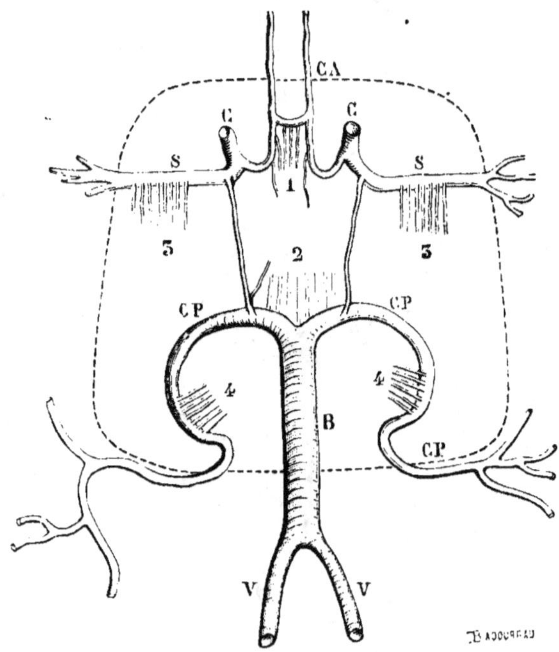

Fig. 57. — Schéma de la circulation artérielle de la base de l'encéphale.

C,C, carotides internes, — CA, cérébrale antérieure, — S,S, artères de Sylvius, — VV, vertébrales, — B, tronc basilaire, — CP,CP, cérébrales postérieures, — 1,2. 3,3,4,4, groupe des artères nourricières, — La ligne ponctuée .—.—.— circonscrit le cercle ganglionnaire.

tides, presque inoffensive chez le chien, amène chez l'homme des accidents graves ; car on a noté, quelquefois, le ramollissement de tout un hémisphère à la suite d'une oblitération de cette artère.

Voici, sur cette figure (fig. 57), le schéma classique des gros troncs artériels du cerveau.

Voyons maintenant la répartition de ce qu'on a appelé les *territoires vasculaires du cerveau*, d'après les travaux de Duret et de Heubner, ainsi que d'après les recherches les plus récentes sur la question. Ces figures vous feront mieux comprendre cette distribution que toutes les descriptions théoriques.

Ces schémas (fig. 50-51-52) vous montrent les territoires relatifs de chaque artère dont l'oblitération produit l'ischémie d'un îlot déterminé de l'écorce.

Par conséquent, étant donnée une nécrobiose limitée, vous devrez pouvoir indiquer de quelle artère elle dépend, et réciproquement.

Vous voyez, en bloc, quelle est la distribution des différents gros troncs artériels de la surface du cerveau. Vous savez, car j'ai déjà insisté sur ce point, que ces artères sont terminales, c'est-à-dire qu'elles ne présentent point d'anastomoses, et qu'elles viennent directement fournir du sang au réseau capillaire qu'elles desservent sans présenter aucune voie dérivative suffisante dans le cas où le cours du sang se trouve momentanément ou définitivement suspendu.

Il me reste à vous indiquer maintenant de quelle manière ces artères se terminent et viennent pénétrer dans l'écorce. Vous savez tous que ce mode de terminaison est tout spécial et vous n'ignorez point que depuis les travaux de Duret et d'Heubner on le décrit classiquement sous la dénomination de terminaison en *pinceau*.

Les artères cérébrales parviennent, en effet, jusqu'à leur point de terminaison sans fournir presque aucun rameau se rendant à l'écorce, puis, arrivées à leur extrémité terminale, elles se divisent brusquement en une série de petites branches qui entrent perpendiculairement dans l'épaisseur du cerveau.

Cette figure (fig. 53), empruntée à l'ouvrage du professeur Charcot, nous montre comment se fait cette pénétration brusque et perpendiculaire des derniers vaisseaux dans l'écorce.

Ces deux points importants de la circulation cérébrale : 1° absence des voies anastomotiques; 2° terminaison en pinceau, ne sont pas aussi rigoureusement exactes que cette description schématique pourrait le faire supposer; mais il en est de cette conception théorique de Duret comme de tous les schémas du monde ; elle ne représente que les gros traits de la question, laissant de côté les modifications légères qu'une observation attentive peut seule nous dévoiler.

Quoi qu'il en soit des exceptions que comporte cette loi distributive, on peut dire que, inexacte peut-être au point de vue anatomique pur, elle est pratiquement vraie sur le terrain de l'anatomie pathologique.

Les causes qui amènent l'arrêt de la circulation artérielle dans un département vasculaire de l'écorce peuvent être rangées sous deux chefs principaux que vous connaissez déjà : thrombose ou embolie ; 1° thrombose par artérite, athérome, compression de l'artère; 2° embolie, par suite de caillot venu du cœur ou des gros vaisseaux, par suite de bouillie athéromateuse arrivant d'un autre point; vous savez d'ailleurs qu'on a pu, expérimentalement, par l'introduction de poudres inertes dans le torrent circulatoire, reproduire tous ces exemples cliniques.

Telle est l'étiologie multiple de l'oblitération artérielle. Quelle que soit l'origine de cette oblitération, le seul fait important au point de vue des lésions qui lui succèdent est de savoir si l'oblitération sera brusque, comme dans le cas d'embolie, ou lente, comme dans le cas de thrombose.

Étudions d'abord le ramollissement qui succède à une lésion brusque; c'est d'ailleurs le mieux connu expérimentalement.

On peut anatomiquement décrire trois stades au ramollissement embolique :

1° Stase sanguine (ramollissement rose);

2° Dégénérescence des parties ischémiées et inflammation périphérique (ramollissement blanc et jaune);

3° Résorption et cicatrisation.

Dans la première phase, celle qui succède immédiatement à l'arrêt de la circulation, on constate une coloration pâle de la partie ischémiée, coloration qui tranche vivement sur celle de la zone périphérique au contraire congestionnée et vivement colorée. Dans ces conditions, l'examen histologique de la zone centrale ne relève qu'un léger degré de fragmentation de la myéline, un commencement de dégénérescence pigmentaire et granuleuse des éléments cellulaires de l'écorce. Dans la zone périphérique, on trouve des vaisseaux dilatés, gorgés de sang et quelquefois des hémorragies capillaires, ou bien des hémorragies dans la gaine.

Dans la deuxième phase, celle du *ramollissement blanc*, la partie ischémiée, par suite de la nécrobiose des éléments, prend l'aspect d'une sorte de bouillie, de pulpe, dont la coloration varie du jaune au blanc jaunâtre (*ramollissement jaune*). A la périphérie du foyer, il existe encore une zone plus congestionnée, plus vascularisée que ne l'est le tissu avoisinant; cette zone, par son aspect microscopique, témoigne du travail d'encéphalite secondaire, encéphalite qui isole en quelque sorte le foyer de dégénérescence des parties réellement saines.

L'étude histologique, faite à cette période, nous montre,

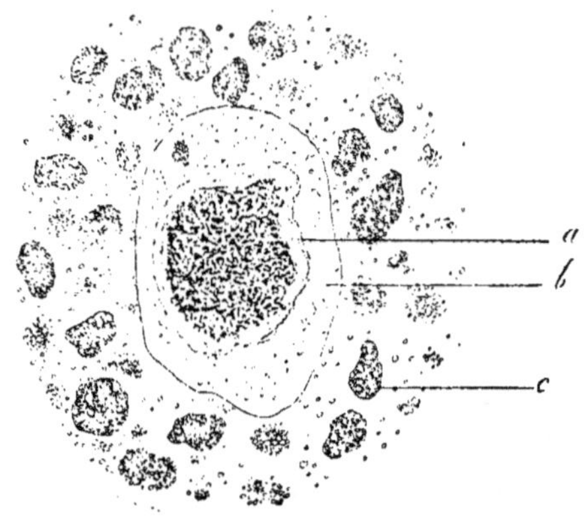

Fig. 58. — Vaisseau oblitéré passant au milieu de la masse cérébrale ramollie
(d'après Birsch-Hirschfeld).

a, parois du vaisseau oblitéré par un thrombus, — b, sa gaine lymphatique,
c, corps granulo-graisseux de dimension variable.

en effet, que les éléments constitutifs de cette bouillie jaunâtre ou blanchâtre, suivant les cas, et suivant l'âge du ramollissement, ne sont que des débris granuleux, informes, provenant soit de la myéline désagrégée, soit de la transformation pigmentaire des éléments cellulaires normaux, soit des globules de pus sorti de vaisseaux. Corps granuleux et débris granuleux de toute sorte, cristaux d'acide gras, cholestérine, tels sont en effet les termes ultimes de cette dégénérescence des éléments de l'écorce.

Sur cette figure (fig. 58), empruntée à Birsch-Hirschfeld, vous pouvez voir quelle est la nature et la forme de ces éléments granuleux.

Ce sont là, en quelque sorte, des éléments étrangers désormais à l'organisme; aussi il réagissent comme véritables corps étrangers déterminant à leur pourtour ce travail réparateur d'encéphalite, travail dont les phases d'évolution dominent la scène de la troisième période, ou troisième phase du ramollissement embolique, période de cicatrisation et de résorption du foyer.

Bientôt, en effet, sous l'influence du travail inflammatoire qui s'opère à la périphérie, par le fait d'une circulation localement plus active, sous l'influence également de l'exudation séreuse qui accompagne nécessairement ce travail, il se produit peu à peu une résorption des granulations graisseuses ou pigmentaires qui constituent la bouillie jaune ou blanche du ramollissement ; et, bientôt, au lieu d'un simple affaissement de la région, comme dans le ramollissement blanc, il se forme une cavité que comble plus ou moins un exsudat séreux émané des parois. Ces parois elles-mêmes sont profondément modifiées ; leur dureté, leur résistance plus grande, leur coloration ocreuse, témoignent, à la fois, et du travail de résorption qu'elles ont subi, et de l'organisation des éléments inflammatoires qui s'y sont développés.

L'étude histologique nous montre, en effet, que ces parois sont le siège d'un travail de sclérose, travail lent et graduel qui ne prend fin qu'au moment ou la résorption est totalement terminée, alors que la lésion est remplacée par une formation kystique, ou guérie par une cicatrice, s'il y a accolement des parois du foyer.

A propos du ramollissement succédant à une oblitération lente, on peut dire que les phénomènes sont essentiellement de même ordre ; cependant un point capital, relatif à l'évolution, différencie cette forme, c'est l'absence de la période primitive de ramollissement rouge. En effet, l'ischémie partielle a déjà depuis longtemps préparé la nécrobiose du tissu, et lorsque l'oblitération définitive survient, le ramollissement entre d'emblée dans la période du ramollissement blanc ou jaune sans passer par le stade intermédiaire.

Cependant, une fois cette oblitération produite et le ramollissement commencé, les phénomènes secondaires sont de même ordre et de même nature que dans les cas précédents : résorption du tissu nerveux, encéphalite périphérique, production kystique ou cicatrice.

Il me resterait maintenant à vous parler, pour terminer ce qui a trait au ramollissement de l'écorce, d'une question que je ne puis qu'effleurer maintenant, que vous signaler plutôt, celle des dégénérescences secondaires consécutives au ramollissement cortical ; mais cette étude rentre dans le cadre d'autres leçons ; nous pourrons alors la revoir en détail.

Bibliographie. — Prévost et Cotard, *Recherches physiologiques sur le ramollissement*, in *Gaz. méd.*, 1866.
Rostan, *Ramollissement cérébral*, 1820.
Lancereaux, *Thrombose et embolie cérébrales*, Thèse, 1862.
Cohnheim, *Untersuchungen über die embolischen Processe*, Berlin, 1872.
Bertin, *Étude critique de l'embolie dans les vaisseaux artériels et veineux*, Paris, 1869.
Virchow, *Les tumeurs*, Paris, trad. franç.
Rindfleisch, *Anatomie pathologique*.
Weigat, *Tumoren der Hirnanhange*, in *Virchow's Archiv*, LXV.
Duret, *Archives de physiologie*, 1875.
Heubner, *Die luetische Erkankungen der Hirnarterien*.
Charcot, *Localisations cérébrales*.

QUATORZIÈME LEÇON

GANGLIONS CENTRAUX

SOMMAIRE. — Disposition générale des ganglions centraux. — Leurs rapports immédiats, leur structure. — Étude de ces ganglions sur des coupes magistrales. — Coupes de Pitres. — Coupe de Flechsig. — Physiologie générale et spéciale des ganglions. — Leurs lésions anatomiques. — Inflammations aiguës ou chroniques des ganglions centraux. — Tumeurs de ces ganglions.

MESSIEURS,

Nous avons terminé, dans notre dernière leçon, ce qui était relatif à la pathologie de l'écorce cérébrale; il nous faut, aujourd'hui, entreprendre l'étude des lésions qui portent sur les masses grises centrales, et sur le premier appareil de projection de Meynert, c'est-à-dire, à la fois, sur les noyaux gris, sur leur couronne rayonnante, sur les faisceaux directs, moteurs et sensitifs, et sur le système de fibres commissurales.

Toute lésion, qui entamera les parties profondes du cerveau, entamera nécessairement une portion, plus ou moins étendue, de l'une ou l'autre de ces parties.

Permettez-moi de vous rappeler, en quelques mots, la disposition topographique des parties des centres nerveux dont je dois vous faire l'histoire anatomo-pathologique. Permettez-moi également, avant d'entrer dans le domaine des faits pathologiques, de vous donner le résumé, malheureusement trop facile, de nos connaissances sur la physiologie de ces régions.

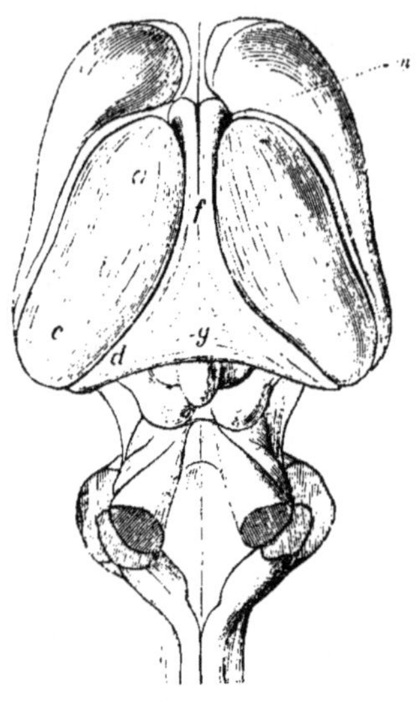

Fig. 59. — Face supérieure et rapports des ganglions de la base du cerveau, le trigone demeurant en place (d'après Huguenin).

f, bandelette géminée (origine des piliers antérieurs du trigone), — *d*, pilier postérieur gauche, — *g*, corps psalloïde ou lyre, — *abc*, les tubercules antérieurs moyen et postérieur de la couche optique, — *m*, trou de Monro. En avant et en dehors de la couche optique, on voit le corps strié. Le trigone recouvre la commissure antérieure, le ventricule moyen ou troisième ventricule, les pédoncules de la glande pinéale, une partie des tubercules quadrijumeaux supérieurs.

Vous savez qu'on divise, d'une manière classique, en Allemagne, l'ensemble de la masse cérébrale en deux parties :

1° La *coiffe* du cerveau, qui n'est autre chose que l'écorce, et dont nous nous sommes occupés;

2° La *tige*, comprenant les noyaux et les fibres d'expansion de ces noyaux vers l'écorce ; c'est la partie qui nous intéresse plus particulièrement aujourd'hui.

Cette tige du cerveau, dans laquelle vient s'épanouir, en éventail, le pédoncule cérébral, est constituée :

1° Par l'ensemble des fibres du pédoncule qui traversent les noyaux sans s'y arrêter ;

2° Par les fibres qui mettent en communication les noyaux *a* avec l'écorce ; *b* avec la moelle ;

3° Par des masses grises, au nombre de quatre, dont la situation et les rapports sont indiqués sur cette figure schématique empruntée à l'ouvrage d'Huguenin (fig. 59).

Les noyaux gris centraux sont constitués par trois masses principales :

1° Par le corps strié que l'on subdivise en deux masses secondaires ; *a*, noyau caudé ou noyau intra-ventriculaire : *b*, noyau lenticulaire on noyau extra-ventriculaire ;

2° Par la couche optique ;

3° Par les tubercules quadrijumeaux formant quatre éminences qui coiffent les pédoncules cérébraux ; ces tubercules sont distingués en tubercules quadrijumeaux antérieurs et tubercules quadrijumeaux postérieurs.

Chacune de ces masses est en rapport : 1° par des fibres centripètes, avec le système périphérique ; 2° par des fibres centrifuges, avec l'écorce cérébrale (couronne rayonnante des ganglions) ; 3° par des fibres commissurales avec les autres ganglions.

Tels sont les rapports les plus saillants des masses grises centrales. Leur constitution histologique est relativement simple. Elle peut se résumer en ces trois termes suivants :

1° Un élément conjonctif représenté par des éléments nucléaires, en apparence libres, sans protoplasma et sans prolongements distincts, mais qui possèdent bien réellement l'un et l'autre, ainsi qu'il est facile de le constater, surtout dans les cas où une inflammation subaiguë, un œdème cérébral chronique a gonflé leur protoplasma et dissocié leurs prolongements.

L'élément conjonctif est représenté encore par quelques-unes des cellules étoilées que Deiters, Golgi, et surtout Boll, ont décrites sous le nom de *cellules de Deiters;*

2° Le deuxième élément constituant de ces masses grises centrales est la fibre nerveuse qui traverse ces noyaux ou s'y termine; il s'agit, dans l'espèce, de fibres blanches myéliniques, ou de fines fibrilles amyéliniques à connexions multiples et fort peu connues encore; tels sont les divers types de l'élément fibre dans les ganglions;

3° Comme troisième partie constituante, nous trouvons des éléments nerveux cellulaires de dimension et de formes si variables qu'il semblent défier toute description.

On rencontre, en effet, dans ces ganglions centraux, des cellules multipolaires dont les dimensions peuvent varier entre 20 et 45 μ; elles acquièrent surtout leurs plus grandes dimensions dans le corps strié et dans les tubercules quadrijumeaux; au contraire, elles sont réduites à leur minimum dans la couche optique et dans certaines parties du corps strié.

On rencontre encore, et surtout dans la couche optique, des cellules fusiformes allongées dans le sens de l'axe des fibres, cellules dont les dimensions varient entre 25 et 30 μ de longueur sur 10 μ environ de largeur.

L'on trouve enfin de très petites cellules nerveuses qui se rapprochent presque par leur diamètre (5 à 10 μ) des éléments de la névroglie avec lesquels il serait possible de les confondre.

Tous ces éléments cellulaires se distinguent des éléments cellulaires de l'écorce et de la moelle par l'absence des prolongements cylindre axe, et par la présence de prolongements longs, grêles et ramifiés, dont la finesse empêche le plus souvent de saisir les connexions des cellules.

Il existe encore, épars dans la masse centrale du cerveau, dans l'épaisseur des pédoncules, sous la surface de l'écorce, quelques amas gris dont la connaissance, pour l'étude du système nerveux pathologique, ne vous est que peu ou point nécessaire. L'avant-mur, le ganglion de l'habenula, le noyau amygdalien, les tubercules mamillaires, le tuber cinereum dans le cerveau, les noyaux rouges de Stilling, la substance noire de Sœmmering dans les pédoncules, représentent à peu près tout l'ensemble de ces formations secondaires.

Je viens de vous résumer aussi succinctement que possible et en vous mettant sous les yeux des schémas qui vous remettront en mémoire les faits d'anatomie normale, je viens, dis-je, de vous résumer la disposition générale relative des ganglions centraux. Si, maintenant, poussant plus loin cette étude, vous voulez vous faire une idée plus nette des rapports que ces ganglions peuvent avoir entre eux et avec les parties voisines, il nous faut recourir à la méthode des coupes systématiques, méthode qui constitue le meilleur moyen de mener à bien cette étude.

Si vous comparez, en effet, la figure représentant la tige du cerveau et les coupes classiques que je vais vous mettre sous les yeux, vous pourrez facilement comprendre quelle

est la signification morphologique de chacune des parties
essentielles que vous y rencontrerez.

Au niveau des tubercules quadrijumeaux, sur une coupe

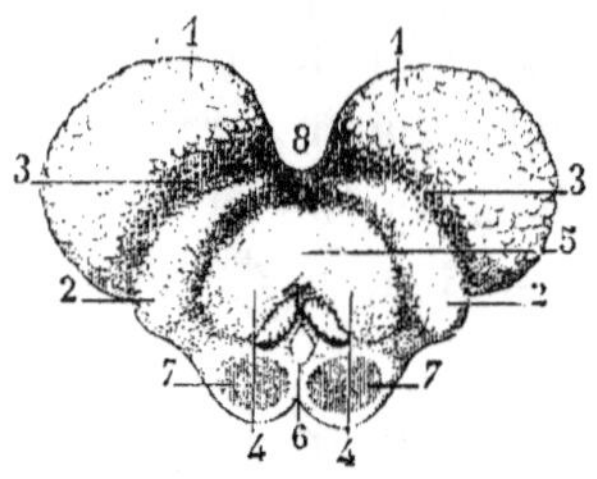

Fig. 60. — Structure des pédoncules cérébraux. Coupe immédiatement au-dessus
de la protubérance (Sappey, 3ᵉ édition).

1, 1, portion motrice des pyramides. — 2, 2, leur portion sensitive, — 3, 3, substance
grise pigmentée ou locus niger qui sépare ces deux portions, — 4, 4, cordons antérieurs
traversés par les fibres des pédoncules cérébelleux supérieurs, — 5, raphé formé par
l'entrecroisement de ces fibres, — 6, coupe de l'aqueduc de Sylvius, — 7, 7, coupe des
tubercules quadrijumeaux, — 8, espace interpédonculaire.

telle que les deux figures (fig. 60-61) que vous avez sous les
yeux vous la montre, vous voyez que l'on peut distinguer,

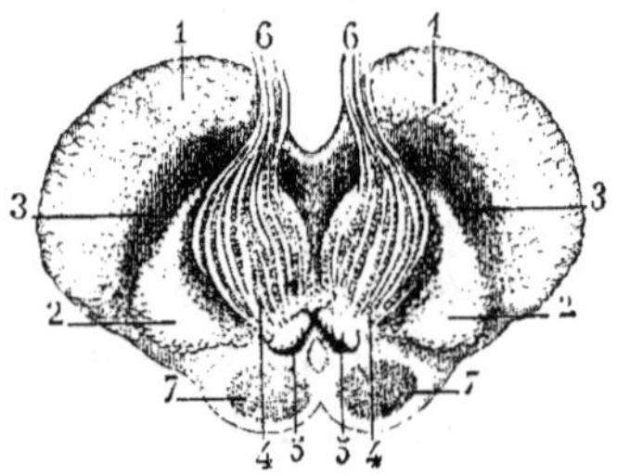

Fig. 61. — Structure des pédoncules cérébraux (Sappey, 3ᵉ édition).
Coupe au niveau de l'origine des nerfs moteurs oculaires communs.

1, 1, portion motrice des pyramides, — 2, 2, leur portion sensitive devenue externe, —
3, 3, locus niger, — 4, 4, filets radiculaires des nerfs moteurs oculaires communs,
— 5, 5, leur noyau d'origine, — 6, 6, réunion de ces filets en un seul tronc à leur
point d'émergence, — 7, 7, coupe des tubercules quadrijumeaux.

sur la surface de coupe, deux portions distinctes séparées
par une couche de substance grise fortement pigmentée
en noir, le *locus niger*.

Ces deux portions, l'une inférieure, l'autre supérieure portent, classiquement, le nom de *pied* et celui de *calotte* du pédoncule.

La portion inférieure est constituée à peu près unique-

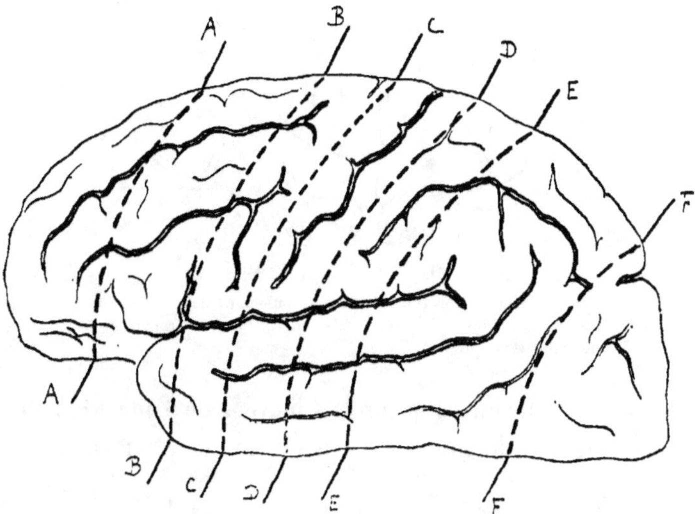

Fig. 62. — Tracés des principales coupes cérébrales indiquées dans la thèse inaugurale du docteur A. Pitres (d'après Richer, feuilles d'autopsie).

Les hémisphères cérébraux ayant été séparés l'un de l'autre et dépouillés de la pie-mère, on pratiquera les coupes verticales suivantes, parallèlement au sillon de Rolando : **AA**, coupe préfrontale, à cinq centimètres en avant du sillon de Rolando, — **BB**, coupe pédiculo-frontale, au niveau des pieds des circonvolutions frontales, — **CC**, coupe frontale, sur la circonvolution frontale ascendante, — **DD**, coupe pariétale, sur la circonvolution pariétale ascendante, — **EE**, coupe pédiculo-pariétale, sur le pied des lobules pariétaux, — **FF**, coupe occipitale, à un centimètre en avant de la scissure perpendiculaire interne.

ment par des fibres blanches dont la distribution ultérieure vous a été indiquée sur le schéma d'Aeby. La portion supérieure, la calotte, contient, indépendamment des fibres blanches du pédoncule cérébelleux supérieur, des masses grises, noyaux rouges de Stilling, tubercules quadrijumeaux, noyaux d'origines qui sont groupés autour du conduit central, l'aqueduc de Sylvius.

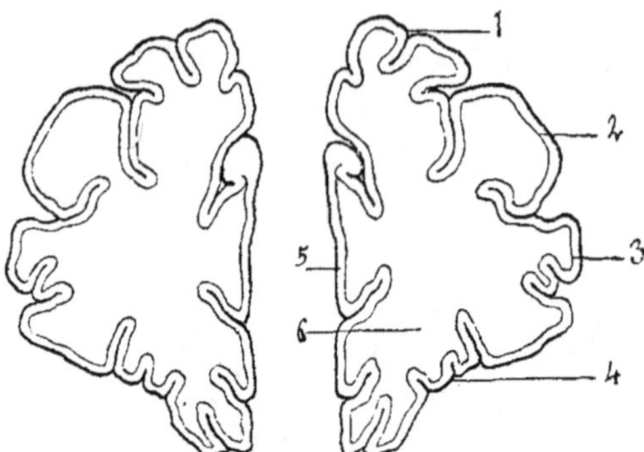

Fig. 63. — Coupe préfrontale.

1, 2, 3, première, deuxième et troisième circonvolutions frontales, — 4, circonvolutions orbitaires, — 5, circonvolutions de la face interne du lobe frontal, — 6, faisceaux préfrontaux du centre ovale.

Vous y rencontrez encore les moyens de connexion des tubercules quadrijumeaux, leurs bras qui les mettent en

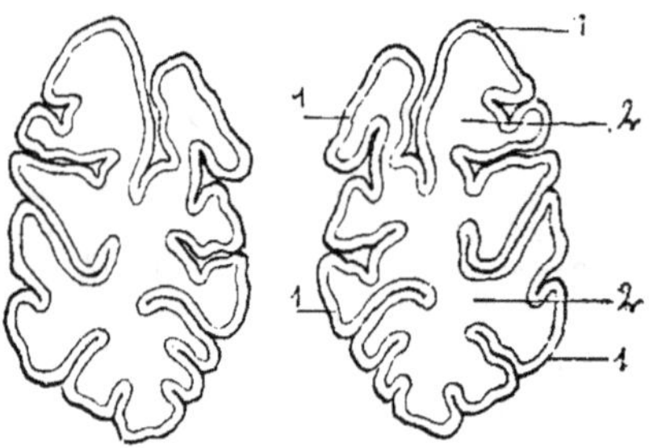

Fig. 64. — Coupe occipitale.

1, circonvolutions occipitales, — 2, faisceaux occipitaux du centre ovale. Ces schémas reproduisent les dessins du travail de M. Pitres (d'après Richer, feuilles d'autopsie).

rapport avec les masses grises médullaires d'une part, et les bandelettes optiques d'autre part.

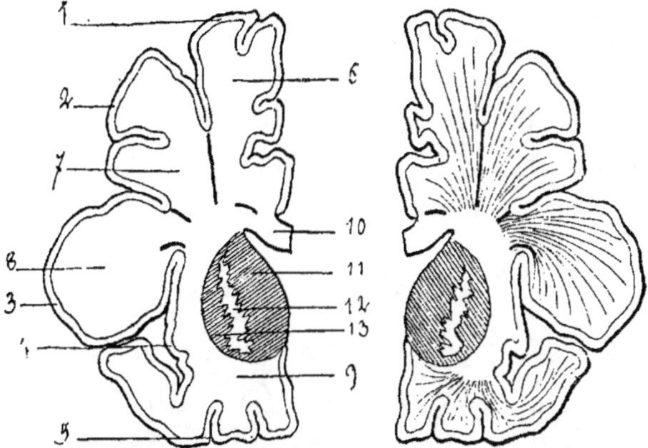

Fig. 65. — Coupe pédiculo-frontale.

1, 2, 3, première, deuxième et troisième circonvolutions frontales, — 4, extrémité antérieure du lobule de l'insula, — 5, extrémité postérieure des circonvolutions orbitaires
— 6, faisceau pédiculo-frontal supérieur, — 7, faisceau pédiculo-frontal moyen, —
8, faisceau pédiculo-frontal inférieur, — 9, faisceau orbitaire, — 10, corps calleux,
— 11, noyau caudé, — 12, capsule interne, — 13, noyau lenticulaire (d'après Richer,
feuilles d'autopsie).

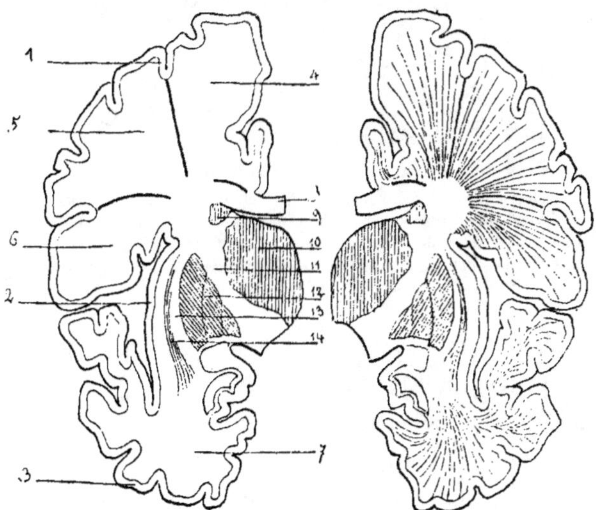

Fig. 66. — Coupe frontale.

1, circonvolution frontale ascendante, — 2, lobule de l'insula, — 3, circonvolution
sphénoïdale, — 4, faisceau frontal supérieur, — 5, faisceau frontal moyen, — 6, faisceau frontal inférieur, — 7, faisceau sphénoïdal, — 8, corps calleux, — 9, noyau
caudé, — 10, couche optique, — 11, capsule interne, — 12, noyau lenticulaire, —
13, capsule externe, — 14, avant-mur (d'après Richer, feuilles d'autopsie).

Sur cette série de coupes, faites en des points différents des autres ganglions centraux, il vous est facile de retrouver ces éléments de la tige cérébrale dont je vous ai tout à l'heure parlé.

Ces coupes sont pratiquées suivant les lignes extérieures

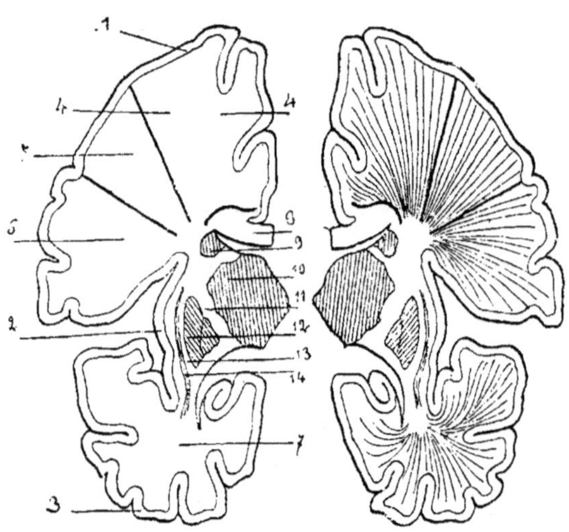

Fig. 67. — Coupe pariétale.

1, circonvolution pariétale ascendante, — 2, lobule de l'insula, — 3, lobe sphénoïdal. — 4, faisceau pariétal supérieur, — 5, faisceau pariétal moyen, — 6, faisceau pariétal inférieur, — 7, faisceau sphénoïdal, — 8, corps calleux, — 9, noyau caudé, — 10, couche optique, — 11, capsule interne, — 12, noyau lenticulaire, — 13, capsule externe, — 14, avant-mur (d'après Richer, feuilles d'autopsie).

que vous trouvez indiquées à côté (fig. 62), et qui ont été déterminées par M. Pitres.

Laissons de côté les deux coupes (fig. 63 et 64) qui ne touchent point les ganglions centraux, et voyons quelle est, sur chacune des autres, la situation relative des différents ganglions.

Sur la première coupe (fig. 65), vous trouvez tout d'abord la partie antérieure des deux noyaux du corps strié, noyaux plus ou moins réunis par des tractus gris, mais commençant à être divisés par une formation blanche qui n'est autre que l'origine des fibres d'expansion pédonculaire qui constituent ce que l'on appelle, dans la nomenclature actuellement en usage, la *capsule interne.*

Ces deux noyaux ganglionnaires du corps strié, encore

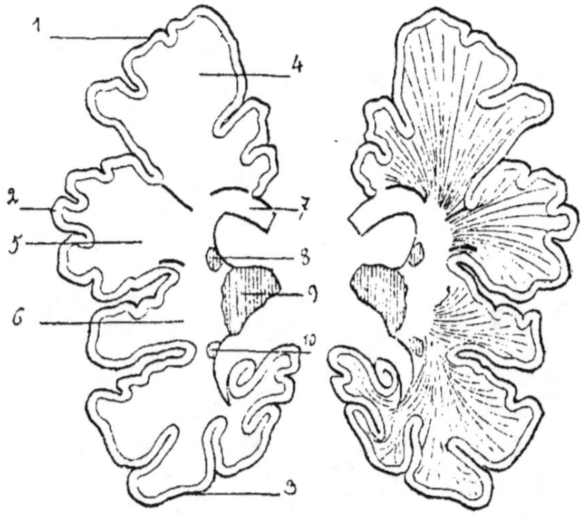

Fig. 68. — Coupe pédiculo-pariétale.

1, lobule pariétal supérieur, — 2, lobule pariétal inférieur, — 3, lobule sphénoïdal, — 4, faisceau pariétal supérieur, — 5, faisceau pariétal inférieur, — 6, faisceau sphénoïdal, — 7, corps calleux, — 8 et 10, noyau caudé. — 9, couche optique (d'après Richer, feuilles d'autopsie).

indistinctement séparés, sont limités, du côté de l'écorce, par une couche blanche sous-jacente à l'écorce de l'insula, c'est la *capsule externe.*

Sur la coupe suivante (fig. 66), qui intéresse le tiers antérieur des ganglions, les diverses masses grises sont devenues très distinctes: capsule interne, capsule externe, noyau intra et extra-ventriculaire du corps strié persistent toujours, seulement les capsules sont plus nettes, le noyau lenticulaire plus volumineux, et le noyau interne intra-ventriculaire réduit à des dimensions infiniment moindres,

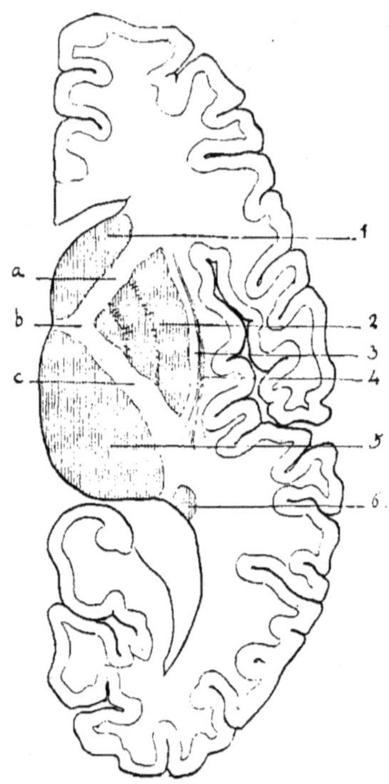

Fig. 69. — Coupe de Flechsig. — Cette coupe doit être faite horizontalement de dehors en dedans, un peu au-dessus de la scissure de Sylvius (Richer, feuilles d'autopsie pour l'étude des localisations, 2ᵉ édition).

a, segment antérieur de la capsule interne, — *b*, genou de la capsule, — *c*, segment postérieur de la capsule, — 1, 6, noyau caudé, — 2, noyau lenticulaire, — 3, avant-mur, — 4, capsule externe, — 5, couche optique.

puisque la coupe porte sur l'extrémité effilée de la virgule à laquelle on l'a comparé.

Mais vous voyez apparaître sur cette coupe deux formations nouvelles : 1° la couche optique ; 2° la formation grise qui limite la capsule externe ou plutôt la divise en deux parties, c'est l'avant-mur.

Sur la coupe pariétale de Pitres (fig. 67), vous retrouvez les mêmes parties constituantes avec cette différence que la couche optique est prise là suivant sa plus grande épaisseur, et que les noyaux intra et extra-ventriculaires du corps strié sont réduits à leur minimum.

Enfin, sur cette dernière figure de la coupe dite pédiculo-pariétale (fig. 68), il ne reste qu'une trace de chacun de ces ganglions et des éléments qu'ils limitent.

Sur ces coupes pratiquées d'avant en arrière, vous êtes sûrs de ne rien laisser passer des plus petits détails de la constitution des masses centrales; mais il est une coupe classique également, dont il faut que je vous parle: c'est la coupe de Flechsig que vous voyez reproduite ici (fig. 69).

Elle a surtout de l'importance quand vous voulez déterminer la distribution des fibres capsulaires par rapport aux ganglions, dans le sens antéro-latéral.

Sur cette coupe, parallèle à la base du cerveau, vous voyez que la capsule interne, prise entre le corps strié, le noyau extra-ventriculaire et la couche optique, décrit une sorte de ligne brisée formant un angle dont le sommet, situé à la partie interne, constitue ce que l'on a nommé le *genou* de la capsule, alors que les deux branches de l'angle forment les *deux bras*, comme on les appelle encore; l'un est antérieur, l'autre postérieur; ils représentent le premier, la partie *lenticulo-striée*, le second, la partie *lenticulo-optique* de la capsule.

Ce fait anatomique, comme nous le verrons, a son importance, car les fibres de la capsule, qui supportent, selon l'heureuse expression de Foville, les ganglions centraux comme une tige naissante supporte les cotylédons, paraissent être formés de fibres sensibles dans le bras postérieur de la capsule ; de fibres volontaires, dans le bras antérieur.

Voilà pour les relations et les rapports des ganglions centraux, soit sur des pièces préparées, soit sur des coupes

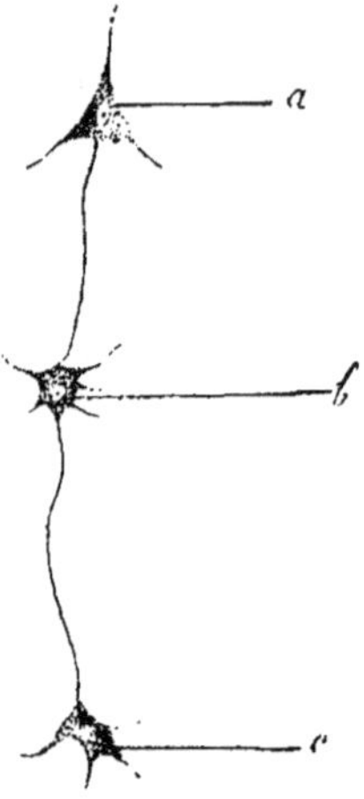

Fig. 70. — Schéma des rapports de la cellule des ganglions centraux.
b, avec les cellules de l'écorce, — a, et les cellules de la moelle (c).

à différentes hauteurs ; c'est le meilleur moyen de rechercher les lésions des parties centrales du cerveau.

Voyons maintenant ce que nous savons sur la physiologie de ces parties.

Ces notions, il faut bien le dire, sont très sommaires, vu la difficulté, presque insurmontable, résultant de la situation de ces parties centrales ; en effet, il est à peu près impossible de les léser isolément sans atteindre, en même temps, des parties voisines, ce qui détermine des phénomènes complexes et complique les résultats. C'est ce qui explique pourquoi la plupart des lésions de ces noyaux gris centraux ont donné lieu, le plus souvent, à des symptômes tout différents, tant dans l'ordre expérimental que dans l'ordre pathologique.

Mais ce qui constitue encore peut-être la difficulté la plus grande, ce sont les connexions spéciales de ces centres, connexions qui font qu'il est matériellement impossible de détruire ou d'exciter ceux-ci sans entraîner des effets de diffusion, soit du côté de l'écorce, soit du côté de la moelle, effets de diffusion qui entraînent le plus souvent des modifications trop complexes et trop variables pour permettre d'édifier, sur eux, une théorie physiologique quelconque.

La cellule nerveuse de ces ganglions est, en effet, en rapport direct, non avec des organes de sensibilité ou de mouvement, mais d'une part et de l'autre avec des éléments cellulaires (fig. 70).

La physiologie de cette cellule, ses fonctions proprement dites, seront en quelque sorte subordonnées aux fonctions des cellules entre lesquelles elle se trouve intercalée.

Si, par conséquent, vous détruisez la cellule nerveuse, qui n'est en quelque sorte qu'un appareil de renforcement non indispensable, vu l'existence d'une voie directe en dehors d'elle, son absence ne sera annoncée que par des phénomènes qui dépendent de la région corticale, variable, dont elle est tributaire; d'autre part, son excitation produit des effets identiques à ceux que produirait l'excitation des faisceaux qui la mettent en rapport avec l'écorce ou la moelle, c'est-à-dire, en général, des effets d'une diffusion extrême.

C'est à ces considérations qu'on doit demander l'explication des effets si variables obtenus par les expérimentateurs qui, tantôt ont attribué des fonctions motrices, et tantôt des fonctions sensibles à certains de ces ganglions.

Sans vouloir entrer dans le détail des expériences, ce qui nous entraînerait trop loin, je vais vous donner le résumé succinct des faits qui paraissent acquis sur cette question, grâce aux recherches multiples de Carville, de Veyssière, de Duret, de Nothnagel, de Laborde, de Fournié, etc., lesquels, parmi les auteurs modernes ont, après Serres, Gratiolet, Luys, Vulpian, Longet et tant d'autres, introduit quelques notions claires sur les fonctions et le rôle des ganglions centraux du cerveau.

Ce que nous ont appris les recherches expérimentales, et ce qui reste acquis pour tous les auteurs qui se sont occupés de la question, c'est que ces masses ganglionnaires centrales sont des organes dont la fonction, moins élevée que celle de l'écorce, est de produire, soit isolément, soit conjointement, des mouvements réflexes plus complexes et plus étendus que ceux qu'on observe dans la moelle; mais ces mouvements conservent le caractère essentiel des mouvements réflexes, c'est-à-dire de n'être point spontanés et de se répéter fatalement sous l'influence d'une même cause productrice.

De ces centres ganglionnaires, les uns sont plus spécialement en rapport avec les organes sensitifs, et paraissent servir à transformer les impressions venues de l'extérieur avant de les transmettre à l'écorce cérébrale dans ses portions sensibles; ou bien ils servent encore à les réfléchir sur un autre ganglion dont les fonctions sont plus spécialement motrices, ganglion qui diffuse cette excitation sur une plus ou moins grande étendue du corps de l'animal.

Ceci revient à dire que, tantôt cette cellule sert d'intermédiaire entre une excitation et une perception, tantôt elle constitue l'anneau d'une chaîne réflexe plus étendue et plus complexe que l'arc réflexe de la moelle, mais qui ne diffère de ce dernier que par la plus grande quantité d'éléments nerveux mis en activité.

En raison des connexions anatomiques que vous voyez indiquées sur ce schéma (schéma d'Aeby), on considère, aujourd'hui, comme recevant des impressions sensitives et comme organes sensitifs :

1° La couche optique ;

2° Les tubercules quadrijumeaux ;

3° La partie la plus externe du noyau lenticulaire que les Allemands désignent sous le nom de *globus pallidus*; et l'on tend à réserver le rôle de noyau réflexe moteur au corps strié (noyau intra-ventriculaire, et partie la plus interne du noyau extra-ventriculaire).

Ces noyaux, vous le voyez, sont figurés ici comme réunis par des fibres commissurales, fibres qui constituent l'intermédiaire entre le noyau sensitif et le noyau moteur.

La signification morphologique générale de chacun de ces centres gris vous étant bien connue, il me reste à vous indiquer, avec plus de détails, les faits spéciaux relatifs à chacun d'eux avant d'entrer dans l'étude de leurs lésions anatomiques.

Il est peu de parties du cerveau qui aient autant exercé la sagacité des physiologistes que les couches optiques. Les rapports des bandelettes optiques avec le pulvinar; l'observation de quelques faits classiques ayant entraîné l'abolition de la vision; quelques particularités d'anatomie comparée, avaient fait attribuer à ce ganglion, par les anciens anatomistes, une influence spéciale sur la vision.

Les premières expérimentations furent peu favorables à cette hypothèse et tendaient plutôt à faire des couches optiques un centre excito-moteur. Cette interprétation des expériences de Longet, de Saucerotte, de Schiff a été battue en brèche par toutes les expériences récentes qui sont à peu près d'accord avec certaines des idées émises par Luys. Ce dernier auteur se fondant sur les observations cliniques et sur des dissections à l'état normal ou pathologique, admet qu'il existe dans la couche optique plusieurs centres distincts où viendraient aboutir les impressions générales ou spéciales.

Il décrit un centre antérieur olfactif, un centre moyen ou optique, un centre postérieur ou acoustique, enfin un centre médian en rapport avec la sensibilité générale.

Dans leurs vivisections, Nothnagel, Fournié, Beaunis, d'accord en cela avec un certain nombre des anciens auteurs, ont constaté que l'excitation était manifestement douloureuse; ils ont constaté en outre que les lésions étendues déterminaient des anesthésies croisées imparfaites.

Les lésions circonscrites ont répondu en partie affirmativement aux hypothèses de Luys, et ont établi qu'une altération de certaines parties de la couche optique pouvait entraîner de l'anesthésie sensorielle surtout du côté de la vision.

En somme, vous le voyez, concordance assez grande entre les expérimentateurs récents pour attribuer aux couches optiques un rôle de centres de sensibilité semi-consciente.

Nous ne trouverons malheureusement pas grande application à faire de ces données physiologiques à l'anatomie pathologique. Car si quelques auteurs ont cherché à expliquer les hallucinations par des scléroses ou d'autres lésions des couches optiques, nous pensons avec Tamburini qu'il vaut mieux attribuer ces phénomènes à des scléroses, à des méningites superficielles de l'écorce siégeant dans la zone sensible du cerveau.

Corps strié. Noyau intra-ventriculaire (noyau caudé). — Ce noyau est complètement inexcitable au point de vue de la douleur et du mouvement, mais son ablation a donné à Serres, à Carville et à Duret, à Nothnagel, des hémiplégies incomplètes, très nettes et très évidentes.

Corps strié. Noyau extra-ventriculaire (noyau lenticulaire). — Les parties les plus externes de ce ganglion sont considérées comme sensibles par les Allemands, ce qui expliquerait les phénomènes contradictoires obtenus par les auteurs au point de vue de la sensibilité de ce noyau aux excitations; mais, il faut bien le dire, c'est encore le noyau le moins connu, au point de vue de ses fonctions et de ses connexions anatomiques.

Tubercules quadrijumeaux. — La physiologie de ces tubercules est un peu mieux explorée que celle des autres parties de la masse grise centrale; il paraissent devoir être considérés comme des centres de réception réflexe des sensations lumineuses pour ce qui a trait aux mouvements associés des muscles de l'œil, de l'iris, et au phénomène si important de l'accomodation.

Cette conception s'appuie sur des faits de deux ordres :

1° Les faits anatomiques qui prouvent les connexions de la bandelette optique, laquelle, par une de ses branches au moins, s'en va manifestement vers les tubercules quadrijumeaux.

2° Les faits physiologiques qui montrent : 1° que l'excitation des tubercules quadrijumeaux détermine des mou-

vements convulsifs des globes oculaires; 2° que l'ablation
de ces tubercules détermine l'abolition, non de la vision,

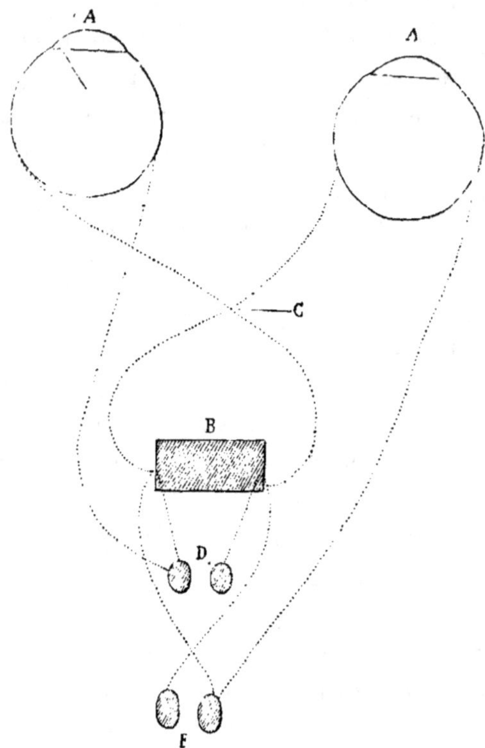

Fig. 71.

A, globes oculaires, — C, chiasma des nerfs optiques, — B, tubercules quadrijumeaux
antérieurs, — D, noyaux oculo-moteurs communs, — F, noyaux moteurs oculaires
externes.

Cette figure montre comment une excitation perçue par la rétine est transmise aux
tubercules quadrijumeaux qui la scindent en deux autres, l'une qui aboutit au noyau
moteur oculaire commun du même côté, l'autre au noyau moteur oculaire externe du
côté opposé; déterminant ainsi une action synergique des muscles de l'œil.

mais des mouvements réflexes de l'œil et de l'iris (expériences de Serres, de Ferrier; expériences de Gudden;

atrophie de tubercules quadrijumeaux dans le cas d'ablation de l'œil).

Les connexions anatomiques de ces tubercules avec les nerfs optiques d'une part, et avec les noyaux moteurs oculaires d'autre part, sont indiquées dans ce schéma emprunté à Huguenin (fig. 71).

Ce schéma est destiné à montrer surtout ce fait que les bandelettes optiques viennent apporter leur excitation d'abord, au moins pour ce qui regarde la branche externe, aux tubercules quadrijumeaux, qui réfléchissent cette excitation sur les centres moteurs bulbaires de façon à produire des mouvements synergiques de l'œil.

Nous venons de passer en revue, et très rapidement, car je ne dois point oublier que nous avons surtout à étudier l'anatomie pathologique, les principaux faits concernant l'anatomie et la physiologie des ganglions centraux. Il nous faut maintenant aborder directement la description des lésions anatomiques. Ces lésions sont, en réalité, peu nombreuses; elles peuvent être classées sous trois chefs principaux :

1° Les lésions inflammatoires, aiguës ou chroniques;

2° Les hémorragies intra-cérébrales ;

3° Les tumeurs intra-cérébrales ;

4° Les lésions dégénératives, en particulier le ramollissement.

Nous étudierons aujourd'hui les lésions inflammatoires et les tumeurs parce que l'étude de celles-ci est relativement courte; nous laisserons, pour la prochaine leçon, l'étude des lésions dégénératives et des hémorragies.

Les lésions inflammatoires aiguës des parties centrales du cerveau sont rares; il n'y a rien d'étonnant à ce qu'il en soit ainsi, vu la tendance qu'ont toujours les lésions de cet ordre à se limiter aux méninges, et à la surface du cerveau ou des ventricules.

Néanmoins, on peut observer de l'encéphalite centrale, à la suite d'un traumatisme par exemple, soit chez l'homme, soit chez les animaux ; mais, dans ces cas, il s'agit toujours de lésions complexes, dont la symptomatologie est absolument confuse, vu l'étendue des lésions. Pourtant, dans quelques cas, cette encéphalite guérit et ne donne lieu, surtout si elle est unilatérale, qu'à relativement très peu de symptômes ; ce qui prouve qu'il peut aussi y avoir des phénomènes de suppléance pour les ganglions centraux comme pour l'écorce.

Les caractères de ces inflammations aiguës sont ceux que je vous ai décrits à propos des encéphalites superficielles ; je n'y reviendrai point, l'évolution des lésions étant identique.

Plus importante est l'étude des lésions inflammatoires chroniques de ces parties centrales, car on a voulu trouver, ou du moins on a cherché à trouver, dans la sclérose lente de ces ganglions, le substratum anatomique des hallucinations.

Dans toutes les scléroses chroniques de l'encéphale, qu'elles appartiennent à la paralysie générale, à la sclérose en plaques, etc., on peut trouver des noyaux scléreux siégeant dans ces parties, s'accompagnant souvent, il faut le dire, de phénomènes d'excitation ou de troubles sensitifs, de désordres psychiques qui pourraient laisser dans le doute et permettre de croire que là est bien le siège et le point de départ de la surexcitation ou de la cessation d'activité fonctionelle qui constitue l'hallucination ; mais il importe de remarquer que toutes les maladies où l'on observe de ces symptômes entraînent en même temps des altérations corticales auxquelles nous croyons qu'on doit, autant que possible, rattacher, bien plutôt qu'aux lésions centrales, les troubles psychiques de l'hallucination.

Ce que l'on peut dire, d'une façon générale, et en dehors de toute hypothèse, c'est que dans les scléroses peu avancées, on observe surtout des phénomènes d'excitation sensitive ou motrice; hallucinations ou délire convulsif suivant les parties atteintes; anesthésie et paralysie limitée ou générale, dans le cas de sclérose avancée avec destruction totale de la masse nerveuse.

Comme les caractères de ces scléroses sont les mêmes que pour les parties corticales, je n'y insisterai pas davantage au point de vue anatomique.

J'en dirai de même des tumeurs analogues des masses centrales du cerveau qui, d'ailleurs fort rares, ainsi que les inflammations spécifiques, ne se différencient en rien des lésions de même ordre que je vous ai décrites à propos de l'écorce.

J'ai passé sous silence, dans cette trop courte étude, la plupart des observations cliniques qui pèchent non point tant par le nombre que par l'impossibilité de tirer des conclusions bien certaines de faits qui ne sont que peu ou point comparables par suite de la variété des symptômes observés. Ce que j'ai surtout cherché à mettre en évidence, et ce qu'il m'a surtout paru nécessaire de vous exposer en détail, c'est le moyen de faire, avec toute la précision possible, dans l'état actuel de la science, le diagnostic de siège.

Bibliographie. — Prof. Nothnagel, *Hæmorrhagie des Gehirns*, in *Ziemssen's Handbuch*.

Copeland, *On the nature on treatment of epilepsy.*
Heubner, *Erkrankung der Hirnarterien*, Leipsig, 1874.
Duret, *Arch. de physiologie*, 1874.
Charcot et Bouchard, *Arch. de physiologie*, 1868.
Wernicke, *Lehrbuch der Gehirnkrankheiten.*
Charcot, *Leçons sur les maladies du cerveau.*
Huguenin, *Acute Entzündung des Gehirns*, in *Ziemssen's Handbuch.*
Hayem, *Des encéphalites*, 1868.
Unger, *Untersuch. der Hirnentzundung*, Wien, 1880.

QUINZIÈME LEÇON

HÉMORRAGIE ET RAMOLLISSEMENT DES NOYAUX GRIS CENTRAUX

SOMMAIRE. — Étiologie de l'hémorragie intra-cérébrale. — Vascularisation des ganglions centraux. — Recherches de Duret. — Variétés et sièges de l'hémorragie. — Artères de l'hémorragie cérébrale. — Groupes artériels lenticulo-optiques et lenticulo-striés. — Portion sensitive et motrice de la capsule. — Terminaison de l'hémorragie par la mort du malade ou la formation d'un kyste. — Ramollissement des noyaux gris.

MESSIEURS,

Je vous ai indiqué, dans ma leçon de samedi, le rôle physiologique et l'anatomie normale des ganglions centraux; nous avons passé en revue les lésions les moins fréquentes de ces noyaux, les lésions congestives, les lésions inflammatoires et les tumeurs, laissant, pour la leçon d'aujourd'hui, l'étude de la lésion la plus commune de ces régions, l'hémorragie; j'aurai, en même temps, à vous décrire une autre lésion d'origine un peu analogue, le ramollissement ischémique.

L'étiologie de ces deux affections, en apparence si dissemblables, est la même, car c'est une lésion vasculaire qui les engendre et les détermine.

Nous avons étudié, avec assez de détails, la question des lésions du système vasculaire cortical du cerveau pour n'avoir pas à vous décrire de nouveau, à propos du système artériel central, les faits pathologiques sur lesquels nous avons longuement insisté.

Je vous ai parlé des lésions inflammatoires des artères cérébrales, de l'artérite aiguë, de l'artérite subaiguë, de l'artérite chronique, spécifique ou non, qui sont les facteurs les plus constants du ramollissement ischémique de l'écorce.

Je vous ai rappelé, à ce propos, les travaux de Cruveilhier, de Bouchard, de Zencker, etc., sur la production des anévrysmes miliaires aux dépens des artères cérébrales, à la suite d'inflammation aiguë, subaiguë ou chronique.

Je vous ai signalé, avec détail, la manière dont ces anévrysmes préparent, précèdent et produisent l'hémorragie. Voici d'ailleurs les figures que vous avez déjà eues sous les yeux et qui vous montrent par quels intermédiaires passent les vaisseaux pour se transformer, soit en cordon fibreux ou calcaire, soit en anévrysme, ces deux transformations constituant deux modes de terminaison d'une même lésion, l'artérite (fig. 66).

Ce qu'il nous importe surtout d'étudier aujourd'hui, ce ne sont pas les caractères anatomiques de l'hémorragie ou du ramollissement, car c'est là une description en somme assez courte; mais il s'agit surtout de comparer, au point de vue de leur siège et de leur correspondance clinique, les différentes variétés de l'hémorragie ou du ramollissement des masses grises centrales.

Ces deux lésions ne sont point également communes, il importe que vous le sachiez; tandis, en effet, que le ramol-

lissement central constitue une rareté, l'hémorragie intra-
cérébrale est, vous le savez évidemment, la lésion la plus
fréquente et la plus importante du système nerveux encéphalique.

C'est en raison de cette importance relative que nous

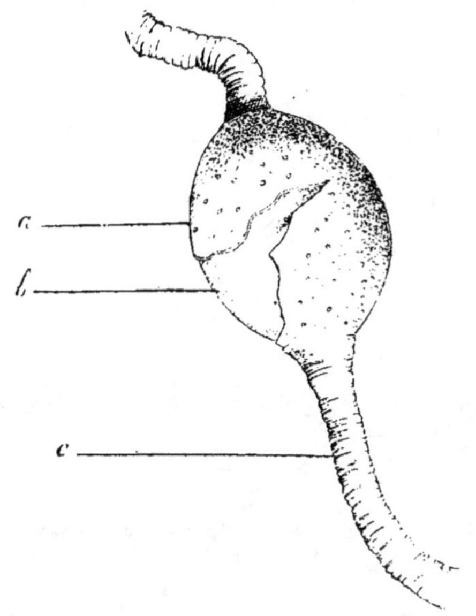

Fig. 72. — Anévrysme miliaire (d'après Charcot).

c, vaisseau intact, — b, tunique moyenne faisant hernie à travers
la tunique externe déchirée (a).

étudierons d'abord l'hémorragie cérébrale avant d'entreprendre celle du ramollissement.

Hémorragie cérébrale. — L'hémorragie cérébrale n'affecte pas, d'une manière uniforme, comme on serait de
prime abord tenté de le croire, toutes les parties des
masses sous-corticales; mais elle se produit, comme l'a
montré mon éminent Maître M. le professeur Charcot,

dans quelques points limités de la masse cérébrale, toujours les mêmes, qu'on peut appeler les points d'élection de l'hémorragie.

Cette prédilection de l'hémorragie cérébrale s'explique assez bien, comme nous allons le voir, par la disposition des troncs vasculaires intra-cérébraux, disposition dont la

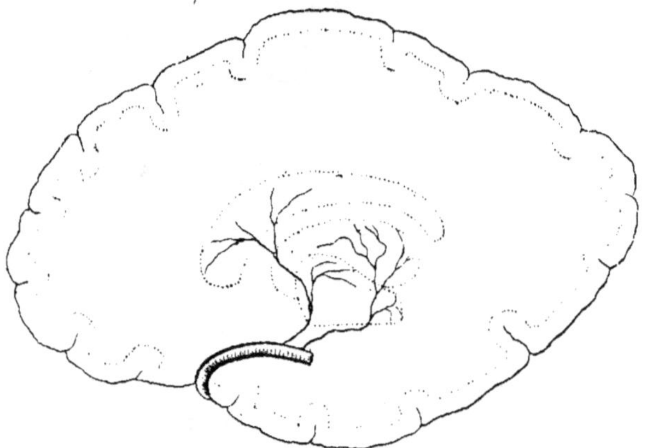

Fig. 73. — Cette figure schématique montre la disposition relative des groupes lenticulo-optiques et lenticulo-striés.

description, donnée par Duret, met bien en lumière l'importance.

Vous voyez, représentée sur cette figure 73, la distribution des vaisseaux artériels nourriciers de l'intérieur du cerveau.

Vous constatez, tout d'abord, sur ces figures schématiques, un premier fait qui est d'accord avec ce que nous savons déjà de la circulation corticale, c'est que les artères cérébrales sont des artères terminales, venant disparaître pour ainsi dire dans un réseau capillaire et ne s'anastomosant jamais avec des artères voisines.

Je n'ai pas besoin d'attirer votre attention sur ce fait qui joue, vous le comprenez, un rôle capital relativement à l'étiologie du ramollissement des zones centrales.

Vous pouvez voir, sur ces coupes, que les trois grandes

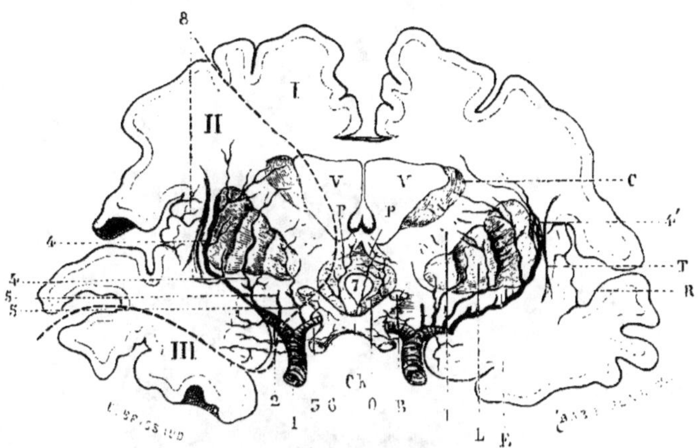

Fig. 74. — Coupe transversale des hémisphères cérébraux, faite à un centimètre en arrière du chiasma des nerfs optiques. — Artères du corps strié.

Ch, chiasma des nerfs optiques, — B, section de la bandelette optique. — L, noyau lenticulaire du corps strié, — I, capsule interne ou pied de la couronne rayonnante de Reil, — C, noyau caudé ou intra-ventriculaire du corps strié. — E, capsule externe. — T, noyau tæniforme, avant-mur. — R, circonvolution de l'insula, — V, V, coupe des ventricules latéraux, — P. P, piliers du trigone, — O, substance grise du troisième ventricule qui se continue en arrière avec la couche optique.

Territoires vasculaires. — I, artère cérébrale antérieure. — II, artère sylvienne, — III, artère cérébrale postérieure, — 1, artère carotide interne, — 2, artère sylvienne, — 3, artère cérébrale antérieure, — 4, 4', artères externes du corps strié (lenticulo-striées), — 5, 5, artères internes du corps strié (artères lenticulaires). — Les artères lenticulo-optiques ne sont pas représentées ici. (Cette figure est faite d'après une planche de M. Duret.)

branches efférentes de l'hexagone de Willis concourent toutes à la circulation du centre du cerveau, mais dans des proportions très inégales ; sur ces deux coupes, faites, l'une à la partie moyenne des noyaux gris, l'autre à la partie postérieure, il vous est facile de vous rendre compte de ce fait que, de ces trois artères, la sylvienne est celle qui tient sous sa dépendance le territoire le plus vaste et le plus important.

Sur cette autre figure 75, vous comprendrez encore mieux

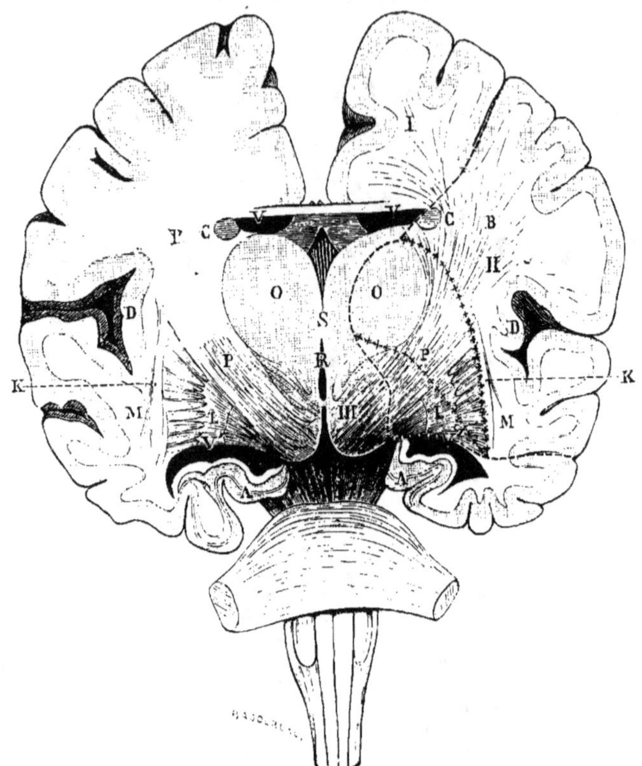

Fig. 75. — Coupe verticale et transversale du cerveau faite en arrière des tubercules mamillaires ou en avant des pédoncules.

S, commissure grise, — O, O, couches optiques, — V, ventricule latéral, — V', sa corne sphénoidale, — P, P, capsule interne ou pied de l'expansion pédonculaire, — L, L, noyau lenticulaire, — K, capsule externe, — M, M, avant-mur, — R, troisième ventricule, — A, corne d'Ammon.

Territoires vasculaires. — I, artère cérébrale antérieure, — II, artère sylvienne, III, artère cérébrale postérieure,

cette importance relative, car vous voyez que les quelques branches qu'envoie la cérébrale antérieure, pénétrant à travers l'espace perforé, n'alimentent que la tête du noyau caudé ; vous voyez également que la cérébrale postérieure n'alimente que la portion tout à fait postérieure de la couche optique, du noyau lenticulaire et les tubercules quadri-

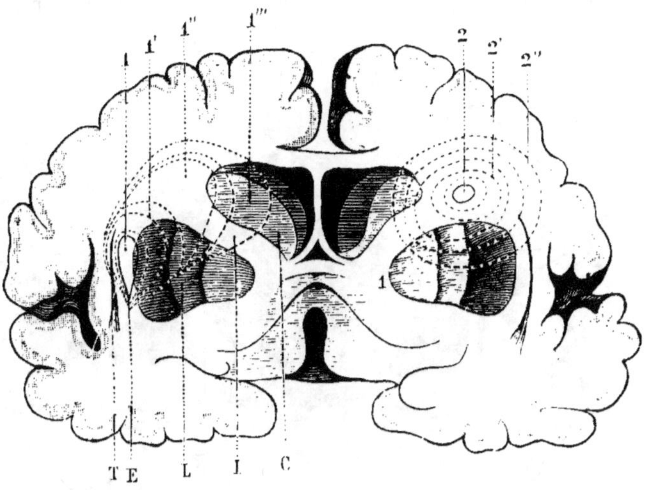

Fig. 76. — Cette figure montre le siège, le mode de formation et d'extension des hémorragies répondant à la partie antérieure de la capsule interne (hémiplégies). — Rupture de l'artère lenticulo-striée.

C, noyau caudé du corps strié, — I, capsule interne, — E, capsule externe, — T, avant-mur, — 1, foyer primitif (au lieu d'élection), dans la partie antérieure de la capsule interne (hémiplégie), — 1', 1", 1''', extension progressive du foyer primitif (compression ou destruction de la capsule interne.). — 2, foyer primitif dans la capsule interne (hémiplégie), — 2', 2", 2''', extension successive de ce foyer (destruction de la capsule externe, refoulement ou destruction du noyau caudé).

jumeaux, tandis que les artères, venues de la sylvienne et qui passent à travers l'espace perforé antérieur, se divisent en deux groupes, l'un antérieur, l'autre postérieur constituant les artères lenticulo-striées et les artères lenticulo-optiques, artères qui, rayonnant en éventail dans l'épaisseur de la capsule externe, se distribuent à toute la partie moyenne des gros ganglions du pied du cerveau et du véritable détroit moteur et sensitif que constitue la capsule interne.

Cette disposition (fig. 68 et 69) très simple, est entrée aujourd'hui dans le domaine des faits classiques dont l'étude est à peu près complète et ne peut plus recevoir

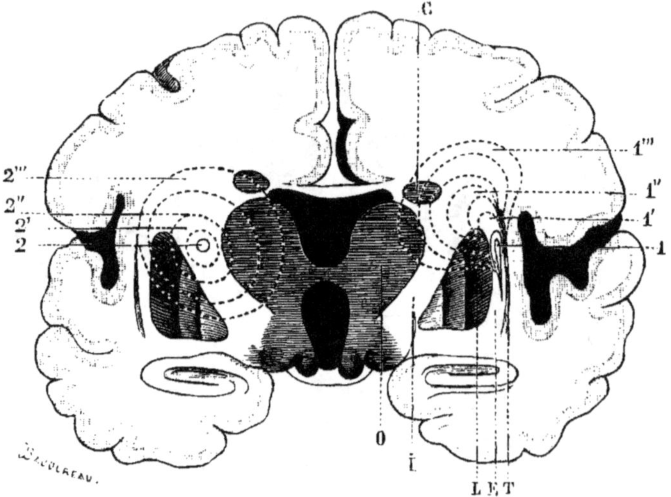

Fig. 77. — Cette figure montre le siège, le mode de formation et d'extension des hémorragies répondant à la partie postérieure de la capsule interne (hémianesthésies). — Rupture de l'artère lenticulo-optique.

0, couche optique, — I, capsule interne, — L, noyau lenticulaire, — E, capsule externe — T, avant-mur, — C, noyau caudé, — 1, foyer primitif (au lieu d'élection) dans la partie postérieure de la capsule interne hémianesthésie), — 1', 1'' 1''', extension progressive du foyer primitif (compression ou destruction de la capsule interne), — 2, foyer primitif dans la capsule interne (hémianesthésie), — 2', 2'', 2''', extension successive de ce foyer (destruction de la capsule interne, refoulement ou destruction de la couche optique).

que des modifications de détails, sans grande importance pratique.

Par le fait même de la distribution anatomique que je viens de décrire, bien que l'hémorragie puisse se produire à peu près partout sous l'influence des causes mentionnées plus haut, il est évident qu'elle doit avoir, en tant tout au moins qu'hémorragie abondante, pouvant entraîner le syndrome apoplectique, qui est souvent la caractéristique clinique au début de cette hémorragie, elle doit avoir, dis-je, deux points d'élection principaux, au niveau des gros troncs partis de la sylvienne; ces deux points d'élections principaux appartiennent aux artères lenticulo-striées et aux artères lenticulo-optiques.

C'est, en effet, ce que l'expérience vérifie; elle nous apprend, en outre, ce fait important que la fréquence relative de ces deux localisations distinctes indique une prédominance très marquée pour le groupe lenticulo-strié; aussi mon Maître, le professeur Charcot, a-t-il pu donner à l'artère principale du groupe le nom caractéristique d'artère de l'hémorragie cérébrale.

C'est dans le point que vous voyez marqué sur la figure que se produit, de préférence, l'hémorragie cérébrale.

Si vous vous rappelez les notions de structure que je vous ai données dans la dernière leçon, vous devez savoir maintenant pourquoi les symptômes de l'hémorragie cérébrale seront tout à fait différents suivant le siège de cette hémorragie.

L'expérimentation nous l'a démontré, les lésions des noyaux gris eux-mêmes n'entraînent aucun trouble bien appréciable ou bien caractérisé; par conséquent l'hémorragie ne donnera lieu qu'à fort peu de symptômes tant qu'elle n'aura lésé que les noyaux eux-mêmes.

Si nous laissons de côté les symptômes initiaux, l'apoplexie par exemple qui n'est qu'un fait banal de toute lésion brusque des centres nerveux, l'expression symptomatique de ce qu'on pourrait appeler avec les Anglais le *schock* du système nerveux, nous voyons que les lésions des noyaux gris n'entrent pour ainsi dire pas en ligne de compte relativement au complexus clinique spécial de l'hémorragie cérébrale.

Mais ce qui donne à cette lésion son cachet original et vraiment pathognomique, c'est la lésion des faisceaux pédonculaires à leur passage dans la capsule interne, alors que là, dans cette capsule, ils sont mêlés aux fibres de la couronne rayonnante propre à chacun des gros noyaux gris.

Mais vous savez que ces faisceaux pédonculaires contiennent deux ordres de fibres :

1° Les fibres motrices du faisceau pyramidal direct et croisé, passant surtout dans la partie moyenne de la capsule;

2° Les fibres sensitives du faisceau direct, lesquelles se trouvent principalement dans la partie postérieure de la capsule.

Or, comme nous l'avons vu, les fibres motrices sont situées sur le territoire des artères lenticulo-striées, tandis que les fibres sensitives sont sous la dépendance du groupe lenticulo-optique. Par conséquent, vous aurez, suivant que la lésion hémorragique aura pris naissance dans l'un ou l'autre de ces territoires, deux grands types cliniques d'hémorragie cérébrale;

1° Avec hémiplégie, totale ou complète, croisée ou directe, suivant le degré d'entrecroisement des faisceaux pyramidaux;

2° Avec hémianesthésie totale ou complète.

Ces deux types peuvent se fusionner plus ou moins, suivant l'extension de la lésion, pour donner lieu à des types mixtes dont le mode de production est facile à saisir.

Ces faits ont été d'ailleurs vérifiés par nous-même et par d'autres sur des animaux grâce à la méthode expérimentale; ils sont aujourd'hui admis par tout le monde.

Ces figures, empruntées à Charcot, vous montreront le mode de début et d'invasion des hémorragies cérébrales. Elles résument la topographie la plus complète de ces hémorragies ainsi que leur mode d'extension.

Je dois néanmoins vous répéter, ce que je vous disais au commencement de cette leçon, que l'hémorragie peut affecter un autre siège, mais, en réalité elle n'acquiert d'importance que si elle atteint la capsule interne; elle ne se révèle par aucun symptôme bien net quand elle ne frappe que les noyaux gris.

C'est pour ce dernier motif, en particulier, que dans les cas assez rares d'ailleurs où les tubercules quadrijumeaux ont été le siège d'une hémorragie par rupture d'une branche de la cérébrale postérieure, cette hémorragie ne s'est traduite pendant la vie par aucun symptôme appréciable cliniquement.

Lorsque l'hémorragie cérébrale est abondante, elle entraîne rapidement la mort du malade, soit d'emblée, soit par suite du travail d'encéphalite qui se produit autour du sang épanché.

L'aspect anatomique du cerveau atteint d'hémorragie cérébrale est donc très simple à décrire; si le malade est mort rapidement après l'attaque, vous n'observez que la déchirure des fibres blanches et la dissociation de la substance grise par un caillot sanguin de consistance variable. On constate qu'il existe concurremment une anémie des autres parties du cerveau.

Si vous lavez sous l'eau la cavité creusée par ce caillot,

vous trouvez parfois le vaisseau rompu qui présente, à l'examen macroscopique, de petits anévrysmes miliaires que vous rencontrez quelquefois sur d'autres artères cérébrales; et, à l'examen microscopique, vous constatez que ce vaisseau présente les altérations que je vous ai décrites : endopériartérite, rupture de la gaine, dégénérescence graisseuse, etc.

Si le malade est mort dans le cours de l'encéphalite secondaire, au lieu d'un cerveau relativement exsangue, vous trouvez, autour du caillot, une zone, plus ou moins étendue, présentant les caractères habituels de l'encéphalite; je vous en ai également parlé à propos de l'encéphalite superficielle; je ne me répéterai donc pas.

Dans le cas où le malade survit alors que l'encéphalite n'entraîne pas la mort de celui-ci, il se produit une série de phénomènes analogues à ceux que nous avons étudiés à propos de l'hémorragie méningée : sclérose périphérique, dégénérescence granulo-pigmentaire du caillot, résorption; puis, avec l'apparition des contractures secondaires, on voit survenir les phénomènes de dégénérescence du faisceau pyramidal dont je vous décrirai la topographie à propos de la moelle.

A cette période, vous ne constatez plus dans le cerveau du malade mort d'une affection intercurrente, que l'existence, à la place du foyer hémorragique, d'une lacune remplie d'une bouillie de couleur ocre. C'est ce que vous observez dans tous les cerveaux de vieillards; et, si vous examinez le contenu de cette lacune au microscope, vous trouvez une matière granuleuse, du pigment sanguin plus ou moins abondant, et aussi, quelquefois, ce produit que Virchow a décrit sous le nom d'hématoïdine.

Ramollissement cérébral central. — Le ramollissement des parties centrales du cerveau est une affection relativement rare par rapport à l'hémorragie de la même région ; elle n'a donc pour nous qu'un médiocre intérêt, à la suite de l'étude, que nous venons de faire, de l'hémorragie cérébrale.

Les facteurs sont les mêmes que ceux du ramollissement cortical : thrombose ou embolie ; thrombose par suite de lésions artérielles que vous connaissez bien maintenant ; embolie par suite de toutes les causes (lésions cardiaques, infection putride, endocardite, etc.), qui peuvent produire ce processus morbide.

La distribution géographique des foyers de ramollissements découle de ce que nous venons de vous dire relativement à la distribution des artères centrales du cerveau ; et, vous n'avez qu'à vous rapporter aux schémas que je vous ai fait mettre sous les yeux pour en avoir une idée nette.

Les caractères macroscopiques ou microscopiques sont ceux de tous les ramollissements corticaux de l'encéphale ; Les réactions secondaires sont les mêmes que celles que je viens de vous donner à propos de l'hémorragie.

Quant à l'étendue du foyer et aux réactions symptomatiques qu'il produit, il importe de vous faire remarquer qu'il est, ou bien très considérable, et qu'alors il entraîne presque fatalement une mort rapide ; ou bien il est très peu étendu, et, dans ces conditions, il concourt évidemment à la production de ces lacunes, plus ou moins vastes, plus ou moins profondes, dont les cerveaux de vieillards sont quelquefois remplis.

Bibliographie. — Bamberger, *Beobachtungen und Bemerkungen über Hirnkrankheiten Verhandl. o. Wurzburger Gesel*, Bd. VI, 1855.

Charcot, *Leçons cliniques sur les maladies des vieillards*, 1867.

Bouchard, *Recherches sur la pathogénie des hémorrhagies cérébrales*, 1866.

Charcot et Bouchard, *Arch. de physiologie*, 1868.

Veyssière, *De l'hémianesthésie de cause cérébrale*, 1874, Th. de Paris.

Raymond, *Sur l'hémichorée*, Th. de Paris, 1876.

Rostan, *Recherches sur le ramollissement cérébral*, 1820.

SEIZIÈME LEÇON

CERVELET

MESSIEURS,

Il est un organe dont nous ne vous avons jusqu'à présent parlé, dans le cours de ces leçons sur le système nerveux encéphalique, que d'une manière incidente, et qui, pourtant, mérite mieux que cela, bien que sa physiologie et sa pathologie soient encore à l'état d'ébauche fort incomplète. Cet organe c'est le cervelet. Nous allons consacrer la leçon d'aujourd'hui à l'étude de cette région du système nerveux, région si importante et si peu connue.

Je vais vous rappeler seulement, pour vous les remettre en mémoire, les principaux faits de l'anatomie macroscopique grossière du cervelet, et seulement dans les grands traits, pour ne point surcharger votre esprit de notions d'anatomie normale, inutiles à la compréhension des faits pathologiques.

Sur ces figures (fig. 78, 79, 80), qui représentent le cervelet par ses faces supérieure, inférieure et latérale, vous pouvez voir que cet organe est essentiellement constitué par une masse centrale médiane, le vermis, et par deux masses latérales qui forment les hémisphères du cervelet.

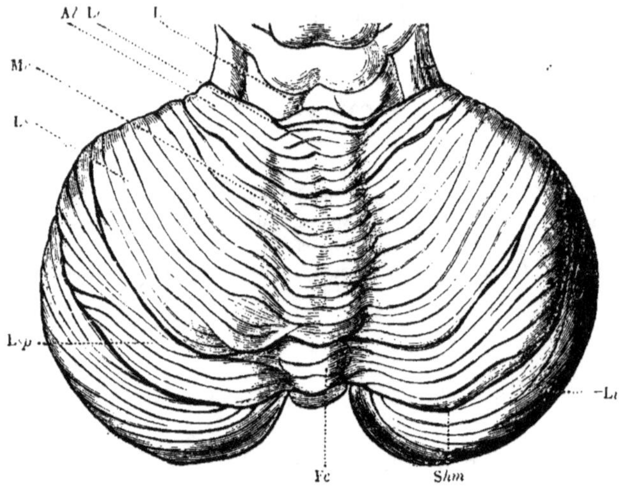

Fig. 78. — Face supérieure du cervelet (d'après Huguenin).

Shm, grand sillon circonférenciel (sulcus horizontalis magnus), — *Lip*, lobulus inférior postérior, — *Lsp*, lobulus superior postérior, — L, lingula (petite circonvolution continue avec la valvule de Vieussens. — *Lc*, lobulus centralis, — *Mv*, monticulus vermis supérioris, — *Fc*. folium cacuminis, — *Al*, alæ lobuli centralis, — *Ls*, lobulus superior anterior ou quadrangulaire.

La délimitation de ces hémisphères et du vermis, à peine marquée chez l'homme, est bien plus accusée chez les autres vertébrés chez lesquels on observe quelquefois une scission complète entre les masses centrales et médianes qui représentent trois masses séparées.

Ces masses, tant centrales que latérales, sont parcourues par des sillons transversaux plus ou moins abondants, très

marqués chez l'homme. Ces sillons pénètrent plus ou
moins profondément dans la masse nerveuse ; mais il en
est un surtout qui, par son étendue et sa profondeur,
mérite une mention spéciale ; c'est le sillon circonférentiel
de Vicq d'Azyr, d'où partent ou dans lequel viennent se

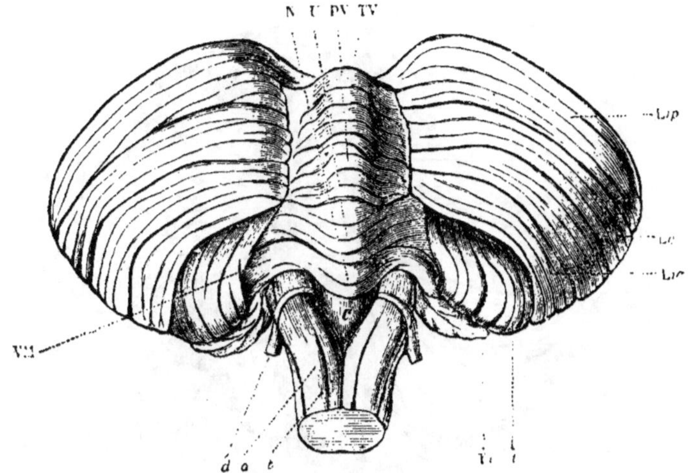

Fig. 79. — Face inférieure du cervelet (d'après Huguenin).

Le cervelet est soulevé, éloigné du bulbe et récliné en haut et en avant. — N, nodulus.
— U, uvula (luette). — PV, pyramide du vermis, — TO, tubercule ou tuber de la
valvule, — Fl, flocculus (lobule du pneumogastrique), — d. nerf acoustique, — VM, velum medullare inferius sive posterius (valvule de Tarin) par opposition avec le velum
medullare superius sive anterius (valvule de Vieussens), — t, tonsille, amygdale. —
Lia, lobulus inferior anterior ou biventer, — Lg, Lip, lobule grêle et lobule inferior
posterior, — a, corps restiforme, — b, funiculus gracilis, — c, plancher du quatrième
ventricule (sinus rhomboïdal du cervelet).

jeter, comme les confluents d'un fleuve, tous les sillons,
tous les replis secondaires du cervelet, ainsi qu'il vous
est facile de le voir sur cette figure de la vue transversale
du cervelet, empruntée à Huguenin (fig. 80).

Ces sillons et ces replis, qui passent sans interruption
dans le sillon des hémisphères, séparent, délimitent, dans

l'écorce du cervelet, des départements multiples dont les noms sont inscrits ici sur la figure, de sorte qu'il vous est facile d'en saisir la distribution.

Vous voyez que, en procédant d'avant en arrière, vous trouvez, sur le vermis supérieur et sur le vermis inférieur :

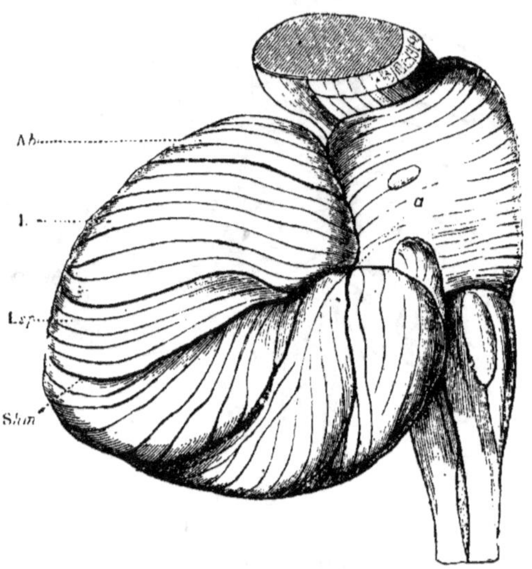

Fig. 80. — Face latérale droite du cervelet, du bulbe et de la protubérance
(d'après Huguenin).

a, point de départ du grand sillon horizontal (S*hm*), — **Lsp**, lobule supérieur et postérieur ou semi-lunaire, — **Lip**, lobule inférieur et postérieur, — **Ls**, lobule supérieur et antérieur.

1° La lingula, circonvolution qui se continue avec la valvule de Vieussens ;

2° Le lobule central du vermis supérieur ;

3° L'éminence du vermis supérieur ;

4° Le bourgeon terminal du vermis supérieur ;

5° Le tubercule de la valvule du vermis inférieur ;

6° La pyramide du vermis inférieur.

7° L'uvula du vermis inférieur ;

8° Le nodule du vermis inférieur.

A ces différentes régions correspondent, sur les hémisphères :

1° Le lobule de la lingula ;

2° Les ailes du lobule central ;

3° Le lobule supérieur-antérieur ;

4° Le lobule supérieur-postérieur ;

5° Le lobule inférieur-postérieur ;

6° Le lobule grêle ;

7° Le lobule inférieur-antérieur ;

8° L'amygdale ;

9° Le lobule du pneumogastrique réuni au nodule par une bande blanche qui n'est autre chose que la valvule de Tarin.

Je n'insiste pas davantage sur cette distribution topographique, que je ne fais que vous énumérer pour vous la remettre en mémoire ; nous allons passer à l'étude plus importante de la structure intérieure et des connexions du cervelet.

Indépendamment de la substance grise corticale, dont vous connaissez déjà à peu près la constitution, le cervelet renferme, dans son intérieur, quelques masses grises analogues à celles qui forment la base du cerveau, masses grises dont nous nous sommes occupés dans la dernière leçon.

Ces noyaux gris symétriques sont au nombre de trois de chaque côté ; mais de ces trois noyaux :

1° Noyau dentelé (olive cérébelleuse) ;

2° Noyau du toit (Stilling) ;

3° Noyau dentelé accessoire de Meynert ;

un seul, le noyau dentelé, offre un volume assez considérable pour attirer l'attention sur une coupe grossière du
cervelet.

L'aspect macroscopique et microscopique, que présente ce noyau dentelé, est le même que celui des olives

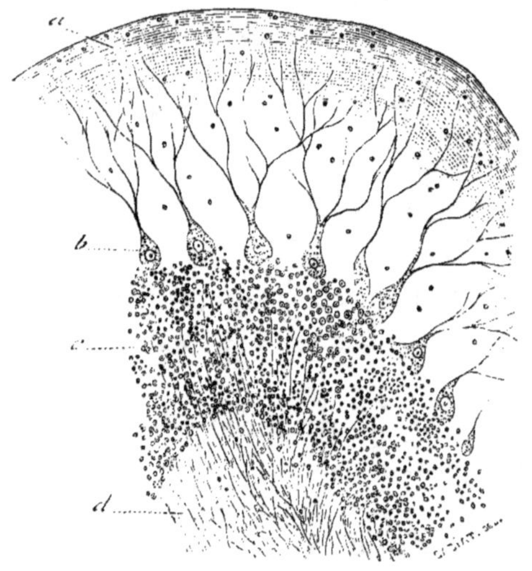

Fig. 81. — Coupe d'une circonvolution cérébelleuse de l'homme.

a, couche amorphe parsemée de myélocytes, — *b*, cellules de Purkinje,
c, couche de myélocytes, — *d*, substance blanche.

bulbaires dont nous nous occuperons dans notre prochaine
leçon : celui d'une bande grise, plissée transversalement,
et dont la forme générale est celle d'une bourse tournant
son ouverture vers le trajet des fibres afférentes de
l'organe.

La constitution histologique de ces différentes parties,
écorce, noyau gris, centre médullaire, est très spéciale
pour plusieurs motifs.

Vous connaissez déjà la structure de l'écorce cérébel-

leuse, structure que vous voyez représentée sur ce schéma
(fig. 81) et vous savez qu'elle s'éloigne absolument des
autres parties grises par la forme et les rapports des éléments qui la constituent.

Les noyaux gris centraux sont formés par des éléments
cellulaires de forme allongée, de dimensions variables
(30 μ. de long sur 15 μ. de large) (noyau dentelé).

Mais il faut noter un fait assez remarquable, c'est la présence, dans le noyau dentelé accessoire de Meynert, et dans
le noyau du toit, de cellules nerveuses de dimensions
doubles des précédentes, cellules qui paraissent absolument devoir se rattacher à des fonctions motrices, ce qui
semblerait prouver qu'il existe dans le cervelet, comme
dans le cerveau, des noyaux gris, dont les uns ont des
fonctions motrices, et les autres des fonctions sensitives.

Les fibres blanches du cervelet et même celles des voies
afférentes de l'organe, sont construites sur le même type
que les autres fibres blanches; elles s'en distinguent, néanmoins, par un diamètre plus faible, diamètre que nous retrouverons, comme vous le verrez, sur des fibres constituantes des parties en connexion avec le cervelet, dans le
faisceau cérébelleux de la moelle par exemple.

Voyons, maintenant, que nous avons revu la structure
et l'aspect du cervelet, quels sont les rapports de cet organe
avec le système nerveux cérébro-spinal, dans lequel il se
trouve en quelque sorte intercalé.

Le cervelet est mis en rapport avec le cerveau et la moelle
par quatre systèmes de faisceaux :

1° Les pédoncules cérébelleux supérieurs ;

2° Les pédoncules cérébelleux inférieurs ;

3° Les pédoncules cérébelleux moyens ;

4° Et par ces faisceaux blancs qui traversant, en s'entre-croisant, la valvule de Vieussens, et passant avec les fibres

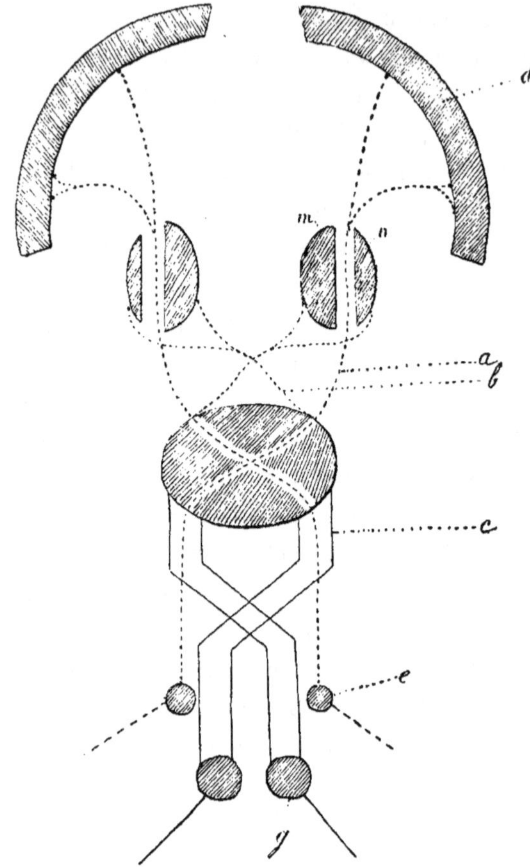

Fig. 82. — Schéma général des connexions du cervelet.

d, écorce cérébrale, — a, pédoncules cérébelleux supérieurs, — b, pédoncules cérébelleux, — c, pédoncules cérébelleux inférieurs, — mn, ganglions centraux, — eg, colonne grise de la moelle.

du ruban de Reil, jusque dans la moelle, constitueraient des voies commissurales, unissant le vermis supérieur aux

cordons antéro-latéraux, ou mieux aux cellules de la corne
postérieure.

Le schéma général que vous avez sous les yeux (fig. 82)
vous permettra de comprendre ces connections multiples.

Le cervelet est donc en rapport :

1° Avec la moelle sensitive, par le cordon que nous avons
appelé cordon de Foville, cordon cérébelleux, et par l'inter-

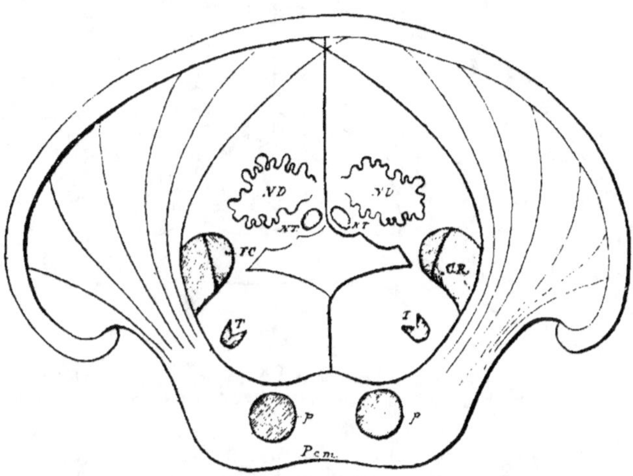

Fig. 83. — Schéma de la distribution des pédoncules cérébelleux moyens.

P, pédoncules cérébraux, — CR, corps restiformes, — FC, funiculus cuneatus et gracilis, — T, racine ascendante du trijumeau, — NT, noyau du toit, — ND, noyau
dentelé.

médiaire des pédoncules cérébelleux inférieurs (funiculus
gracilis);

2° Avec la moelle motrice, par l'intermédiaire des pédoncules cérébelleux inférieurs (partie motrice);

3° Avec le cerveau sensible, par l'intermédiaire des
pédoncules cérébelleux supérieurs;

4° Avec le cerveau moteur par l'intermédiaire des fibres
réfléchies du pédoncule cérébelleux moyen.

Sur le schéma d'Aeby, vous avez déjà pu voir et vous pourrez mieux comprendre ces connexions médullaires et cérébrales.

Quel est maintenant le trajet ultérieur de ces fibres afférentes et efférentes, dans l'intérieur même de l'organe?

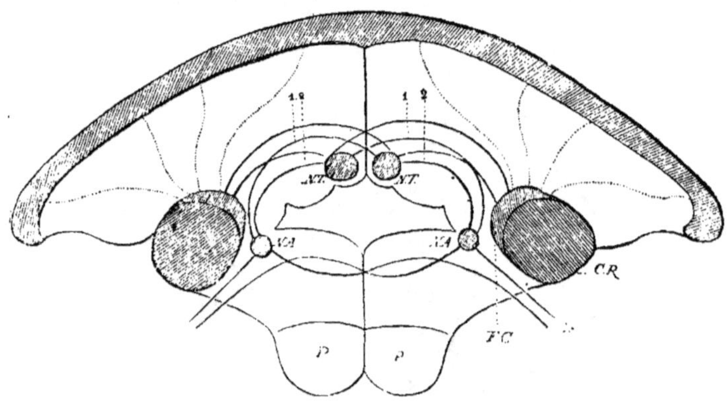

Fig. 84. — Schéma de la distribution de la partie interne
des pédoncules cérébelleux inférieurs (funiculus cuneatus et gracilis.)

TC. funiculus cuneatus et gracilis, — CR, corps restiformes, — NT, noyau du toit,, — NA. noyau externe de l'acoustique, — Ac, fibres du nerf acoustique.
Les lignes en pointillé indiquent le trajet des irradiations des funiculus cuneatus et gracilis vers l'écorce du cervelet, les lignes pleines indiquent les expansions du funiculus vers le noyau du toit du côté opposé et du même côté ainsi que les irradiations du noyau acoustique vers le même noyau suivant le même mode.

Ces trois schémas vous le feront facilement deviner (fig. 82, 83, 84).

Vous voyez, sur ces schémas empruntés à Huguenin, et quelque peu modifiés pour les mettre en rapport avec les faits anatomiques les plus récents :

1° Que le pédoncule cérébelleux inférieur et les fibres du faisceau cérébelleux de Foville constituent les voies centripètes du cervelet, tandis que les corps restiformes en constituent la voie motrice ou centrifuge, sinon par *toutes leurs fibres, du moins par une partie de leurs fibres,* car c'est là une question aujourd'hui fort controversée ;

2° Vous voyez, en outre, que les fibres du pédoncule cérébelleux supérieur et les fibres non commissurales du pédoncule cérébelleux moyen représentent les voies de communication avec le cerveau, et c'est par une partie du pédoncule cérébelleux moyen que passent les fibres afférentes du cerveau au cervelet, probablement par l'intermédiaire du corps strié ;

3° Vous voyez enfin que le cervelet offre, avec les nerfs des sens, des connexions tout à fait spéciales, qui semblent établir un rapport avec les fonctions de sensibilité spéciale de certains nerfs (*raumnerv* de Cyon, acoustique, trijumeau, nerf optique.)

Toutes ces données, que j'ai essayé de simplifier autant qu'il m'a été possible, sont, comme vous pouvez vous en apercevoir, assez vagues et assez obscures ; il faut même avouer que quelques-uns des faits que je viens de vous citer sont sujets à controverses. Quoi qu'il en soit, j'ai choisi ce qui me paraissait le plus certain et le plus probable, en laissant de côté ce qui paraît n'avoir qu'une faible importance pathologique.

Il n'est peut-être pas d'organe qui ait exercé la sagacité des physiologistes à un plus haut degré que le cervelet.

Je n'ai donc pas l'intention de vous faire la critique détaillée de toutes les opinions émises à son sujet ; je me bornerai simplement à vous rappeler les plus plausibles, celles qui sont aujourd'hui admises par tous, et qui découlent directement des études anatomiques et des vivisections tentées sur cet organe.

Vous savez que depuis les travaux de Flourens, on admet que le fait le plus saillant, le plus immédiat et le plus net, que détermine la suppression du cervelet, c'est l'incoordination des mouvements volontaires. Voilà le fait essentiel de l'histoire physiologique du cervelet; c'est le seul que l'on constate, avec constance et facilité.

Tous les autres désordres, sensitifs ou moteurs, que peut entraîner l'ablation ou l'excitation du cervelet sont transitoires ou inconstants : nystagmus, mouvements de recul, de propulsion, de manège, etc. Je parle, bien entendu, des lésions portant sur le cervelet lui-même, et non de celles qui intéressent les pédoncules cérébelleux dont je vais m'occuper maintenant.

La blessure isolée des pédoncules, qui me paraît aussi importante à étudier que celle consistant en l'ablation ou l'excitation de l'écorce cérébelleuse, montre que la section des pédoncules cérébelleux détermine des mouvements coordonnés, violents, dans une partie correspondante du corps, tantôt d'une manière croisée, tantôt d'une manière directe.

On obtient des mouvements de propulsion en avant, si l'on lèse les pédoncules supérieurs.

On produit des mouvements de recul, si l'on lèse les pédoncules postérieurs.

On a enfin des mouvements de rotation ou de manège, si l'on lèse les pédoncules moyens, et, encore, faut-il remarquer que c'est surtout la lésion des pédoncules cérébelleux moyens qui fournit des résultats constants, tandis que les lésions des pédoncules supérieurs et inférieurs ne donnent pas toujours lieu aux effets indiqués par Magendie, Flourens, Longet, etc. Voilà les seuls faits qui puissent aujourd'hui être considérés comme démontrés et admis à peu près par tous les physiologistes.

Quelle interprétation faut-il donner à ces faits, et comment faut-il, d'après eux, comprendre les fonctions du cervelet?

A priori, et sans entrer dans une discussion détaillée, nous pensons qu'on doit considérer comme erronée toute localisation trop étroite des fonctions du cervelet, organe qui peut avoir un rôle prépondérant dans tel ou tel acte, mais qui par le fait de ses connexions anatomiques, se trouve placé sur le chemin de trop d'impressions diverses, de trop d'excitations variées, pour n'avoir qu'une fonction aussi bien fixée que celle du centre coordinateur des mouvements (Flourens); de centre de la sensibilité musculaire (Lussana); de centre des actes de la génération (Gall).

La conclusion physiologique qui semble découler des faits anatomiques, c'est que le cervelet appartient surtout au système spinal postérieur, et doit être par conséquent en rapport avec les phénomènes sensibles, bien qu'il puisse, soit directement, soit indirectement, agir sur les phénomènes moteurs.

Les faits physiologiques que je viens de vous exposer ne sont nullement en contradiction avec les données anatomiques. En effet, vous voyez:

1° Que l'ablation du cervelet ne détermine jamais de phénomènes de paralysie vraie; les seuls troubles qui en résultent, ce sont des troubles d'incoordination, et, parfois de la parésie très incomplète;

2° Que l'excitation de l'écorce cérébelleuse et de la masse centrale du cervelet détermine, et de la douleur, et des mouvements coordonnés, mais irrésistibles;

3° Que la section des pédoncules détermine tantôt des phénomènes coordonnés de contraction synergique de certains groupes musculaires, d'où les mouvements de manège, de rotation, etc.; tantôt des phénomènes de parésie simple et d'anesthésie partielle.

On peut remarquer, en outre, que ces phénomènes de convulsion sont surtout marqués quand la section a produit une excitation un peu vive de ces faisceaux, tandis que les phénomènes de parésie ou d'anesthésie se sont surtout montrés aux observateurs qui ont fait des sections aussi simples, aussi nettes que possible.

De tout cela, il nous semble qu'on peut conclure que le cervelet est surtout un centre de coordination des impressions sensibles, impressions qu'il repartit suivant les besoins, soit vers les ganglions centraux de l'encéphale, soit vers des régions déterminées de l'écorce.

Et, si les lésions de ce centre déterminent de ces phénomènes convulsifs, mais coordonnés, si l'on peut dire, il faut attribuer ces résultats à des phénomènes d'excitation à distance d'autres centres supérieurs, c'est-à-dire à une véritable hallucination expérimentale. Qu'il existe d'autres voies pour la transmission des impressions sensibles, c'est ce dont il n'est pas permis de douter; et vous avez vu que les fibres blanches du cordon postérieur vont en partie se terminer dans les couches optiques, et dans la partie postéro-supérieure du noyau lenticulaire. Voilà pourquoi les lésions cérébelleuses, même étendues, ne produisent jamais l'anesthésie totale, tandis que, comme nous l'avons indiqué, les lésions portant sur la capsule interne, partie postérieure, produisent toujours de l'hémianesthésie, puisque toutes les fibres rayonnantes sensibles s'y trouvent ramassées :

fibres du faisceau de Meynert, et fibres de la couronne rayonnante des ganglions centraux.

Il est même intéressant, à propos de ces ganglions centraux, de rapprocher l'étude de la couche optique, par exemple, de celle du cervelet.

Même obscurité quant à la connaissance intime des phénomènes physiologiques; même absence de réaction à la suite d'une destruction même étendue; même mode de réponse aux excitations; et il nous semble en outre que le fait seul de répondre par des phénomènes si variés aux excitations que l'on porte sur eux est une caractéristique des centres sensibles intermédiaires : couche optique, cervelet et noyau lenticulaire, voire même l'écorce occipitale du cerveau.

Anatomie pathologique du cervelet. — Les lésions anatomiques du cervelet sont à peu près les mêmes que celles du cerveau ; aussi au point de vue spécial qui nous occupe, ne ferons-nous que les signaler. On y observe, comme dans ce dernier :

1° Des lésions inflammatoires simples ou spécifiques, chroniques ou aiguës;

2° Des ramollissements et des lésions dégénératives diverses ;

3° Des hémorragies, corticales ou centrales ;

4° Des tumeurs.

Les lésions inflammatoires du cervelet sont de deux sortes :

1° Lésions imflammatoires simples, aiguës, analogues en tout point à l'encéphalite ; mais à marche presque toujours très rapide ;

2° Lésions inflammatoires simples, chroniques, variétés

diverses de sclérose, observées soit isolément, soit d'une façon congénitale, soit dans le cours de la paralysie générale ou d'autres maladies scléreuses;

3° Lésions inflammatoires spécifiques, parmi lesquelles le tubercule est de beaucoup la forme la plus fréquente; les tumeurs gommeuses viennent ensuite, bien que les cas cités soient peu nombreux.

Le ramollissement, et les lésions dégénératives du cervelet, se rencontrent bien moins fréquemment que dans le cerveau, tout aussi bien d'ailleurs que les hémorragies de l'organe, qui sont cependant un peu plus fréquentes.

Par le fait même du peu d'importance pratique de la question, je me borne à vous rappeler que la circulation cérébelleuse est sous la dépendance de la basilaire et de la cérébrale postérieure, par l'intermédiaire des trois branches cérébelleuses, inférieure, moyenne et supérieure.

Le caractère et l'origine des ramollissements et des hémorragies sont les mêmes que ceux de l'écorce cérébrale; je n'y insiste donc pas.

Quant aux tumeurs primitives du cervelet, elles sont rares et sont surtout constituées, à part les gommes et les tubercules, par des sarcomes ou des gliomes.

Les phénomènes caractéristiques de ces diverses maladies sont tout aussi variés que ceux fournis par l'expérimentation.

Ils rentrent, également, dans deux groupes de faits :

1° Phénomènes douloureux, vertiges, convulsions limitées, spasmes, qui sont des phénomènes d'excitation;

2° Titubation, ataxie, parésie; ce dernier phénomène est très rare ; son existence est niée par un grand nombre d'auteurs qui pensent que, dans les lésions du cervelet, n'intéressant que cet organe, il n'y a jamais de paralysie proprement dite.

Bibliographie. — Flourens, *Recherches expérimentales sur les propriétés et les fonctions du système nerveux.*
Hermann, *Handbuch der Physiologie.*
Lussana, *Journal de la physiologie*, 1876.
Huguenin, *Centres nerveux.*
Pierret, *Atrophie du cervelet*, in *Archives de physiol.*, 1871-1872.
Otto, *Ein Fall von Verkümmerung des Kleinhirns*. in *Archiv f. Psych.*, 1874.
Nothnagel, *Maladies de l'encéphale.*

DIX-SEPTIÈME LEÇON

BULBE. — PROTUBÉRANCE. — PÉDONCULES

SOMMAIRE. — Connexions supérieures et inférieures de l'isthme de l'encéphale. — Comment se fait le passage des faisceaux de la moelle dans le bulbe, la protubérance et les pédoncules. — Noyaux gris bulbaires. — Physiologie du bulbe et de la protubérance.

MESSIEURS,

Pour terminer ce qui a trait à l'encéphale, et avant de passer à l'étude de l'anatomie pathologique de la moelle, il me reste à vous parler d'une région dont l'étude anatomique pure est peu chargée, relativement à son importance clinique et physiologique ; je veux parler de ce véritable détroit constitué par trois régions : bulbe, protubérance et pédoncules, détroit par lequel passent toutes les voies de communication entre l'encéphale et la moelle.

Bulbe, protubérance et pédoncules représentent, en effet, le lieu de sortie, l'émergence du système de fibres qui vient constituer l'ensemble du système de projection de second ordre, c'est-à-dire des fibres intercalaires unissant les centres nerveux supérieurs aux centres nerveux inférieurs de la colonne grise du canal médullaire.

Au milieu de ce système général de fibres blanches, se trouve répartis des amas de substance grise, qui constituent, les uns, des noyaux d'origine des nerfs craniens, les autres, des centres intermédiaires, servant de point de réflexion à divers ordres de faisceaux allant, ceux-ci au cervelet, ceux-là vers des régions diverses.

Toute cette substance grise ne représente, en somme, à un point de vue général, que l'éparpillement, la dissociation de la colonne grise du canal encéphalo-médullaire, colonne grise divisée, déjetée par l'apparition de nouveaux faisceaux blancs, venant se surajouter à ceux de la moelle, et présentant une intrication plus grande que ces derniers.

Si je voulais vous décrire complètement, et avec les plus grands détails, l'anatomie fine de la région, un cours entier suffirait à peine, tant cette étude exige de patiente et minutieuse attention, tant est grande l'abondance des faits acquis, et plus grand encore peut-être le nombre des faits à élucider.

Je m'efforcerai donc, autant que faire se pourra, de choisir, parmi les détails anatomiques, les plus importants, et j'essaierai de vous faire l'histoire de la moelle allongée de la façon la plus claire et la plus précise qu'il me sera possible.

Anatomie. — Pour exposer l'anatomie de la moelle, du pédoncule et de la protubérance, dont vous connaissez déjà, en gros, la disposition, deux méthodes peuvent être suivies : ou bien, comme les Allemands, on peut, partant du cerveau, décrire les faisceaux de haut en bas, ou bien, comme on l'a toujours fait en France au grand profit de la clarté, on peut, partant de la moelle, suivre jusqu'au cerveau le trajet des différents faisceaux qui la forment, en décrivant à mesure ceux qui viennent s'y surajouter.

C'est cette dernière méthode que nous choisirons, parcequ'elle se présente à l'esprit comme étant la plus simple et la plus commode.

Partant donc du schéma de la moelle, voyons comment les différentes parties de cette moelle se transforment et se

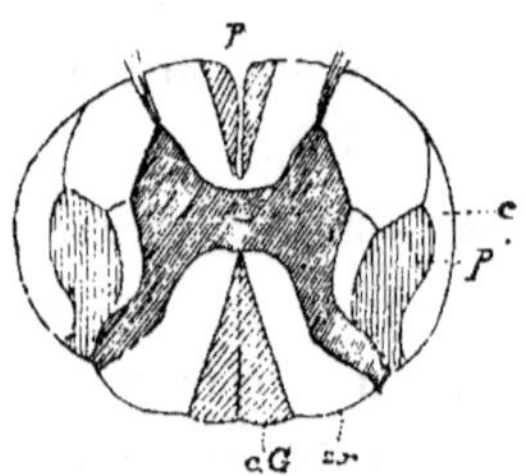

Fig. 85. — Schéma des faisceaux de la moelle.
p, faisceau pyramidal direct, — p' faisceau croisé, — c, faisceau cérébelleux,
zr, zone radiculaire, — cG, cordon de Goll.

modifient pour venir former les faisceaux divers de la protubérance et des pédoncules.

Voici le schéma (fig. 85) des différents faisceaux de la moelle : 1° faisceaux moteurs, croisés et directs, constituant, avec les fibres commissurales et les faisceaux cérébelleux, les cordons antéro-latéraux de la moelle ; 2° cordons radiculaires qui, avec les fibres commissurales du cordon de Goll, représentent les cordons postérieurs.

Vous voyez, d'autre part, les cornes antérieures et postérieures qui contiennent, respectivement, les noyaux d'origine des nerfs sensitifs ou moteurs rachidiens.

De toutes ces parties, les deux plus importantes, sans conteste, sont, d'une part les faisceaux directs et croisés qui représentent, comme vous l'avez vu (schéma d'Aeby)

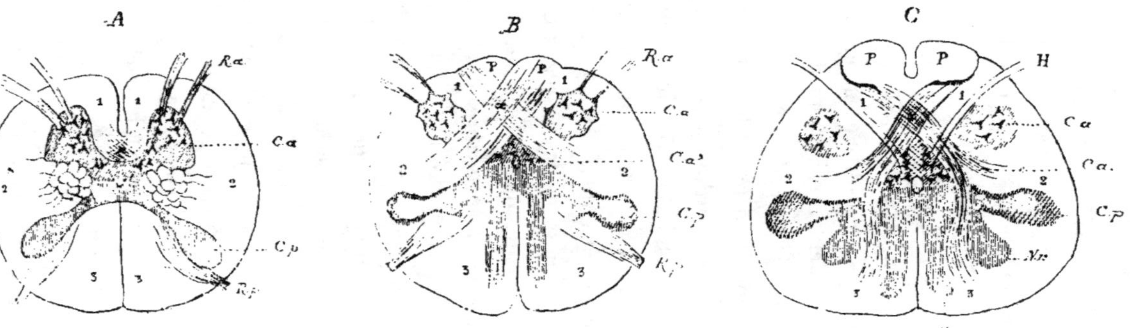

Fig. 86. — (D'après Mathias Duval.)

A. — Coupe au-dessous du collet, — 1, cordon antérieur, — 2, cordon latéral, — 3, cordon postérieur, — Ra, racines antérieures, — Rp, racines postérieures, — Ca, corne antérieure, — Cp, corne postérieure.

B. — Coupe au niveau de l'entrecroisement des cordons latéraux. (Mêmes lettres que précédemment.) — P, pyramides portion motrice et entrecroisement, — Ca', partie de la corne antérieure séparée et rejetée vers le canal central, — Ca, corne antérieure rejetée en dehors.

C. — Coupe au niveau de l'entrecroisement sensitif (cordons postérieurs), — 3, cordon postérieurs s'entrecroisant en décapitant la corne postérieure et venant former la partie profonde des pyramides, — H, hypoglosse, — NR, noyau de corps restiformes, — NP, noyau des pyramides postérieures.

la majeure partie des cordons antéro-latéraux, et, d'autre part, les faisceaux postérieurs, zone radiculaire et cordon de Goll ou, si l'on adopte la synonymie allemande, le faisceau grêle et le faisceau cunéiforme.

Vous pouvez suivre, sur ces schémas d'une coupe, (fig. 86) pratiquée au niveau du collet du bulbe, et un peu au-dessous des olives, c'est-à-dire au niveau du point où se fait sur une moelle l'entrecroisement des faisceaux sensitifs ou moteurs dont je viens de vous parler, vous pouvez, dis-je, suivre la disposition nouvelle que prennent, et les cordons antérieurs et les cordons postérieurs, pour former, à la partie antérieure du bulbe, ces deux saillies que l'on vous a appris à connaître, en anatomie descriptive, sous le nom de pyramides antérieures.

Vous voyez que, au-dessous des faisceaux directs du cordon antérieur, faisceaux qui conservent leur situation respective, viennent se placer, après entrecroisement, les faisceaux croisés du cordon latéral formant ainsi, par leur ensemble, les faisceaux antérieurs ou moteurs des pyramides ; vous pouvez suivre, également, le trajet des faisceaux grêles, qui viennent se terminer en partie dans des amas de substance grise, dont le tubercule cendré de Rolando est l'expression anatomique extérieure, et continuant leur trajet, arrivent à s'entrecroiser au-dessus des faisceaux antéro-latéraux, et, de cette façon, s'appliquant à leur face profonde, finissent par constituer la portion sensitive des pyramides. Une partie de ces fibres du cordon grêle, après réflexion sur l'olive correspondante, viendraient s'entrecroiser dans la protubérance, puis iraient former les pyramides postérieures du côté opposé, après s'être adjointes de nouvelles fibres venues des olives.

Donc, Messieurs, dans le bulbe, par lequel nous commençons cette étude, vous voyez que le trajet des faisceaux de la moelle est le suivant :

1° Les fibres non commissurales du cordon antérieur et du cordon latéral viennent constituer les pyramides antérieures, portion motrice ;

2° Les fibres cérébelleuses, s'entrecroisant dans la valvule de Vieussens, après passage sur les parties latérales superficielles des pyramides dans le ruban de Reil, se rendent au vermis supérior ;

3° Les faisceaux postérieurs, dont le trajet est le plus compliqué, vont :

a) Former, les uns, les portions sensitives des pyramides, partie profonde, avec ou sans réflexion, sur des noyaux gris d'interruption.

b) Les autres, constituer, après réflexion sur les olives et entrecroisement à ce niveau, les pédoncules cérébelleux inférieurs.

Si, maintenant, vous poursuivez le trajet de ces faisceaux à travers la protubérance et le bulbe, vous voyez que le faisceau pyramidal, sensitif et moteur, passant en un seul faisceau symétrique à travers les fibres commissurales et réfléchies de la protubérance, se continue :

1° Avec le faisceau moteur des pyramides, passant dans l'étage inférieur du pédoncule, à la partie moyenne ; on peut le suivre ainsi jusque dans la capsule ;

2° Avec le faisceau sensitif, passant dans l'étage supérieur du pédoncule, également à la partie moyenne ; celui-ci vient se mettre en rapport avec les ganglions sensitifs de la base du cerveau, couche optique et globus pallidus, tubercules quadrijumeaux, par l'intermédiaire du ruban de Reil.

Indépendamment du schéma d'Aeby, vous pouvez suivre ce trajet sur ces deux coupes, portant, l'une à la partie moyenne de la protubérance, l'autre vers le milieu de pédoncule (fig. 87, 88).

Vous pouvez voir que, à travers ces pédoncules et cette

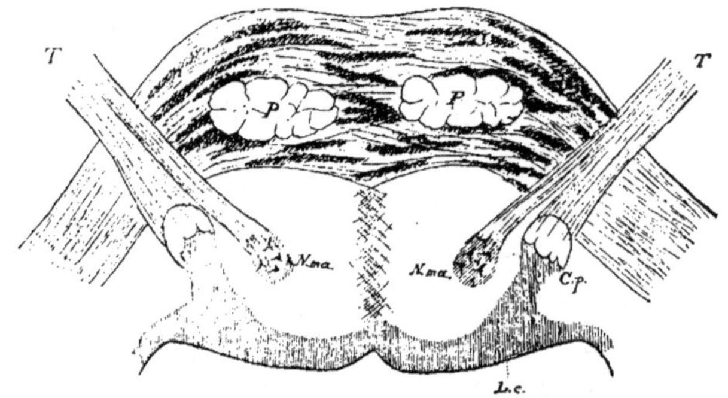

Fig. 87. — Coupe schématique des pédoncules.

P, pyramides (étage inférieur du pédoncule), — Ln, locus niger, — NS, noyaux rouge-de Stilling, — Ca', suite de la substance grise de la moelle (noyau moteur oculaire commun et pathétique), — P, pathétique.

protubérance, apparaissent des systèmes de fibres qui n'existaient point dans la moelle, et qui sont représentées par :

1º Les fibres du faisceau sensitif direct du cerveau formant la partie la plus externe et la plus interne du pied du pédoncule ;

2º Les fibres des pédoncules cérébelleux supérieurs ;

3º Les fibres des pédoncules cérébelleux moyens, fibres commissurales.

Voilà, en gros, et sans trop insister sur les détails, les faits qu'il vous importe de connaître en anatomie normale, relativement au trajet des gros faisceaux blancs de la moelle, de la protubérance, du bulbe et du pédoncule. Passons maintenant à l'étude de la substance grise de ces régions.

Substance grise. — Cette substance, je vous l'ai dit, est formée par deux sortes de noyaux : les uns sont des noyaux d'interruption, de véritables centres d'ordre relativement élevé ; c'est ce qu'on pourrait appeler les noyaux surajoutés ; nous les décrirons tout à l'heure ; les autres,

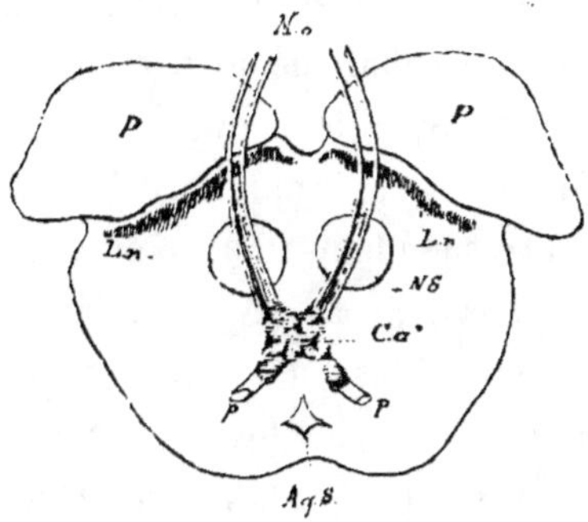

Fig. 88. — Coupe schématique de la protubérance à sa partie moyenne.

P, pyramides. — T, trijumeau. — CP, corne postérieure représentant ici la racine sensible du trijumeau et la substance gélatineuse de Rolando. — Lc. locus cœruleus.

noyaux d'origine des nerfs craniens, sont, en réalité, la continuation du canal gris encéphalo-médullaire nous allons, tout d'abord, les étudier.

Ils sont représentés par la couche de substance grise qui tapisse, comme dans la moelle, le canal gris central ; seulement celle-ci au lieu d'être disposée suivant l'ordre que vous connaissez, par suite de l'entrecroisement de pyramides et par suite de la décapitation des deux cornes qui en est la conséquence, par suite aussi du rejet en dehors du cordon postérieur ou des cordons qui leur font suite anatomiquement, cette substance grise, dis-je, s'étale sur le plancher du quatrième ventricule pour former les différents noyaux d'origine des nerfs craniens, dont la disposition vous est indiquée sur ces deux schémas, empruntés à Erb (fig. 89, 90), schémas qui vous montrent, à la fois, et les différents noyaux, et le trajet des faisceaux blancs qui en partent.

Vous vous rendez parfaitement compte comment ces colonnes grises, sensitives et motrices, font bien suite à la colonne grise du canal médullaire, puisque, dans les pédoncules, vous voyez les noyaux du pathétique et du moteur oculaire externe reprendre la situation qu'avaient les noyaux correspondants dans la moelle.

A part ces noyaux, vous savez que la moelle allongée, la protubérance et les pédoncules renferment des noyaux gris surajoutés, véritables foyers d'interruption, dont les connexions nous sont pour la plupart inconnues.

Je vous ai indiqué les rapports des olives avec le système spinal postérieur ; malheureusement je n'ai qu'à vous signaler les masses grises (noyau rouge de Stilling, locus niger, noyaux épars de la protubérance) dont nous ne savons à peu près rien actuellement, quant aux rapports qu'ils affectent.

La physiologie, nous allons le voir, ne nous renseignera pas davantage à cet égard.

La disposition de ces masses grises et la manière dont elles se continuent avec la substance grise de la moelle, est une question trop importante pour qu'on ne l'étudie pas avec le soin qu'elle comporte. Bien que l'anatomo-pathologiste n'ait point besoin le plus souvent de recher-

cher l'étendue exacte d'une lésion bulbaire, il est des cas
où cette localisation précise devient nécessaire, de sorte
qu'il nous semble utile, à côté de la description générale des
connexions et de la constitution schématique de l'isthme de
l'encéphale, de placer une description détaillée des noyaux
gris du bulbe et des nerfs qui en émanent. Cette descrip-

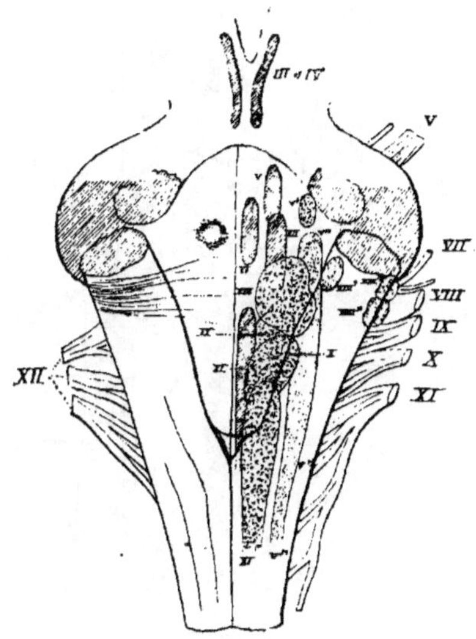

Fig. 89. — Figure représentant la disposition des noyaux gris du quatrième ventricule.
Noyaux moteurs en hachures, noyaux sensitifs en pointillé, les noyaux mixtes en fort
pointillé (d'après Erb).

Les numéros d'ordre indiquent les différents nerfs craniens et leurs noyaux dans leur
ordre de classification habituel.

tion n'aurait pu trouver place dans une vue générale, car
son étendue aurait obscurci et rendu trop complexe le
schéma d'ensemble que je viens de vous tracer ; mais je
dois compléter maintenant, en quelques mots, les notions,
par trop élémentaires que je viens de vous exposer.

Il est facile de suivre, sur le schéma emprunté à Erb,

comment ces masses grises du bulbe font suite aux colonnes grises de la moelle (fig. 89, 90).

1° Sur la figure (fig. 86) qui représente l'entrecroisement des cordons latéraux, on peut remarquer que les cornes antérieures sont décapitées, divisées, par la décus-

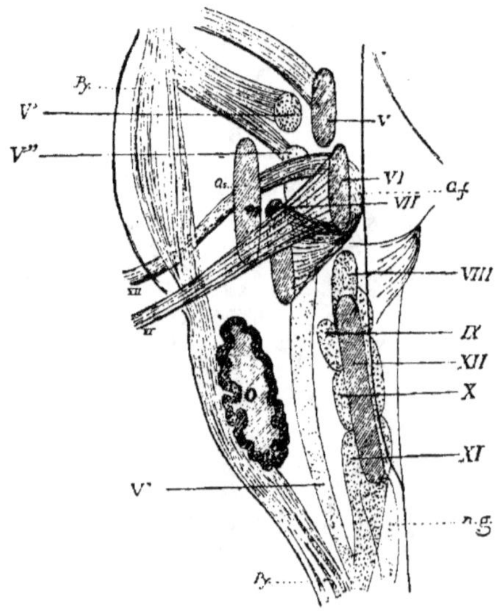

Fig. 90. — Figure représentant l'origine et les rapports des noyaux bulbaires et de leurs filets émergents (d'après Erb).

v à xi, nerfs bulbaires. — O, olive, — Py, pyramide, — Gf, genou du facial, ng, noyaux des cordons grêles (funiculus gracilis).

sation des cordons blancs qui s'entrecroisent pour former la portion motrice des pyramides.

De cette décapitation résultent deux colonnes grises ; l'une représentant la base de la corne, qui reste contiguë au canal central, l'autre qui constitue la tête de la corne, est déjetée sur la partie latérale.

La première colonne, qui peut s'appeler *la colonne grise*

des nerfs moteurs, et qui va fournir les noyaux d'origine de l'hypoglosse, du facial, du moteur oculaire externe, dans la partie inférieure du bulbe et dans sa partie moyenne, vient former plus haut les noyaux du moteur oculaire commun et du pathétique sur les côtés de l'aqueduc de Sylvius.

La deuxième colonne, celle qui représente la tête de la corne constitue *la colonne motrice des nerfs mixtes*. Elle représente les masses grises qui donnent naissance de bas en haut, au spinal, au pneumogastrique au glosso-pharyngien, dans le bulbe ; à la portion inférieure du facial, (facial inférieur) aux rameaux moteurs du trijumeau (noyau masticateur) dans la partie supérieure du bulbe et dans le milieu de la protubérance.

2° Sur le schéma de l'entrecroisement de la portion motrice et de la portion sensible des pyramides, c'est-à-dire sur les coupes de la décussation des cordons latéraux et postérieurs de la moelle, on constate que, par suite du trajet nouveau suivi par les cordons médullaires, les cornes postérieures déjetées en dehors par suite du premier entrecroisement se trouvent décapitées d'une manière analogue à celles des cornes antérieures. Une partie de la corne, sa partie basale, reste accolée au canal central et l'autre partie, la tête de la corne, franchement déjetée en dehors, se trouve rejetée sur les parties latérales du bulbe, dans le voisinage de la portion analogue de la corne antérieure (colonne des nerfs mixtes).

La première colonne grise sensible qui forme la partie externe du plancher du quatrième ventricule, de même que la colonne motrice des nerfs moteurs en forme la partie interne, cette colonne, que vous voyez figurer sur le schéma d'Erb en gros pointillé, fournit successivement de bas en haut : 1° un noyau intercalé sur le trajet du cordon posté-rieur et auquel, sans connaître ses fonctions, on a donné le nom de noyau des cordons grêles ; 2° les noyaux d'origine des faisceaux sensitifs des nerfs mixtes, spinal, pneumogas-trique glosso-pharyngien, trijumeau (noyau médian) ; 3° les masses grises d'origine des barbes du calamus, c'est-à-dire le noyau interne de l'acoustique.

La dernière colonne, celle qui représente la tête de la corne postérieure, se prolonge sans discontinuité dans la situation où elle s'était trouvée placée à la suite de la dé-cussation des cordons de la moelle et constitue le noyau sensible du trijumeau qui se prolonge jusque vers la partie moyenne du quatrième ventricule.

A cette colonne peut-être faut-il rattacher les trois autres masses grises qui, situées dans l'intérieur des pyramides postérieures, constituent les trois noyaux accessoires de l'acoustique.

La description schématique des noyaux gris du bulbe peut donc être ramenée à des termes assez simples :

1° Colonne grise motrice faisant suite à la corne antérieure, donnant lieu à deux colonnes secondaires, les colonnes grises des nerfs moteurs situées vers l'axe et sur le plancher du qua-trième ventricule, les colonnes motrices des nerfs mixtes plus profondément situées mais placées un peu plus en dehors ;

2° Colonne grise formant des amas sensibles, occupant les parties profondes et superficielles du plancher du qua-trième ventricule et donnant naissance aux fibres sensibles des nerfs mixtes et à des nerfs purement sensitifs.

Au niveau de l'aqueduc de Sylvius, rétablissement des connexions médullaires avec les noyaux de l'oculo-moteur et du pathétique.

2° *Physiologie.* — Je ferai, à propos de la physiologie du bulbe et de la protubérance, la même remarque que celle que je vous ai faite à propos de l'anatomie; si l'on tient compte des moindres détails, il est impossible de vous exposer clairement et nettement le sujet; il faut donc nous borner aux faits principaux et bien démontrés.

Les lésions expérimentales, ou les excitations du bulbe, de la protubérance et du pédoncule, donnent lieu à deux sortes de phénomènes : les uns sont le résultat de l'excitation ou de la lésion des faisceaux blancs; les autres sont dus aux modifications que l'on imprime aux noyaux gris sensitifs ou moteurs, ou aux noyaux d'interruption que ces parties renferment.

Relativement aux lésions des faisceaux blancs, nous pouvons déjà prévoir les résultats fournis par la physiologie expérimentale. D'après les données anatomiques que je viens de vous exposer plus haut, si vous lésez les faisceaux sensitifs ou les faisceaux moteurs sur un point de leur trajet, vous aurez, soit des paralysies, soit des anesthésies, s'il s'agit d'une destruction de ces faisceaux; soit des contractures, soit des phénomènes convulsifs, s'il s'agit d'une irritation simple.

Je parle, bien entendu, des faisceaux qui traversent le pédoncule, et qui constituent le troisième système de projection; et je laisse de côté, dans ces considérations, les faisceaux intercalaires, les pédoncules cérébelleux, par exemple, que nous avons déjà étudiés spécialement.

Le seul fait qu'il importe de bien mettre en relief dans les lésions des faisceaux de la protubérance et du bulbe, c'est l'importance qu'acquiert dans ces régions où passent tous les conducteurs de toute une moitié du corps, une lésion qui serait minime, comme gravité, dans toute autre région.

Ces résultats, paralysie étendue ou hemianesthésie totale, sont le fait le plus saillant ressortant, nettement, des expériences que l'on peut tenter sur ces régions.

Plus complexe est l'étude des fonctions des noyaux gris de la protubérance et du bulbe. Par le fait de l'importance anatomique des nerfs qui partent de ces noyaux d'origine bulbaire : noyaux du pneumogastrique, des moteurs oculaires, du spinal, de l'hypoglosse, du trijumeau, de l'acoustique, etc., on comprend très bien pourquoi le retentissement des lésions de ceux-ci est immense sur l'économie ; en effet les noyaux gris commandent, les uns, aux organes des sens (glosso-pharyngien, hypoglosse, acoustique, moteur oculaire) ; les autres (pneumogastrique, spinal) dirigent les organes de la vie végétative et, par l'ensemble de leur distribution anatomique, président aux actes de nutrition.

Cette influence, vous le savez, est de premier ordre ; et les expériences de Flourens sur le nœud vital ; de Bernard, sur les glycosuries, les polyuries, par piqûre du plancher du quatrième ventricule, nous ont appris à la connaître et à la bien saisir.

Vous vous rappelez, également, l'influence du bulbe, par l'intermédiaire du pneumogastrique, sur la nutrition du tissu pulmonaire, sur les mouvements de l'intestin, du cœur, de l'estomac, sur la calorification des organes internes ; autant de fonctions qui peuvent être troublées ou abolies par le seul fait de la lésion du noyau d'origine des nerfs pneumogastriques.

Ce sont là des faits classiques et qu'il me suffit de vous

énumérer, n'ayant à vous rappeler, de la physiologie du bulbe, que ce qui est nécessaire à la compréhension des détails anatomo-pathologiques.

Un mot, maintenant, sur le rôle de la protubérance et des pédoncules, considérés, non comme centres primaires, mais comme centres secondaires, c'est-à-dire comme centres coordinateurs, rôle qu'ils doivent, bien évidemment, à cette grande quantité de noyaux gris qu'ils renferment, et dont les connexions ne nous sont pas connues.

Le seul fait que nous sachions, d'une manière bien certaine, et encore n'est-ce que chez les animaux inférieurs que son existence soit bien avérée, c'est que la protubérance, le bulbe et les pédoncules peuvent, sans autre centre, suffire plus ou moins à la production de mouvements à peu près coordonnés, bien que très peu variés, mais toujours de source réflexe.

Vous le voyez, réduite à sa plus simple expression, la physiologie expérimentale de ces régions se résume, comme je vous le disais en commençant, en ces deux termes :

Action sur les faisceaux blancs, d'où résultent des phénomènes étendus à tout ou partie du corps ;

Action sur les noyaux d'origine, ayant comme conséquence des phénomènes locaux dont l'anatomie et la physiologie du nerf peuvent nous rendre compte.

Bibliographie. — Flechsig, *Die Leitungsbahnen im Gehirn und Ruckenmark des Menschen*, Leipzig, 1876.

Duret, *Artères nourricières du bulbe rachidien*, in Arch. de phys., 1873.

Erb, *Ziemssen's Handbuch Nervensystem.*

Sappey, *Anatomie descriptive.*

Mathias Duval, *Journal de l'anatomie et de la physiologie*, 1878.

Longet, *Anatomie et physiologie du système nerveux.*

Wundt, *Physiologie. Psychologie*, Leipzig, 1874.

DIX-HUITIÈME LEÇON

BULBE. — PROTUBÉRANCE. — PÉDONCULES

(Suite).

Sommaire. — Troubles de circulation du bulbe. — Lésions inflammatoires aiguës. — Myélites aiguës bulbaires. — Myélites chroniques bulbaires. — Paralysie labio-glosso-laryngée, sa forme classique, ses formes symptomatiques. — Tumeurs de la moelle allongée. — Circulation bulbaire et protubérantielle. — Hémorrhagie et ramollissement.

Messieurs,

La pathologie de la région bulbo-protubérantielle comprend, comme celle des autres parties de l'encéphale, quatre grandes divisions :

1° Troubles circulatoires ;

2° Lésions inflammatoire, simples ou spécifiques ;

3° Tumeurs ;

4° Hémorrhagies et dégénérescences par nécrobiose.

Troubles circulatoires. — Par suite de sa grande importance fonctionnelle, la région que nous étudions ne peut être le siège de troubles circulatoires, sans qu'il y ait production de symptômes graves; par conséquent, et si par le fait d'une circonstance quelconque, il existe soit de l'anémie, soit de la congestion locale, il est fort important de noter cette circonstance qui peut avoir, au point de vue du diagnostic *post mortem*, une très grande importance.

Les caractères de l'anémie bulbaire sont à peu de chose près les mêmes que ceux de l'anémie cérébrale : effacement des vaisseaux dans lesquels existe une très faible quantité de sang; décoloration de la substance blanche sur la coupe, principalement au niveau de la surface du plancher ventriculaire, voilà tout ce qui peut être noté, comme étant le plus caractéristique, dans le cas d'anémie bulbaire plus ou moins passagère.

La congestion, active ou passive, ainsi que l'œdème de la région bulbaire, se présente avec des caractères plus saillants que les précédents ; nous avons vu, de même, que la congestion cérébrale s'accusait par un cortége de modifications anatomiques plus accentuées que l'anémie du même organe.

On trouve, dans les cas de congestion active, des arborisations vasculaires sur toute la surface du bulbe et de la protubérance, arborisations qui se poursuivent jusque sur les racines nerveuses, sur lesquelles les artères radiculaires, à peine visibles à l'état normal, sont devenues relativement volumineuses. On constate, également, une vascularisation anormale de la surface du quatrième ventricule qui offre, au contraire, une coloration blanche ou blanc grisâtre, soit à l'état normal, soit surtout dans les cas d'anémie.

Sur les coupes, il existe cette teinte hortensia, cet état sablé que je vous ai décrit à propos de la congestion cérébrale. Enfin, la consistance de la masse bulbaire peut être légèrement diminuée, surtout si la congestion active a duré assez longtemps pour entraîner des phénomènes inflammatoires.

La congestion passive, s'accompagnant toujours d'un peu d'œdème, on constate, dans ces cas, une décoloration relative de la surface du bulbe, sur laquelle se dessinent très bien les vaisseaux congestionnés et colorés en rouge noir.

Sur la coupe, la substance paraît relativement peu colorée; les gros vaisseaux seuls sont gorgés de sang; le petit réseau capillaire, par contre, est effacé.

A la pression, la masse blanche est devenue moins résistante et laisse suinter une assez grande quantité de liquide. C'est là ce qu'on rencontre par exemple dans les cas de mort par asystolie, ou bien dans certains cas de néphrite chronique, alors que les phénomènes asphyxiques et les troubles circulatoires ont amené un état congestif et œdémateux des centres nerveux.

Lésions inflammatoires, simples ou spécifiques. — Les lésions inflammatoires, simples ou spécifiques, sont relativement rares dans le bulbe, car cet organe ne se trouve pour ainsi dire atteint qu'en dernier lieu. Néanmoins, même sous la forme aiguë, on a signalé quelques cas de myélites limitées à la région cervico-bulbaire, myélites dues soit à des chocs, soit à des traumatismes entraînant dans le bulbe des phénomènes inflammatoires à marche aiguë.

De plus, encore sous la forme aiguë, on peut observer une myélite bulbaire à titre de complication, de phénomène ultime, soit dans le cours d'une myélite ascendante aiguë, soit dans l'évolution d'une méningite de la base. De même, lorsqu'une hémorragie, une embolie ou une thrombose, ont déterminé, dans le bulbe, des phénomènes analogues à ceux que nous avons étudiés dans le cerveau, on peut voir se développer une myélite autour du foyer de ramollissement ou d'hémorragie.

Les phénomènes qui se produisent alors sont les mêmes que ceux décrits à propos de l'évolution de l'encéphalite; les lésions ultimes sont également de même nature.

A l'aspect macroscopique, on trouve tous les signes d'une vive congestion de la région; on note, de plus, un ramollissement très marqué de l'organe bulbaire.

L'examen microscopique révèle des particularités anatomiques analogues à celles de l'encéphalite : présence de corps granuleux; pigmentation et transformation granuleuse de la subtance nerveuse; diapédèse des globules blancs le long des vaisseaux; prolifération nucléaire dans la névroglie.

Enfin, il est deux maladies dans lesquelles l'examen histologique de la région bulbaire a démontré l'existence d'une poussée inflammatoire de cette région : je veux parler du tétanos et de la rage. Dans ces maladies, l'examen de l'isthme de l'encéphale a révélé, grâce à la technique moderne, qui seule pouvait mettre sur la voie de l'existence de quelques lésions, a révélé, dis-je, un travail inflammatoire, suraigu, de la substance nerveuse, dans cette partie de l'encéphale.

Dans les cas de rage, alors que l'examen détaillé de la moelle allongée a pu être fait, on a trouvé, en effet, en outre de la congestion vive et intense de tous les centres médullaires et cérébraux, un état granuleux du plancher du quatrième ventricule, état granuleux accompagné d'une dilatation de tous les vaisseaux de cette partie de l'encéphale.

L'examen microscopique a montré, en effet, qu'il existait autour des vaisseaux, et surtout dans la trame conjonctive des masses nerveuses grises et des faisceaux blancs, une prolifération nucléaire active, ce qui est, comme vous le savez, l'indice d'un état inflammatoire suraigu des centres nerveux.

Il convient de dire que, dans un cas comme dans l'autre, dans les cas de tétanos comme dans les cas de rage, les lésions sont en réalité diffuses; et, cet état inflammatoire, qui existe dans le bulbe, se retrouve, dans la moelle, à un même degré que dans le cerveau, circonstance qui écarte l'idée d'une localisation anatomique trop étroite de ces deux maladies, lesquelles, d'ailleurs, offrent tant de points de ressemblance, au moins dans leur étiologie.

Tout autre est l'importance des lésions inflammatoires chroniques du bulbe, qu'elles se présentent sous la forme franche, ou qu'elles soient spécifiques.

Ces lésions sont, en effet, relativement très communes sous la forme chronique, soit à titre de lésions primitives, soit, et surtout à titre de complications dans les maladies générales du système nerveux, méningo-encéphalite, syphilis, sclérose en plaque, etc.

Je vous ai déjà décrit certaines lésions du quatrième ventricule, en vous faisant l'histoire anatomique de la paralysie générale; ces lésions sont si constantes, dans cette maladie, qu'on a pu dire qu'elles étaient les plus caractéristiques.

Toutes les méningites chroniques de la base, et cela

indépendamment de leur forme, peuvent produire, consécutivement, un leptomyélite chronique bulbaire.

La forme cérébrale de la sclérose en plaque affecte
même, on peut le dire, une prédilection toute spéciale
pour l'isthme de l'encéphale, lequel est rarement épargné
lorsque la maladie est réellement bien généralisée et
étendue à tous les centres nerveux.

En outre, dans les lésions syphilitiques diffuses de
ces mêmes centres nerveux, il est presque de règle de voir
le bulbe être atteint, pour ainsi dire de préférence à toutes
les autres régions.

Voilà donc une série de syndromes cliniques, de maladies classées, dans lesquelles l'existence des lésions bulbaires est bien nettement démontrée ; mais il est toute
une autre classe d'affections dans lesquelles on a voulu
trouver, peut-être à tort, à notre avis, des lésions bulbaires considérées comme réellement spécifiques, et pouvant, par cela même, servir à caractériser nettement la
maladie.

Ainsi, dans la chorée, dans la paralysie agitans, quelques auteurs ont signalé des scléroses diffuses de la protubérance et du bulbe ; mais il suffit d'un examen, même
superficiel, pour se convaincre que cet état scléreux ne se
rencontre que quand on le trouve sur toute l'étendue du
canal encéphalo-médullaire ; dans ces cas, il n'est nullement limité au bulbe.

Enfin, Messieurs, on a signalé également, dans le diabète,
des lésions ayant leur siège sur le plancher du quatrième
ventricule, et intéressant, plus particulièrement, les noyaux
d'origine des nerfs mixtes. Sans mettre en doute la bonne
foi des observateurs, nous ferons observer que ces lésions

ne se voient que rarement dans le cours de cette maladie ; pour notre compte, nous ne les avons jamais rencontrées ; ce qui prouve, à tout le moins, qu'il s'agit là d'une simple coïncidence, ou bien qu'il peut exister, à côté du diabète vrai, des diabètes symptomatiques analogues à la glycosurie expérimentale de Bernard.

Voilà à peu près au complet, et exposées en quelques mots, le bilan des lésions inflammatoires chroniques du bulbe et de la protubérance ; je n'ai parlé, que pour mémoire, des gommes ou des tubercules de la moelle allongée, car ces productions constituent des raretés d'anatomie pathologique, au moins en tant que tumeurs développées aux dépens de la substance nerveuse elle-même.

Il ne me reste plus qu'à vous exposer les lésions d'une maladie dont la description clinique est l'un des chefs-d'œuvre de Duchenne de Boulogne ; je veux parler de *la paralysie labio-glosso-laryngée* primitive que l'on a rangée, tantôt dans les dégénérescences pures et simples, tantôt dans les maladies inflammatoires chroniques.

Nous pensons que cette dernière opinion est la vraie dans la plupart des cas, et c'est pour cela que nous allons décrire les lésions anatomiques de la paralysie labio-glosso-laryngée à la suite de celle des lésions inflammatoires chroniques dont elle fait, à notre avis, partie.

Les lésions caractéristiques de cette maladie, qui, dans sa marche progressive, envahit successivement tous les noyaux bulbaires, sont relativement nettes, et aisées à décrire et à comprendre.

Vous savez comment la maladie, débutant le plus souvent par les noyaux moteurs de la langue, gagne, de proche en proche, les noyaux du facial, du glosso-pharyngien, du pneumogastrique ; déterminant ainsi, et des troubles de la parole, et des troubles de la déglutition, et des atrophies musculaires, et enfin l'asphyxie.

Eh bien ! tout ce tableau clinique correspond à une lésion anatomique bien facile à exposer quand on la résume en ses termes les plus simples; c'est en définitive un travail inflammatoire du plancher du quatrième ventricule, travail entraînant une dégénérescence et une atrophie des cellules des noyaux bulbaires, d'où résultent les paralysies, les atrophies musculaires, et finalement la perte de la fonction.

Sur un bulbe atteint de paralysie labio-glosso-laryngée, de forme classique, les lésions macroscopiques sont peu accusées.

La forme générale de celui-ci est peu modifiée; quelquefois cependant on a signalé une asymétrie légère entre les deux moitiés du bulbe; mais, le plus souvent, il n'y a pas de modifications appréciables à l'œil nu.

L'aspect du plancher du quatrième ventricule ne révèle, le plus ordinairement, aucune modification extérieure; cependant, quelquefois, il peut exister une congestion assez vive de la surface; parfois même on a signalé un état légèrement granuleux, surtout dans les formes secondaires.

Sur la coupe, on ne trouve à peu près rien également; consistance et aspect, tout paraît normal.

Le seul fait à peu près constant que l'on puisse noter à l'examen macroscopique, c'est l'atrophie de quelques paires nerveuses, atrophie parfois très avancée.

Mais l'examen détaillé, fait au microscope, a révélé, aujourd'hui, à peu près nettement, la nature intime de la lésion.

Sur des coupes faites au niveau du plancher du quatrième ventricule, on constate, en effet, qu'il existe, dans la substance nerveuse, un travail inflammatoire plus ou moins ancien, plus ou moins actif, en particulier dans la substance grise périépendymaire. On trouve le plus souvent une richesse vasculaire anormale, une dilatation des vaisseaux, quelquefois un peu épaissis, surtout les gros troncs.

Les noyaux superficiels d'origine des nerfs crâniens, englobés dans ce travail inflammatoire, y participent ; leurs éléments cellulaires subissent un travail d'atrophie pigmentaire, lente et progressive, qui les transforme et les détruit peu à peu. Cette atrophie se fait suivant le mode que vous connaissez.

Il y a d'abord hypertrophie pigmentaire, puis, peu à peu, la cellule se réduit à un amas granuleux dans lequel on peut parfois reconnaître le noyau de la cellule. Comme conséquence de cette lésion centrale, on constate une atrophie des paires nerveuses qui émanent de ce noyau ; cette atrophie se fait suivant le type qu'affectent tous les tubes nerveux sectionnés et séparés de leur centre, c'est-à-dire que l'on constate une fragmentation et une disparition de la myéline, puis consécutivement une atrophie du cylinder axis.

En résumé, laissant de côté les altérations trophiques périphériques que nous étudierons à leur place, les lésions anatomiques de la paralysie labio-glosso-laryngée peuvent se résumer en ces termes :

Travail d'inflammation rapide ou lent du plancher du quatrième ventricule, dégénérescence consécutive des noyaux moteurs et sensitifs de la région ; la dégénéres-

cence débutant toujours vers le V du plancher du quatrième ventricule.

Mais, à côté de ces paralysies labio-glosso-laryngées primitives, il existe des formes secondaires survenant dans
le cours de l'atrophie musculaire progressive, de la sclérose latérale amyotrophique, de la paralysie générale, de la
sclérose en plaque. Ces formes secondaires présentent en
somme les mêmes caractères anatomiques que les précédents et peuvent se résumer dans le même terme général,
car quelle que soit l'origine du travail inflammatoire,
l'effet ultime est le même, à la durée et à la gravité près.

Il faut cependant qu'à ce sujet je vous signale les idées
développées par M. Dejerine dans un travail récent. Cet
auteur, se fondant sur plusieurs observations où il a constaté la sclérose latérale coïncidant avec la dégénérescence
des noyaux croit devoir émettre l'opinion que la paralysie labio-glosso-laryngée est une forme fruste de la sclérose
latérale amyotrophique. Cette proposition, vraie dans quelques cas, ne peut être généralisée, car dans d'autres observations on a noté l'intégrité des faisceaux blancs.

Le fait qu'il y a quelquefois atrophie, quelquefois paralysie simple, quelquefois ces deux symptômes à la fois, ne
nous semble pas devoir être invoqué au point de vue anatomique, car nous ignorons les relations exactes qui
unissent l'atrophie cellulaire des noyaux d'origine et la dégénérescence atrophique des muscles.

Tumeurs de la moelle allongée. — En laissant de côté les
tubercules et les gommes dont je vous ai parlé, les tumeurs
proprement dites du bulbe sont à peu près les mêmes que
celles décrites à propos des autres parties du système
nerveux.

Glyomes, fibromes, développés aux dépens de la névroglie bulbaire, papillomes, développés aux dépens de la surface épithéliale de l'épendyme, telles sont les principales variétés de tumeurs signalées dans le bulbe; elles sont analogues à celles de l'encéphale.

Suivant leur siège et leur volume, ces tumeurs peuvent

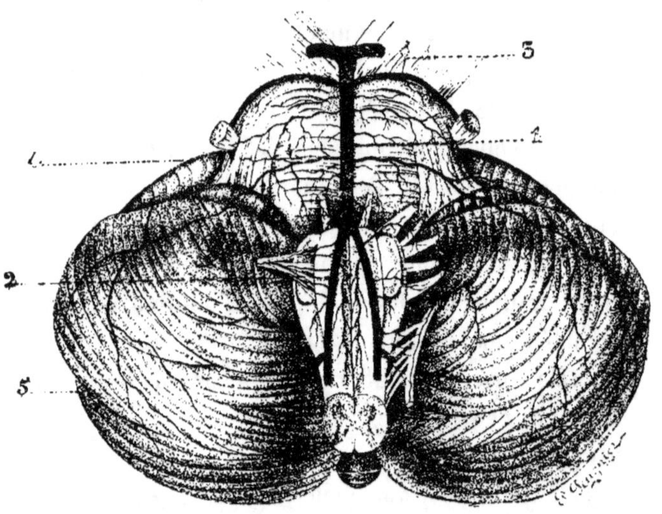

Fig. 91. — Artères nourricières du bulbe et de la protubérance. (D'après Duret.)

1, tronc basilaire, — 2, vertébrales, — 3, cérébelleuse supérieure,
4, cérébelleuse moyenne.

déterminer soit des compressions, soit des inflammations vraies qui donnent lieu à des syndromes cliniques rappellant quelquefois le tableau de la paralysie labio-glosso-laryngée.

Hémorrhagies et ramollissement. — Les lésions de la moelle allongée, consécutives à des lésions vasculaires, ont une pathogénie en tout identique à celle que je vous ai

longuement décrite à propos du ramollissement ou de
l'hémorragie cérébrale; il n'est donc pas utile d'y revenir.

Il me suffira de vous rappeler rapidement le mode d'irrigation du bulbe et de la protubérance pour vous montrer
quelles peuvent être les conséquences de ces lésions, et

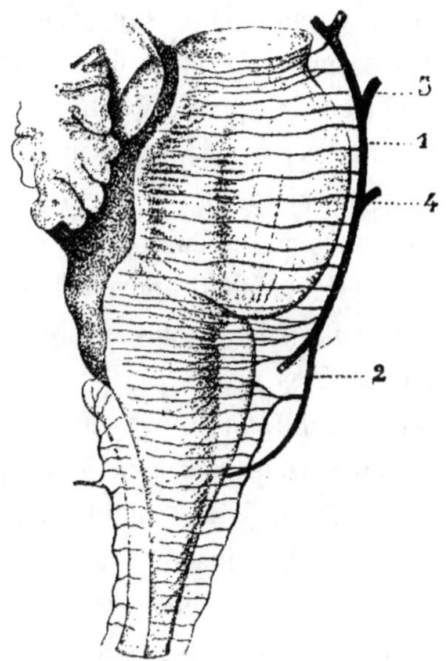

Fig. 92. — **Distribution des artères médianes du bulbe. (D'après Duret.)**

1, tronc basilaire, — 2, vertébrales, — 3, cérébelleuse supérieure.
4, cérébelleuse moyenne.

quelle est leur distribution la plus fréquente.

Sur ces deux figures, empruntées au mémoire de Duret,
(fig. 91, 92) vous pouvez vous rendre aisément compte de
la manière dont le sang est distribué au bulbe.

Vous voyez que la circulation de la région est sous la
dépendance à peu près exclusive des artères vertébrales

et des branches qui leur font suite, artère basilaire et artères cérébrales postérieures.

Cependant, de toutes ces artères, une seule, le tronc basilaire, offre à lui seul une importance plus considérable que les autres, car ce vaisseau fournit à peu près toute la partie moyenne de la protubérance et du bulbe.

Vous voyez que la région la plus inférieure du bulbe est irriguée par les branches émanées des vertébrales et des cérébelleuses inférieures : spinales postérieures qui se dirigent vers les pyramides postérieures et spinales antérieures qui desservent les pyramides antérieures.

Vous voyez en outre que le bulbe, dans sa portion supérieure, et la protubérance sont nourris dans les branches émanées du tronc basilaire et des artères cérébelleuses, moyennes et supérieures.

Sur le schéma (fig. 92), qui représente la coupe antéropostérieure du bulbe, vous trouvez indiquée la distribution des artères qui pénètrent directement dans la substance nerveuse et se prolongent jusque sur le plancher du quatrième ventricule, dont la cérébelleuse supérieure représente, sur la partie latérale au moins, le moyen de nutrition.

Enfin, tous les filets nerveux qui émanent du bulbe reçoivent un rameau vasculaire qui constitue ce que Duret appelle le rameau radiculaire. La distribution des artères bulbaires, que je viens de vous exposer, vous fait déjà comprendre quel sera le siège le plus fréquent des hémorragies bulbaires et du ramollissement de l'organe.

Les seuls vaisseaux un peu volumineux, qui pénètrent dans le bulbe ou la protubérance, sont les artères médianes; c'est là que doit se produire et se produit en effet le foyer d'hémorragie et le foyer de ramollissement.

Cette hémorragie ne sera presque jamais très considérable; mais, par suite de son lieu d'élection, elle se révélera par des symptômes généraux graves. En effet, une lésion de ce genre, portant sur le trajet d'une artère médiane du bulbe, intéressera sûrement un faisceau pyramidal, et déterminera, comme symptôme principal, une hémiplégie et parfois une hémianesthésie, symptômes qui présenteront le caractère particulier d'être alternes, c'est-à-dire d'affecter, à la fois, les muscles de la face du côté de la lésion, et les muscles des membres situés de l'autre côté ; ce fait s'explique facilement par la décussation des pyramides, dont les fibres sont entrecroisées, et par la lésion directe des noyaux moteurs bulbaires, dont les fibres ne s'entrecroisent pas.

Les ramollissements, peu étendus, du bulbe ou de la protubérance se rencontrent assez fréquemment; mais les ramollissements très étendus sont rares et déterminent le plus souvent une mort brusque, surtout dans le cas d'embolie dans un des gros vaisseaux nourriciers du bulbe.

Bibliographie. — Potain, *Gazette des hôpitaux*, 1862.

Leyden, *Maladies de la moelle*.

Rosenthal, *Maladies du système nerveux*.

Browne, *Lancet*, févr. 1875.

Raymond, *Clinique de l'Hôtel-Dieu*.

Hallopeau, *Paralysies bulbaires*, Thèse, 1875.

Leyden, *Zwei Falle acuter Bulbarparalysie*, in *Arch. f. Psych.*, 1876.

Duchenne (de Boulogne), *Paralysie progressive de la langue, du voile du palais et des lèvres*, in *Arch. de méd.*, 1860.

Duchenne et Joffroy, *De l'atrophie aiguë et chronique des cellules nerveuses de la moelle et du bulbe*, in *Arch. phys.*, 1870.

Friedreich, *Ueber progress. Muskelatrophie*, Berlin, 1873.

Dejerine, *Arch. de Physiologie*, 1883.

DIX-NEUVIÈME LEÇON

MOELLE. — ANATOMIE ET PHYSIOLOGIE

SOMMAIRE. — Considérations générales. — Aspect microscopique de la moelle — Faisceaux de la moelle dans leurs rapports réciproques. — Leur étendue aux différentes régions. — Trajet des fibres afférentes et efférentes. — Histologie des éléments de la moelle. — Physiologie de la moelle ; résultats des sections de la moelle. — Expériences de Vulpian et de Brown-Séquard. — Fonctions des faisceaux blancs et de la substance grise.

MESSIEURS,

Nous en avons fini avec les lésions des centres nerveux encéphaliques. Il me reste, pour terminer la tâche que je me suis imposée, à vous faire l'anatomie pathologique de la moelle, c'est-à-dire des centres nerveux rachidiens.

C'est ici surtout que nous allons retrouver, à chaque pas, la preuve de l'influence considérable qu'a exercée l'anatomie pathologique sur la connaissance et l'interprétation de la pathologie nerveuse. Tandis que, comme nous l'avons vu, il reste encore un peu d'obscurité, un peu de vague, sur bien des points de l'histoire de la physiologie et de la pathologie des centres nerveux encéphaliques ; rien n'est, au contraire, plus clair et plus précis que le diagnostic topographique des maladies de la moelle, maladies dans lesquelles, bien que le plus souvent le diagnostic de nature ou d'étiologie de la lésion soit difficile à porter, le diagnostic de siège est rarement en défaut.

Sans doute, beaucoup des maladies de la moelle n'ont pas encore, et n'auront peut-être pas de longtemps, de caractéristique anatomique. Voyez plutôt le tétanos, la rage, la chorée, la paralysie agitans qu'on range, à défaut de mieux, dans les névroses, comme on y rangeait, au siècle dernier, la sclérose en plaque ou l'ataxie locomotrice, alors que ces maladies n'avaient même pas d'individualité clinique.

Cependant ces maladies sont bien évidemment la conséquence de lésions inconstantes et fugaces qui ont échappé jusqu'ici à nos investigations.

Je n'insiste pas davantage sur ces faits, me réservant d'y revenir, avec plus de détails, à propos de chaque maladie.

Je vais aujourd'hui, procédant pour la moelle comme nous avons procédé 'pour le cerveau, vous retracer, en quelques mots, la physiologie et l'anatomie normale de cet organe, avant de passer à l'interprétation et à l'étude des lésions anatomiques qui peuvent le frapper.

Cette étude nous sera évidemment facilitée par les données d'ensemble que je vous ai fournies sur la physiologie générale du système nerveux, sur sa structure morphologique, sur les fonctions de chacune de ses parties constituantes.

Vous connaissez la forme et les dimensions de la moelle, particularités qui n'offrent d'ailleurs pour nous qu'un très faible intérêt.

Vous savez que la moelle présente, sur sa circonférence, deux sillons, l'un antérieur, l'autre postérieur; ces sillons la divisent en deux parties; on y trouve encore deux autres sillons collatéraux d'où émergent les racines nerveuses des nerfs rachidiens.

Ce sont là des faits classiques que vous avez présents à l'esprit, évidemment tous, et que la vue seule des figures schématiques, qui sont sous vos yeux, suffirait à vous rappeler.

Vous connaissez également les rapports de la moelle avec les membranes qui l'enveloppent; je vous ai décrit ces rapports à propos de la pathologie des membranes, et vous pouvez les étudier facilement sur les schémas que je vous ai déjà présentés, et qui vous montrent, d'après Axel Key et Retzius, les connexions de la pie-mère, de la dure-mère et de l'arachnoïde spinale.

Le point le plus important, et celui sur lequel je tiens le plus à insister dans cette leçon, entièrement consacrée à la moelle, a trait à la connaissance de la disposition des rapports de la colonne grise et des faisceaux blancs qui en partent pour se diriger, soit vers le centre supérieur, soit vers la périphérie.

Je vous ai indiqué, en gros, la disposition de ces faisceaux blancs et les rapports généraux qu'ils ont entre eux, sur une coupe horizontale de la moelle.

Vous retrouvez ici, sur ce schéma emprunté à Erb (fig. 93), la distribution de ces faisceaux et leurs rapports avec la substance grise, aux différents étages de la moelle.

Vous voyez que le faisceau du cordon antéro-latéral, qui vient former, comme nous l'avons vu dans la dernière leçon, le faisceau pyramidal moteur, constitué par ses deux portions, directe et croisée, se continue, en s'effilant de plus en plus jusque vers la fin de la région dorsale, où

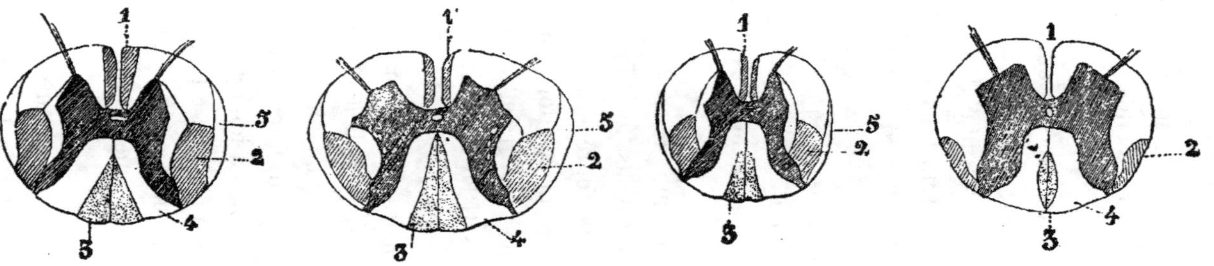

Fig. 93.
Schéma de la distribution des différents faisceaux de la moelle dans les diverses régions.

1, faisceau pyramidal direct, — 2, faisceau croisé, — 3, cordons de Goll, 4, zone radiculaire, — 5, faisceau cérébelleux.

cesse d'apparaître la portion directe, et jusque vers le renflement lombaire, où vient s'effiler et disparaître la portion croisée.

Vous voyez que le cordon de Goll, très grêle à la région lombaire, devient surtout marqué vers la région dorsale, et s'amincit à nouveau vers la région cervicale, où il disparaît pour former le funiculus cuneatus et gracilis, ou partie la plus interne des pyramides postérieures, après s'être réfléchi.

Cette disposition vous indique déjà une certaine autonomie de cette région de la moelle, autonomie que la clinique et l'expérimentation nous démontreront encore mieux.

Vous voyez également, sur ce schéma, que c'est surtout au niveau des renflements lombaire et cervical, que la substance grise, qui entoure le canal central, acquiert une plus grande étendue, disposition qui paraît être en rapport avec le volume plus grand des paires nerveuses qui en émergent pour satisfaire à l'innervation des membres supérieurs et inférieurs.

Vous pouvez remarquer également que le système de fibres commissurales, qui relient, ainsi que je vous l'ai dit, les différents étages de la moelle et de la substance grise du canal encéphalo-médullaire, que ce système de fibres commissurales, dis-je, croît en importance de la région cervicale à la région lombaire; dans cette région, il acquiert une importance prépondérante eu égard à la part si faible que prennent, dans cette partie, les fibres venues de l'encéphale.

Les connexions de ces différents faisceaux blancs avec la substance grise centrale vous ont déjà été exposées; je me

borne à vous les rappeler aussi brièvement que possible,
d'après le schéma que je vous présente (fig. 94).

Vous voyez que les fibres des cordons moteurs directs et
réfléchis, passent à travers la substance grise sans s'y inter-
rompre, d'après les Allemands, au contraire en se mettant

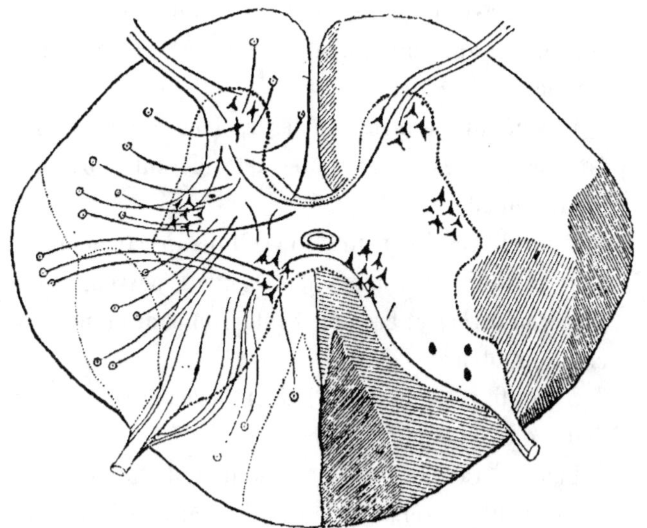

Fig. 94. — Schéma de connexions cellulaires des différents faisceaux
de la moelle.

en rapport avec les cellules de la corne antérieure, d'après
Charcot et l'école française, et viennent en définitive, avec
ou sans interruption, se joindre aux fibres des racines antérieures par deux trajets, l'un à concavité interne, l'autre à
concavité externe.

Vous pouvez voir également que les fibres des faisceaux
postérieurs viennent également se mettre en rapport avec
les cellules des cornes postérieures par des trajets que
nous ne nous connaissons encore que très imparfaitement.

Quant au système des fibres commissurales antérieures ou postérieures, vous savez que ses différents trajets, pour se mettre en rapport avec les cellules antérieures ou postérieures, motrices ou sensitives, sont forts variés, suivant les points que l'on considère.

Rappelez-vous enfin ce que je vous ai dit à propos des fibres qui constituent les racines émergeant de la moelle.

Je vous ai montré que les racines antérieures étaient formées par les fibres venues de différentes origines. On y trouve en effet :

1° Des fibres émanant de la cellule directement;

2° Des fibres venues des centres nerveux supérieurs (faisceau direct et croisé), s'interrompant ou non dans une cellule motrice;

3° Des fibres venues de la cellule sensitive par l'intermédiaire d'une cellule motrice.

Dans les racines postérieures, il existe de même :

1° Des fibres venant à la cellule sensitive de la corne ;

2° Des fibres qui se sont interrompues dans le ganglion et qui en viennent;

3° Des fibres qui vont à la colonne de Clarke et au réseau de Gerlach ;

4° Des fibres qui montent directement par les zones radiculaires et par ce faisceau qui se trouve à la base de la corne postérieure, faisceau auquel Meynert a donné le nom de faisceau longitudinal postérieur.

Je vous rappelle aussi quelle est la répartition topographique des éléments cellulaires de la substance grise.

On distingue :

1° Les cellules des cornes antérieures, divisées en trois

groupes, désignées, d'après leur situation, sous les noms de médian, d'antérieur et de latéral ;

2° Les cellules des cornes postérieures, éparses dans toute l'étendue de la corne et sans groupement spécial ;

3° Enfin les cellules de la colonne de Clarke, n'existant que dans la région dorsale et formant sur les côtés du canal central deux amas cellulaires situés à peu près au milieu de la ligne de séparation des cornes antérieures et postérieures.

Je vous signale enfin l'entrecroisement d'une partie des fibres des cordons postérieurs et antérieurs, dans les commissures antérieure et postérieure que l'on nomme encore d'après leur aspect commissures blanche et grise.

Voilà pour l'anatomie microscopique de la moelle, dans ses traits principaux.

L'histologie des éléments de cet organe vous a déjà été faite en partie et, peut d'ailleurs se résumer très simplement.

Trois éléments principaux la composent :

1° Des fibres nerveuses ;

2° Des cellules nerveuses ;

3° Des éléments conjonctifs.

Les fibres nerveuses sont constituées sur le type général de la fibre nerveuse, c'est-à-dire par un cylinder-axis enveloppé d'un manchon de myéline à dimensions variables ; mais ce manchon, dans les fibres nerveuses des centres nerveux, est nu et dépourvu de gaine de Schwan qui est l'apanage du système nerveux périphérique.

Les dimensions de ces fibres sont extrèmement variables et oscillent entre 5 et 20 μ.

Les plus volumineuses sont celles des cordons antérieurs, et en général des cordons moteurs (15 à 20 µ), tandis qu'au contraire les fibres des cordons sensitifs présentent des dimensions beaucoup plus grêles (5 à 6 µ).

Les fibres du cordon cérébelleux se font même remarquer, sur la coupe de la moelle, par leur dimension extrêmement petite, qui tranche sur le calibre plus considérable des fibres motrices qui les entourent.

Les cellules nerveuses des trois groupes que je vous ai décrits ont la même forme générale, forme polyédrique à prolongements multiples avec ou sans prolongement indivis de Deiters.

A la dimension près, toutes sont construites sur le même type; cependant les différences de grandeur sont dans le même sens que pour les fibres, c'est-à-dire que les cellules motrices ont des dimensions en général doubles de celles des cellules sensitives.

Les cellules de la corne antérieure sont constituées sous le type que vous connaissez déjà.

Fusiformes, possédant un noyau arrondi, volumineux (15 à 20 µ), pourvus de prolongements toujours très longs, possédant le prolongement non ramifié que Deiters a le premier décrit, de dimensions variables (50 à 150 µ), à protoplasma présentant la structure fibrillaire sur laquelle Max Schultze a insisté; telle est la constitution de ces cellules des cornes antérieures.

Elles se mettent en rapport, par leurs prolongements ramifiés, avec ce réseau fibrillaire décrit par Gerlach et représenté par un lacis de fibrilles nerveuses d'une finesse extrême. Par leur prolongement de Deiters, elles donnent naissance aux fibres nerveuses des paires motrices.

Les cellules de la corne postérieure sont, en tous les points, sauf en un seul, absolument semblables comme forme aux précédentes; elles n'en diffèrent, en effet, que par l'absence du prolongement axile qui cependant peut exister quelquefois.

Leurs dimensions sont très minimes (20 à 30 μ).

Les cellules de la colonne de Clarke (50 à 100 μ) sont intermédiaires, comme dimension, entre ces deux types extrêmes, mais elles possèdent les mêmes particularités que les cellules de la corne postérieure.

Le tissu conjonctif de la moelle est représenté, dans la substance grise et dans l'intérieur des faisceaux blancs, par des éléments cellulaires analogues à ceux que je vous ai décrits pour le cerveau; ce sont des éléments à protoplasma fin, délicat et peu abondant, placé autour d'un noyau qui occupe à près toute la cavité cellulaire.

Dans les travées conjonctives un peu volumineuses, on voit se surajouter à ces éléments de fines fibrilles connectives.

Les vaisseaux enfin sont semblables à ceux du cerveau et possèdent une gaine lympathique.

Telle est la constitution de la moelle au point de vue anatomique. Quelques mots maintenant sur la physiologie de cet organe.

Physiologie de la moelle. — La physiologie de la moelle commence à sortir, aujourd'hui, d'une obscurité où elle se débattait il y a trente ou quarante ans; grâce aux recherches de Claude Bernard, de Brown Séquard, de Vulpian, de Chauveau, et d'un très grand nombre de physiologistes, nous connaissons, aujourd'hui, les principales particularités du fonctionnement physiologique de cet organe.

Il y a encore bien des points obscurs; mais cependant

des faits précis, bien indiqués et bien démontrés, sont acquis à la science; je vais vous les exposer rapidement.

Ainsi que l'anatomie nous le prouve, et sans entrer dans la discussion des déductions physiologiques qui consacrent le fait, la moelle contient deux sortes d'éléments :

1° Des éléments qui établissent, soit médiatement, soit immédiatement, des rapports entre la périphérie et l'encéphale;

2° Des éléments nerveux propres : cellules nerveuses qui jouent, dans quelques circonstances, un rôle spécial, autonome, sans l'intervention des centres supérieurs.

Vous savez, en effet, que toute excitation périphérique peut suivre trois voies différentes. Ces excitations peuvent passer :

a) Par la cellule nerveuse de la corne postérieure, se réfléchir vers la cellule de la corne antérieure, et donner lieu à ce que l'on peut appeler le réflexe médullaire;

b) Si l'intensité de cette action s'accroît, ou si elle est en rapport avec un certain nombre d'excitations spéciales, cette irritation peut se transmettre jusqu'au ganglion sensitif de la base du cerveau, et se réfléchir, par la voie des ganglions moteurs, vers la cellule motrice de la moelle : c'est le réflexe coordonné et demi-conscient;

c) Ou bien, l'excitation, passant par les organes sensitifs et moteurs de l'écorce, revient à la périphérie, ce qui constitue l'acte volontaire conscient.

Dans cette hiérarchie des réflexes, bien que le rôle de la moelle soit relativement peu élevé, il n'en est pas moins fort important, car au nombre de ces réflexes médullaires, il faut compter les réflexes respiratoires, cardiaques, les réflexes moteurs du tube intestinal et des organes abdominaux, dont l'innervation vaso-motrice et trophique est sous la dépendance, presque exclusive, de la moelle.

C'est la moelle, en effet, qui, par suite de ses rapports avec les ganglions sympathiques des plexus cardiaque, pulmonaire, solaire et autres, tient, sous sa dépendance, la nutrition générale de l'organisme.

Du même ordre de faits d'autonomie médullaire, font partie les troubles trophiques qu'entraînent, dans les organes de la locomotion, muscles, os et articulations, les lésions des éléments nerveux de la moelle; et il est utile de remarquer que l'atrophie d'origine médullaire est toujours plus absolue que l'atrophie d'origine cérébrale (dégénérescence secondaire), parce que l'influence de la moelle est bien plus immédiate et plus directe.

Tel est le rôle général de la moelle; on peut le résumer ainsi :

1° Un organe de conduction, d'une part;

2° Un organe de direction et de coordination, d'autre part.

Toute lésion, soit expérimentale, soit clinique, retentira donc sur les phénomènes de conduction dont la moelle est le siège, et modifiera diversement le fonctionnement des différentes parties grises qui la constituent.

La lésion expérimentale la plus simple que l'on puisse réaliser, c'est la section transversale de la moelle, à un niveau quelconque.

Cette expérience donne pour résultat constant la paralysie motrice volontaire et l'anesthésie totale de toutes les parties du corps innervées par le segment isolé de la moelle, tandis que les mouvements réflexes sont au contraire accrus comme intensité et comme étendue.

Abolition des mouvements volontaires et de la sensibilité, exagération des réflexes, tel est le résultat grossier de cette expérience qui s'accompagne de phénomènes secondaires fort intéressants néanmoins; tels sont les phénomènes de constriction vasculaire et de refroidissement local ou de modifications du nombre des battements du cœur, s'il s'agit de lésion de la partie cervicale.

Je ne vous parle que pour mémoire des lésions de la

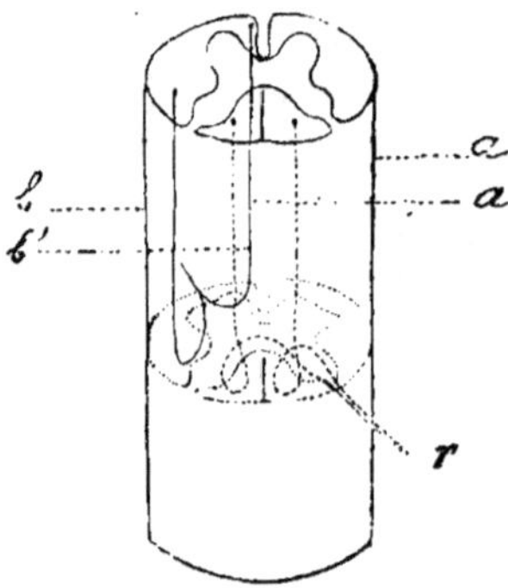

Fig. 95. — Schéma des conducteurs de la motricité et de la sensibilité dans la moelle pour servir à l'explication des phénomènes de la section hémilatérale.

bb', fibres du faisceau direct et du faisceau croisé du cordon antéro-latéral, *aa'*, fibres servant à la conduction des impressions sensibles, — *r'*, racines postérieures.

région tout à fait supérieure dont la mort par asphyxie est la conséquence immédiate, par paralysie diaphragmatique.

L'hémisection de la moelle donne également des résultats fort instructifs.

Cette hémisection latérale, comme vous pouvez le voir sur le schéma dont nous nous sommes déjà servis et sur cet autre schéma conforme aux idées de Brown Séquard (fig. 95) intéresse à la fois les fibres des faisceaux moteurs directs et croisés, les fibres des faisceaux sensitifs posté-

rieurs d'un même côté, faisceaux qui, par suite de l'entrecroisement postérieur, sont constitués par les fibres sensibles directes, venant du côté de la lésion, et par les fibres
sensibles du côté opposé.

Aussi le résultat de la lésion hémilatérale de la moelle
est-il une paraplégie motrice du côté de la lésion, et un
affaiblissement très marqué de la sensibilité des deux côtés,
mais surtout prononcé du côté opposé.

Les phénomènes douloureux persistent néanmoins, ce qui
s'explique puisque la substance grise est intacte d'un côté.

Les phénomènes d'innervation propre de la moelle
subissent dans ce cas les mêmes modifications que dans
une section complète, c'est-à-dire qu'il y a exagération des
réflexes, effets vaso-moteurs, etc.

Vous comprendrez, de même, que la séparation médiane
des deux parties de la moelle s'accompagne surtout de
troubles de la sensibilité, puisqu'on divise les commissures
antérieure et postérieure, dont la fonction nous a été
révélée par l'expérience précédente.

Les lésions expérimentales, isolées, des différents faisceaux de la moelle ont donné également des résultats fort
intéressants.

Vous savez que la destruction isolée de toute la substance
grise a permis à Vulpian de démontrer qu'elle était le
siège des transmissions d'impressions douloureuses, ce qui
se comprend facilement, étant données les considérations
que je vous ai fournies dans mes premières leçons, sur la
signification du fait douleur.

La lésion isolée des faisceaux postérieurs entraîne une
paraplégie sensitive portant sur les sensations non douloureuses.

La lésion isolée des faisceaux antéro-latéraux produit, au contraire, une paraplégie du mouvement d'un côté ou des deux côtés.

Toutefois le fait d'exagération des phénomènes d'autonomie de la moelle, au-dessous de la lésion, se vérifie plus ou moins dans tous ces cas, mais il convient de dire que ces faits sont toujours moins marqués dans les cas de section complète.

Les faits expérimentaux de Brown Séquard et de Vulpian démontrent donc que les fonctions des cordons spéciaux sont bien en rapport avec les connexions anatomiques indiquées et nous permettent de résumer ainsi la physiologie de la moelle :

1° Les faisceaux antérieurs et latéraux servent à la conduction des impressions motrices d'origine cérébrale ;

2° Les faisceaux postérieurs servent à la conduction des véritables impressions sensibles ;

3° La substance grise, envisagée comme organe de conduction, transmet les phénomènes douloureux ; et, comme foyer d'innervation, elle est le siège de la production des réflexes simples.

Je ne puis, dans ces leçons, entrer dans de plus longues considérations physiologiques. Je dois seulement vous rappeler les faits principaux, nettement démontrés, ceux, en un mot, qui vous sont nécessaires pour bien interpréter l'anatomie pathologique, le véritable but de cette étude.

Bibliographie. — Brown Séquard, *Leçons sur les paraplégies avec préface de Rouget*, 1864.

Vulpian, art. MOELLE du *Dictionnaire de Dechambre.*

Poincaré, *Leçons sur la physiologie normale et pathologique du système nerveux*, 1878.

Hermann, *Handbuch der Physiologie*.

Schiff, *Die Erregbarkeit des Ruckenmark*, in *Arch. de Pflüger*, 1882-1883.

Brown Séquard, *Archives de physiologie*, 1868-1869.

Claude Bernard, *Physiologie du système nerveux*.

Vulpian, *Physiologie comparée du système nerveux*.

Vulpian, *Leçons sur les phénomènes vaso-moteurs*.

Schiefferdecker, *Archiv. f. An. und. Pysiol.*, 1882.

VINGTIÈME LEÇON

ANÉMIE. — CONGESTION DE LA MOELLE
MYÉLITES AIGUËS SIMPLES, INFECTIEUSES
OU SPÉCIFIQUES

SOMMAIRE. — Considérations générales. — Anémies de la moelle. — Congestion active ou passive. — Hémorragie. — Myélites aiguës simples expérimentales et cliniques. — Paralysie de l'enfance, paralysie de l'adulte. — Myélites aiguës infectieuses.— Myélites spécifique, tuberculeuse, et syphilis de la moelle.

MESSIEURS,

Après avoir passé en revue dans notre dernière leçon, l'anatomie normale et la physiologie de la moelle, il nous faut entamer aujourd'hui l'étude de l'anatomie pathologique de l'axe nerveux rachidien.

Procédant pour la moelle comme nous l'avons fait pour le cerveau, nous commencerons cette étude par celle des phénomènes anatomiques propres aux troubles de circulation : congestion active ou passive, anémie, hémorragie. Ce point de départ acquis, nous verrons les modifications anatomiques que détermine l'inflammation aiguë de la moelle. Nous étudierons ensuite les inflammations chroniques diffuses; puis nous passerons à la description des myélites systématiques et des dégénérescences de l'organe.

En somme l'ordre que nous allons suivre est le suivant :

1° Troubles de circulation et inflammations aiguës, diffuses, simples ou spécifiques ;

2° Inflammations diffuses chroniques, simples ou spécifiques ;

3° Myélites systématiques (ataxie, sclérose latérale, etc.) ;

4° Dégénérescences secondaires et tumeurs de la moelle.

Chacune de ces divisions, qui nous semblent rationnelles, fera le sujet d'une leçon au moins ; par conséquent la leçon d'aujourd'hui portera, tout entière, sur les troubles de circulation et les inflammations aiguës de l'organe médullaire.

Anémie de la moelle. — Nous avons déjà eu l'occasion de vous parler de l'anémie médullaire, à propos de l'anémie des méninges, qui s'accompagne toujours, comme je vous l'ai dit, d'anémie des centres nerveux, puisque c'est le réseau artériel de la pie-mère cérébrale ou rachidienne, qui est chargé de la nutrition de ce centre.

Je vous ai fait remarquer, tout d'abord, le fait que l'anémie de la substance nerveuse pouvait se rencontrer dans tous les cas d'anémie généralisée, et qu'alors elle n'avait que peu d'importance au point de vue anatomo-pathologique.

Il en est tout autrement de l'anémie partielle consécutive, soit à une lésion vasculaire essentiellement locale, soit à un trouble de circulation permanent dans les gros troncs, artériels ou veineux, qui fournissent du sang au cerveau ou à la moelle.

Sous l'influence des conditions de ce genre, il est possible de voir se produire une anémie partielle de la moelle qui peut se localiser dans la région lombaire, et donner lieu, en ce point, à des désordres spéciaux par suite de l'autonomie relative plus grande de ce segment.

Cette remarque préalable s'applique d'ailleurs tout aussi bien aux congestions qu'aux inflammations, et je vous la présente une fois pour toutes.

Ces considérations sur la nature et l'étiologie de l'anémie sont néanmoins d'autant plus utiles à noter que si l'importance fonctionnelle et pathogénique de l'anémie médullaire est très grande, ses caractères anatomo-pathologiques sont assez peu accusés, à tel point que l'on peut dire qu'à l'autopsie, on ne constate le plus souvent l'anémie que par l'intermédiaire de la lésion vasculaire qui a pu la produire.

Les causes de l'anémie médullaire peuvent se résumer en quelques mots, ce sont :

1° Les thromboses ou les embolies des vaisseaux de la moelle, lésions que la syphilis, les pyrexies, les endocardites infectieuses peuvent produire chez l'homme, et que Panum et Vulpian ont réalisé expérimentalement chez les animaux (injection de poudre de licopode, et ligature de l'aorte thoracique) ;

2° La compression des gros vaisseaux comme la sous-clavière, l'aorte ; compression que la clinique ou l'expérimentation ont souvent réalisé ;

3° L'ischémie physiologique par constriction vasculaire, qu'on suppose théoriquement exister chez l'homme, mais qu'on ne peut bien constater qu'anatomiquement sur l'animal à la suite de choc, de commotion sensible (*schock* des Anglais), ou par l'action de certains toxiques à faibles doses (atropine, belladone, ergotine, etc.) ;

4° Enfin l'anémie médullaire, par le fait de l'action des

dyscrasies, causées par des maladies générales, étiologie que nous laissons de côté parce qu'elle est plutôt du ressort de la pathologie générale que de la pathologie ou de l'anatomie pathologique spéciale du système nerveux. Quoiqu'il en soit, les caractères de l'anémie médullaire, quand on peut les constater sont les suivants : décoloration de la pie-mère rachidienne, gros troncs antérieurs et postérieurs à peine et seuls apparents; veines contenant peu de sang. Au lieu de la coloration un peu rosée que présente la substance grise de la moelle on trouve, à la coupe, une différence de coloration à peine sensible entre les deux substances grise et blanche.

Souvent il existe un peu de mollesse générale de l'ensemble qui ne va cependant jamais jusqu'au ramollissement vrai.

Les symptômes de l'anémie médullaire, vous les connaissez; ils consistent tantôt, si cette anémie est légère, en une excitabilité plus grande du pouvoir réflexe de la moelle, tantôt, si l'anémie est plus complète et presque absolue, en des phénomènes de parésie limitée.

Congestion. — Je répéterai pour la congestion rachidienne ce que j'ai dit de l'anémie. Son existence est le plus souvent difficile à vérifier chez l'homme, sinon indirectement, c'est-à-dire par la constatation des lésions primitives qui ont pu la produire.

Cette congestion peut être active, c'est l'*hypérémie* proprement dite; ou passive, c'est alors la *stase sanguine*.

Les causes qui produisent l'*hypérémie* sont très variables, et de même nature que celles qui produisent l'hypérémie cérébrale. Excès de fonctionnement, choc local; intoxication (alcool, phosphore, arsenic, curare, etc.); pyrexies.

Les caractères vous ont été donnés, à propos de l'hypérémie de la pie-mère en général; ils sont d'ailleurs, je le
répète, fort difficilement constatables à l'autopsie. Cependen-
dant l'arborisation vasculaire, l'existence d'hémorragies
dans la gaine; au microscope, la présence de pigment sur
les méninges, sont des signes à peu près certains qu'il
importe de noter.

De plus, l'injection vive de fines ramifications vasculaires
n'est presque jamais un phénomène cadavérique, et ressort,
presque toujours, des phénomènes inflammatoires.

Les conditions qui produisent la *stase médullaire* sont au
moins aussi variées que celles qui déterminent l'hypérémie;
cependant la cause la plus fréquente, et celle qui présente
pour nous le plus d'intérêt, c'est la production des troubles
circulatoires des gros troncs veineux, consécutifs, soit à
une lésion des vaisseaux, soit à des lésions cardiaques.
A côté de cela, il faut citer néanmoins, toutes les lésions
possibles des troncs veineux propres de la moelle ; phlébite,
varices (Vulpian).

Quoiqu'il en soit, la mollesse et l'œdème de la moelle ; la
décoloration partielle de l'organe, contrastant avec la congestion des troncs antérieurs et postérieurs, sont les signes
les plus constants de la congestion passive.

Quand cette congestion s'accompagne d'ecchymoses méningées ou médullaires, le diagnostic anatomique peut être
posé avec rigueur.

Les phénomènes physiologiques qui accompagnent l'hypérémie et la stase sont un peu différents; cependant, en thèse
générale, on peut dire que l'exaltation du pouvoir réflexe
est le symptôme le plus constant de l'hypérémie, tandis que
la stase, bien que pouvant donner lieu quelquefois à des

réactions de même ordre, produit, au contraire, des phénomènes de paralysie ou plutôt de parésie, soit motrice, soit sensible, dans la région correspondante.

J'insiste sur ces faits, parce que leur importance clinique est assez grande et que vous devez en tenir compte dans un grand nombre d'états morbides, où vous voyez, tout à coup, éclater des phénomènes nerveux, médullaires, que vous ne savez à quoi rapporter. Bien des phénomènes locaux de l'hystérie, de la chorée, du tétanos, de la rage, sont sous la dépendance soit directe, soit indirecte, de troubles circulatoires médullaires ou cérébraux ; mais on ne les constate anatomiquement que lorsque leur durée a produit un état général grave et des lésions anatomiques définies dans l'intérieur du tissu nerveux.

A côté de ces cas, il en est d'autres dont la pathogénie est plus facile à saisir ; mais il faut bien le dire, dans tous ces cas de paralysies limitées, qui succèdent soit à des lésions cardiaques, soit à des pyrexies, soit à des fluxions collatérales (état puerpéral), le plus souvent on se trouve sur la limite qui sépare les congestions actives ou passives des myélites, dont nous allons nous occuper tout à l'heure.

L'hémorragie peut se produire tout aussi bien dans la moelle que dans le cerveau ; mais il faut bien remarquer que, très commune dans le cerveau, elle est au contraire très rare dans la moelle ; cela tient, en première ligne, à la différence de calibre des vaisseaux des deux organes ; tandis que, dans le cerveau, nous voyons pénétrer des branches relativement volumineuses, les branches qui pénètrent dans la moelle sont toujours très petites et se résolvent presque immédiatement en capillaires.

Vous connaissez, en gros, la disposition des vaisseaux de la moelle ; vous savez que les branches venues, de la vertébrale en haut, des intercostales dans la région moyenne, et des lombaires en bas, constituent trois gros troncs artériels qui rampent sur les sillons médian, antérieur et postérieur ; que ces artères, antérieures et postérieures, envoient des prolongements, les uns internes, qui pénètrent surtout par le sillon antérieur, à travers le repli de la pie-mère, les autres latéraux qui se recourbent pour pénétrer par les sillons collatéraux antérieurs et postérieurs, en accompagnant les racines.

Les troncs veineux sortent par des voies analogues et forment deux troncs principaux parallèles aux gros troncs artériels.

Ces principes préliminaires une fois posés, vous voyez que, par le fait seul de la distribution anatomique, c'est dans la substance grise, au niveau des commissures, que doivent surtout se produire les foyers hémorragiques intramédullaires un peu considérables. C'est, en effet, à ce niveau que ces hémorragies se forment habituellement.

Les détails dans lesquels nous sommes entrés sur la pathogénie et la marche de l'hémorragie cérébrale nous rendront facile la compréhension des phénomènes anatomiques et cliniques que fournit l'hémorragie médullaire ou hématomyélie.

Le fait primordial et essentiel qui caractérise la première phase de l'hémorragie médullaire, c'est l'épanchement du sang dans l'intérieur de la substance grise. La pathogénie de la rupture est la même que celle de l'hémorragie cérébrale ; elle est toujours précédée d'une lésion vasculaire. Au point de vue des dimensions, le foyer hémorragique peut être multiple et punctiforme, ou bien unique et remplissant une certaine portion de l'organe.

Ce que ces hémorragies produisent, au point de vue clinique, ce sont les symptômes ordinaires de la destruction de l'axe gris; je n'y insiste donc pas; il vous est facile de les prévoir d'après les données physiologiques que je vous ai exposées.

Ce qui est beaucoup plus intéressant, ce sont les lésions secondaires de l'hémorragie ; car aussitôt après l'achèvement de celle-ci, il se produit, à la périphérie du caillot, un travail réparateur de myélite analogue à celui de l'encéphalite péri-hémorragique, myélite qui amène un enkystement véritable du caillot, et dont les caractères histologiques sont ceux de l'inflammation de la substance grise nerveuse en général.

En définitive, ce processus tend vers la production d'une zone de sclérose, et vers la résorption du caillot.

Alors surviennent les phénomènes consécutifs, c'est-à-dire l'atrophie des nerfs et des muscles, la dégénérescence secondaire des cordons de la moelle, altérations et dégénérescence que nous étudierons plus tard spécialement, car elles sont communes à toutes les lésions médullaires.

Je ne fais donc que signaler en passant ces phénomènes ultimes que nous reverrons, plus en détail, avec l'ensemble des dégénérescences secondaires, médullaires ou périphériques.

Myélites aiguës, simples ou spécifiques. — Le type des myélites aiguës simples est la myélite traumatique, ou myélite de cause externe; c'est la myélite expérimentale, si bien étudiée par Vulpian, Rosenthal, Leyden, etc.

L'action du froid, les chocs sur la région, les tiraille-
ments et la solution de continuité de la moelle sont les
facteurs les plus constants de cette maladie.

Nous la prendrons pour type anatomique, parce qu'elle
a été très étudiée, et qu'elle est actuellement la forme la
mieux connue, dans sa marche et dans sa terminaison ;
nous y rapporterons, en les différentiant à mesure, les
diverses variétés de myélites aiguës simples ou spécifiques.

Nous allons, à propos des myélites en général, et de cette
forme spéciale de myélite en particulier, retomber sur cette
conséquence que nous avons déjà exposée à propos du cerveau : c'est qu'à la période première, à tout le moins, toutes
les myélites s'accompagnent de méningite, de même que
nous avons vu l'encéphalite superficielle s'accompagner
toujours de leptoméningite cérébrale. C'est là le résultat
de cette signification morphologique des méninges, sur
laquelle j'ai insisté, à savoir que la pie-mère, membrane
vasculaire du cerveau et de la moelle, représentait, pour le
cerveau et la moelle, la gangue conjonctive de l'organe,
comme la capsule de Glisson ou celle de Malpighi représentent la gangue conjonctive du foie et de la rate.

Il ne faut donc pas s'étonner de la solidarité qui unit les
centres nerveux à la pie-mère, puisque, surtout dans la
moelle, elle fait partie intégrante de l'organe.

La myélite aiguë simple, expérimentale ou traumatique,
se présente, au point de vue anatomique, sous des aspects
très nets.

L'étendue de la lésion est variable et détruit une plus
ou moins grande partie de l'axe nerveux rachidien. Les
altérations frappent, à la fois, la substance grise, les
méninges et la substance blanche ; mais dans la myélite

aiguë franche et simple, l'inflammation ne tarde pas à se limiter à la substance grise, et, suivant certaines conditions, à se cantonner dans certains départements de cette substance.

Ces altérations sont, en effet, diffuses à toutes les phases de la myélite; mais en vertu de la vascularisation plus grande de certaines parties, en vertu aussi de circonstances particulières à chaque malade, le retentissement des phénomènes inflammatoires sur les différentes substances de la moelle est plus ou moins grand, et la divergence s'accroît à mesure que l'on s'éloigne de la période de début. Il est donc nécessaire de vous décrire isolément chaque stade de la maladie afin que vous puissiez suivre pas à pas l'évolution des lésions médullaires.

Dans les premiers jours qui suivent l'éclosion des symptômes initiaux : douleurs, convulsions, contractures, vous ne trouvez à l'examen macroscopique de la moelle que les signes habituels de la congestion méningée, une vascularisation plus abondante de la surface de l'organe, des arborisations formées par la dilatation des petits vaisseaux artériels.

A la coupe, vous constatez qu'il existe une coloration rougeâtre, rosée quelquefois, de la substance grise; en même temps vous apercevez dans l'épaisseur de la substance blanche quelques vaisseaux dilatés formant des tractus rouges.

La consistance de l'axe nerveux dans son ensemble est très modifiée; vous constatez une mollesse générale du tout, et vous pouvez exprimer quelquefois, par la pression, quelques gouttes d'un liquide séro-sanguinolent.

L'examen histologique pratiqué à cette période, que l'on

pourrait appeler la *période de début*, permet de voir qu'il existe, à côté des altérations que l'examen macroscopique montrait déjà, des lésions diffuses plus délicates, telles que l'abondance des éléments nucléaires dans les deux substances et particulièrement dans la colonne grise, l'infiltration de leucocytes dans la gaine des vaisseaux, l'existence d'un exsudat léger entre la pie-mère et la partie corticale de l'organe, principalement au niveau des racines postérieures où la pie-mère est peu adhérente.

Comme altérations d'éléments, on trouve, dans la substance grise, une dégénérescence colloïde des cellules nerveuses, dont le protoplasma refoulé par une masse d'aspect vitreux est rejeté avec le noyau vers la périphérie de l'élément.

Les cellules se présentent donc sous l'aspect d'une masse colloïde, arrondie, plus grande que l'élément dont elle dérive et sans prolongements distincts.

On trouve également, à côté de cette *hypertrophie colloïde*, de la dégénérescence graisseuse, granulo-graisseuse ou pigmentaire d'autres cellules, dont quelques-unes commencent à se transformer en corps granuleux.

Enfin il existe un état variqueux des tubes dont la myéline se fragmente; le cylindre-axe présente des varicosités, dont Fromman et Charcot ont constaté la constance dans tous les processus inflammatoires aigus des centres nerveux.

A ce premier stade de la myélite en succède, plus ou moins rapidement, un autre, qui est décrit sous le nom de stade du *ramollissement rouge*, et qui correspond à la période clinique de paralysie.

L'inflammation se poursuivant amène en effet le ramollissement des parties envahies et la destruction d'une plus ou moins grande étendue de l'axe nerveux.

A ce moment, la moelle présente des caractères tellement nets, qu'il est difficile de méconnaître une myélite parvenue à ce terme.

En effet, sans parler des caractères de la congestion inflammatoire des méninges, qui existent dans toutes les périodes de la myélite, la moelle se présente dans le canal rachidien comme affaissée, aplatie, et, quand on la retire, on la trouve molle, comme fluctuante. A la coupe, une masse rougeâtre vient faire hernie à la surface de section quand on comprime l'axe nerveux, et cette espèce de bouillie rougeâtre représente le produit de transformation des parties centrales de l'organe.

Quelquefois, par place, on trouve de véritables foyers sanguins constituant ce que l'on a appelé l'hématomyélie inflammatoire. La pathogénie de ces hémorragies est facile à saisir ainsi que l'examen histologique va nous le montrer.

Cet examen nous prouve, en effet, que, en sus des altérations de la première période, il existe des gaines vasculaires remplies de globules blancs et de globules rouges, et que ces derniers prédominent en certains points jusqu'à former de véritables petits foyers d'hémorragie dans la gaine.

Nous voyons en outre que les éléments nerveux sont plus ou moins détruits; les cylindres axes sont variqueux; la myéline est entièrement fragmentée et forme autour du cylinder axis une gaine discontinue.

Enfin dans la bouillie centrale, vous trouvez des globules de pus granuleux, de dimensions considérables, des globules rouges crénelés et en partie détruits, mélangés à des fragments de myéline, à des cristaux ; vous trouvez enfin une grande quantité de corps granuleux qui sont les derniers vestiges des éléments cellulaires détruits, des globules de pus chargés de débris de myéline, des corpuscules pigmentaires provenant des globules rouges en voie de destruction.

Tel est l'aspect d'une moelle à la période du ramollissement rouge ; si maintenant l'étendue de la lésion permet la survie momentanée du malade, avant de passer à la période de guérison, de réparation, la moelle subit encore une transformation pathologique transitoire qui est celle du *ramollissement jaune*.

Les lésions sont et restent les mêmes, la seule différence qui existe entre le ramollissement rouge et le ramollissement jaune, c'est que l'un est la caractéristique d'une lésion rapide, et que l'autre représente, tantôt la période finale d'une lésion suraiguë, tantôt la période d'état d'une inflammation lente ou subaiguë.

Prenons, maintenant, cette myélite en dehors de sa période d'état, c'est-à-dire au moment où, sous l'influence de la disparition des causes qui l'ont amenée, la myélite tend vers ce qu'on pourrait appeler la *période de systématisation*.

Il est, en effet, un terrain sur lequel, par suite de sa constitution anatomique, les inflammations doivent surtout retentir : c'est la substance grise.

Toute myélite aiguë simple tendra donc à se localiser, au bout de peu de temps, dans la substance grise ; et même, si la durée de la maladie est plus longue, dans certains cantons de la substance grise, qui varient suivant les individus et suivant les conditions expérimentales.

Ainsi, pour vous citer l'exemple le plus important, chez l'enfant, la myélite, dans sa période de réparation, tendra à se limiter vers le système gris antérieur, tandis que chez les animaux adultes, comme l'a montré Rosenthal, ou bien chez l'homme, c'est surtout vers les cornes postérieures que se portera l'effort inflammatoire.

A ce moment, en effet, à cette période de la myélite aiguë, que nous avons appelée la période de systématisation, l'inflammation disparaît; les parties complètement ramollies s'enkystent et se résorbent; les éléments nerveux, qui n'ont été qu'un peu altérés, reviennent à l'état normal, et ceux qui ont complètement dégénéré disparaissent par résorption. A ce moment aussi, il peut se produire une véritable sclérose centrale de l'axe gris médullaire, et on peut trouver, à l'autopsie, plutôt un accroissement de consistance qu'un ramollissement rouge.

Les principaux types de myélites aiguës, qui se systématisent à bref délai, correspondent à deux formes cliniques, que l'on appelle la *paralysie infantile* et la *paralysie spinale aiguë* de l'adulte, l'une fort commune, l'autre assez rare.

Si, dans ces deux maladies, on fait l'autopsie pendant la période d'état, on trouve les lésions ordinaires de la myélite plus ou moins accusées; si, au contraire, on fait l'autopsie en pleine période de systématisation, on voit que toute la substance grise est plus ou moins sclérosée, surtout dans sa partie antérieure; que les cellules sont atrophiées ou ont disparu; et enfin, l'on constate les conséquences trophiques de la destruction de ces cellules; l'atrophie partielle des fibres commissurales des cordons latéraux; l'atrophie des racines nerveuses, et enfin l'atrophie des parties

périphériques : muscles, os, articulations, dont l'accroissement est sous la dépendance des cellules nerveuses.

A côté de ces myélites aiguës franches, à systématisation
plus ou moins rapide, à marche clinique en rapport avec
l'intensité des phénomènes anatomiques, il existe toute une
variété de myélites, dont la gravité réside moins dans l'importance des phénomènes anatomiques, que, peut-être,
dans une cause spéciale et générale, qui porte de préférence
son action sur le système nerveux.

Cette action spéciale peut être soit une influence toxique,
soit l'action d'un virus, ainsi que cela est démontré pour la
rage, ainsi qu'on a pu l'admettre pour le *tétanos*, pour la
paralysie ascendante aiguë de Landry (Baumgarten), ainsi
qu'on le constate exceptionnellement à la suite de la diph-
térie, du typhus, de la variole, etc.

Quoi qu'il en soit, on pourrait, laissant de côté les phénomènes graves que ces maladies produisent, appeler ces
myélites les myélites suraiguës spécifiques. On constate,
en effet, à l'autopsie, soit l'absence de toute lésion appréciable, soit une vive congestion médullaire, soit une inflammation à peine ébauchée et dont l'évolution aurait, en
quelque sorte, été arrêtée par la marche de la maladie.
Prolifération conjonctive au début, globules blancs dans
les vaisseaux, symptômes de congestion active, voilà tout
ce que l'on trouve dans les cas moyens.

L'histoire anatomique de ces lésions est donc peu
avancée et les phénomènes graves sont bien plutôt comparables à l'action spécifique de la strychnine, par exemple,
qu'aux phénomènes inflammatoires proprement dits.

Un mot, maintenant, pour finir, à propos des myélites
vraiment spécifiques, des myélites à tumeurs d'infections.

Elles sont, en définitive, non moins rares que les encéphalites analogues.

Néanmoins les abcès métastatiques peuvent atteindre la moelle, ainsi qu'on l'a observé dans quelques cas de pyoémie; il existe également des faits de myélites tuberculeuses, lépreuses, morveuses, syphilitiques.

Il faut bien dire cependant que la critique raisonnée des observations publiées sous ces dénominations diverses tend à établir l'origine presque exclusivement méningée de ces lésions.

La plus commune et la plus étudiée de ces formes de myélites aiguës est certainement la myélite syphilitique.

On observe, le plus souvent, quand l'autopsie permet de vérifier le diagnostic, qu'il s'agit ou bien d'une leptomyélite diffuse correspondant à la forme infiltrée de la syphilis viscérale, ou bien d'une gomme des méninges, d'une tumeur syphilitique extra-médullaire ayant entraîné une myélite transverse.

Nous avons pu constater que, dans la tuberculose des centres nerveux, il pouvait se développer des tubercules dans l'épaisseur de l'axe gris médullaire, autour du canal central; mais ce n'est là qu'une rareté.

Dans la lèpre, l'origine des lésions médullaires proprement dites est aussi nettement méningée, et l'anesthésie lépreuse est toujours sous la dépendance, à la fois, de la lésion cutanée et d'une inflammation subaiguë ou franchement aiguë des méninges et surtout des cornes postérieures de la moelle, qui constituent la porte d'entrée la plus fréquente des inflammations méningées quand elles se propagent à l'axe gris.

Quoi qu'il en soit de l'origine vraie de ces myélites, qui

toutes sont plus ou moins franchement des méningites aiguës spinales à forme spécifique, il n'en est pas moins vrai que la substance grise, et parfois même la substance blanche de la moelle, peuvent être secondairement envahies, donnant lieu, lorsqu'elles se prennent, à des désordres éminemment variables, subordonnés à la localisation topographique des lésions médullaires.

Ce sont là cependant des recherches du plus haut intérêt, car l'étude de ces myélites aiguës spécifiques pourrait, si elle était plus complète qu'elle ne l'est aujourd'hui, éclairer d'un grand jour l'histoire étiologique, encore bien obscure, des myélites chroniques, diffuses ou systématiques, si mal connues pour le moment quant à leur origine.

Bibliographie. — Jaccoud, *Des paraplégies et de l'ataxie du mouvement*, Paris, 1864.

Frommann, *Untersuch. über die normale und pathol. Anatomie des Rückenmarks*, 1864-1867.

Rosenthal, *Clinique des maladies nerveuses.*

Leyden, *Maladies de la moelle.*

G. Hayem, *Des hémorragies intra-rachidiennes*, 1876.

Hallopeau, *Étude sur les myélites chroniques diffuses*, in *Arch. méd.*, t. XVIII et XIX, 1871-1872.

Charcot, *Sur la tuméfaction des cylindres axes et des cellules motrices.* in *Arch. de phys.*, 1872.

Langhams, *Myelitis der grauen Commiss. bei Lepra anaesth.*, in *Virchow's Archiv*, 1875.

Leyden, *Ueber experim. Ruckenmarkssclerose*, in *Berl. klin. Wochen.*, 1877.

Erichsen, *On Concussion of the spine, nervous shock, and other obscure injuries of the nervous system*, London, 1875.

Liouville, *Hématomyélite avec anévrysmes*, in *Société de biol.*, 1872.

Brown-Sequard, *Paralysis of the lower extremities*, 1861.

Duret, *Archives de physiologie*, 1873.

Liouville, *Tubercules de la moelle*, in *Arch. de médecine*, 1875.

Landry, *Sur la paralysie ascendante aiguë*, in *Gaz. hebd.*, 1859.

Baumgarten, *Fall von Paralysis asc. aigue mit Pilzbildung im Blut*, in *Arch. der Heilk.*, 1876.
Hayem, *Tubercules de la moelle*, in *Arch. de phys.*, 1873.
Savard, *Myélites syphilitiques*, Th. de Paris, 1883.
Déjerine et Gœtz, *Archives de physiologie*, 1876.

VINGT ET UNIÈME LEÇON

MYÉLITES DIFFUSES CHRONIQUES

SOMMAIRE. — Myélites diffuses chroniques : considérations générales. — Étiologie des leptomyélites. — Leptomyélites diffuses chroniques vulgaires. — Sclérose en plaque. — Lésions macroscopiques et microscopiques. — Pathogénie des accidents.

MESSIEURS,

Après vous avoir fait l'histoire des altérations diffuses aiguës, simples ou spécifiques de la moelle, il me reste, pour finir avec ce qui a trait aux lésions diffuses de la moelle, à vous parler des *myélites diffuses chroniques*, simples ou spécifiques.

Cette histoire est encore peut-être plus incomplète que celle des myélites aiguës, bien qu'il semble, au premier abord, qu'il y ait bien plus d'occasions d'étudier chez l'homme les myélites chroniques diffuses que les myélites aiguës. Cette absence de documents anatomiques et cliniques tient à plusieurs causes qui sont : en première ligne, l'insuffisance des moyens relativement grossiers dont nous disposons pour l'étude des centres nerveux, surtout quand il s'agit de lésions peu étendues et peu considérables ; en seconde ligne, la rareté relative de ces affections diffuses chroniques, rareté qui s'explique en partie, comme nous l'avons vu dans la dernière leçon, par la tendance à la systématisation que présentent les myélites aiguës quand elles ne déterminent pas un ramollissement total et complet de l'organe.

Mais, d'un autre côté, il faut bien le dire, ce qui, plus que tout le reste, a surtout contribué à introduire de l'obscurité dans la question, ce n'est peut-être pas encore tant l'absence de documents que la difficulté de relier, par un lien étiologique, les faits épars dont se compose l'histoire de la myélite diffuse chronique.

Des essais de systématisation, de classification rationnelle des affections diffuses chroniques de la moelle, ont bien été tentés ; mais ils n'ont abouti, à notre avis, qu'à confondre davantage les myélites systématiques, bien différentes, au point de vue anatomique, des scléroses diffuses chroniques, qui s'en distinguent très nettement.

Les unes, les myélites systématiques, ne sont en effet que des inflammations localisées d'un certain groupe d'éléments nerveux, cellules et fibres, inflammations qui sont fonctions de deux agents : 1° d'une diathèse qui crée la prédisposition ; 2° d'un abus, d'une exagération de la fonction, qui entraîne, dans cet organisme malade, des altérations limitées aux parties dont la suractivité a été mise en jeu.

Les autres, les myélites diffuses, au contraire, ne sont que la continuation, la suite, la persistance pendant un temps plus ou moins long, du processus diffus qui donne naissance à la myélite aiguë ; et, comme les causes qui produisent cette dernière entraînent, par leur nature même, une répartition uniforme des lésions, les myélites chroniques, développées sous l'influence des mêmes causes seront nécessairement diffuses.

La rareté relative de ces affections s'explique, comme je vous l'ai déjà dit, par la tendance que présente toute myélite à la systématisation, aussitôt que cessent d'agir les causes efficientes de sa production.

Quoi qu'il en soit, nous pouvons rapporter ces myélites chroniques diffuses à trois ou quatre types cliniques principaux, tout en n'ignorant pas qu'on pourrait, à la rigueur, en décrire d'autres; mais je me bornerai aux types classiques les plus importants :

1° Leptomyélite ou sclérose annulaire de la moelle, de Vulpian;

2° Scléroses diffuses en plaques disséminées;

3° Sclérose centrale périépendimaire d'Hallopeau, et syringomyélie à forme kystique de Leyden;

4° Sclérose diffuse de la paralysie générale.

Leptomyélites chroniques. — Quand je vous ai parlé des lésions de l'écorce cérébrale, j'ai insisté sur le retentissement nécessaire des lésions des méninges sur la substance cérébrale et réciproquement; au point de vue de la distribution, on peut faire, pour les leptomyélites, les mêmes remarques que pour les méningo-encéphalites. Dans presque tous les cas, ce qui domine, c'est l'altération des méninges qui paraît être l'altération primitive et primordiale, tandis que l'altération médullaire n'est que secondaire. Il importe, d'ailleurs, de remarquer que les leptomyélites accompagnent, presque fatalement, les méningo-encéphalites, et qu'il est rare de trouver, soit dans la paralysie générale des aliénés, soit dans les maladies chroniques dont cette lésion a été, soit constamment, soit fréquemment, indiquée comme la caractéristique anatomique, il est rare, dis-je, de trouver cette lésion associée des méninges et du parenchyme limitée à une seule région des centres nerveux. Le plus souvent, en effet, la moelle et le cerveau sont pris en même temps, bien qu'à des degrés divers.

Prenons comme type la sclérose en plaques et la myélite périépendimaire qui sont deux maladies cliniquement et anatomiquement très distinctes, et vous allez voir se vérifier ce que je viens d'avancer.

Il est rare, sinon impossible, ainsi que nous avons pu le constater, d'observer une myélite centrale périépendymaire en tant que lésion isolée ; il existe, en même temps, des lésions des méninges, des scléroses partielles, à tout le moins des cordons blancs.

Du reste, l'épendyme est toujours sclérosé, non seulement dans la moelle, mais encore dans le cerveau. De même la sclérose en plaques, ainsi que je vous l'ai dit déjà à propos du cerveau, présente son maximum de fréquence dans la forme que Charcot désigne sous le nom de cérébro-spinale.

Nous en conclurons donc que, à part peut-être quelques variétés de syringomyélies, la myélite centrale périépendymaire, la sclérose en plaques, aussi bien que d'autres formes rares de myélites, doivent, à un point de vue général, être considérées comme des leptomyélites, à forme plus ou moins différenciées. Les conditions dans lesquelles on rencontre des leptomyélites chroniques sont fort variées ; elles succèdent, le plus souvent, à une myélite subaiguë, n'ayant point entraîné de ramollissement et de destruction des éléments propres du tissu de la moelle ; c'est alors la paralysie chronique, sans atrophie marquée, mais avec troubles de la motilité, de la sensibilité, caractérisés surtout par l'affaissement de l'une et l'exaltation de l'autre. Je laisse bien entendu de côté, dans ces considérations, les lésions secondaires et les symptômes qu'elles entraînent, c'est-à-dire que je passe momentanément sous silence, et les dégénérescences secondaires, et les contractures, et les atrophies. On observe encore ces leptomyélites, comme conséquence ou comme suite de compressions de la moelle, mais seulement alors dans le voisinage immédiat du foyer.

Tantôt enfin, elles se montrent sous forme diffuse, sous l'influence d'un processus général : tel est le cas de la leptomyélite de la paralysie générale, de la myélite toxique, et peut-être de la paralysie agitans.

Mais, dans tous ces cas, ou bien, comme dans la leptomyélite chronique consécutive à un traumatisme aigu ou chronique, mais limité de la moelle, la leptomyélite est intense, mais peu étendue, tantôt au contraire, et c'est le cas dans la paralysie générale, dans les intoxications, dans la paralysie agitans, dans la myélite centrale périépendymaire, cette leptomyélite est peu marquée, mais très étendue.

Voyons maintenant quels sont les caractères qu'affecte la moelle atteinte de leptomyélite, c'est-à-dire étudions les formes anatomiques différentes de la lésion.

A l'aspect macroscopique, on ne constate de modifications bien nettes que dans les cas de *leptomyélite limitée* et assez intense. Dans ces cas, on trouve un épaississement et quelquefois des adhérences des méninges entre elles. Ces méninges ont un aspect blanchâtre et une consistance plus considérable que d'habitude.

La pie-mère adhère plus intimement encore qu'à l'état normal à la moelle. A la coupe, liseré gris blanchâtre autour

de la moelle, constitué par la pie-mère épaissie. A l'œil
nu, la substance nerveuse, elle-même, est peu ou point
atteinte, si ce n'est dans les cas où la lésion locale a été
profonde, et alors ce qui domine la scène, ce n'est point
la sclérose locale hémi ou bilatérale, mais bien les dégénérescences secondaires dont nous nous occuperons ultérieurement.

A la coupe, après durcissement, on retrouve l'aspect

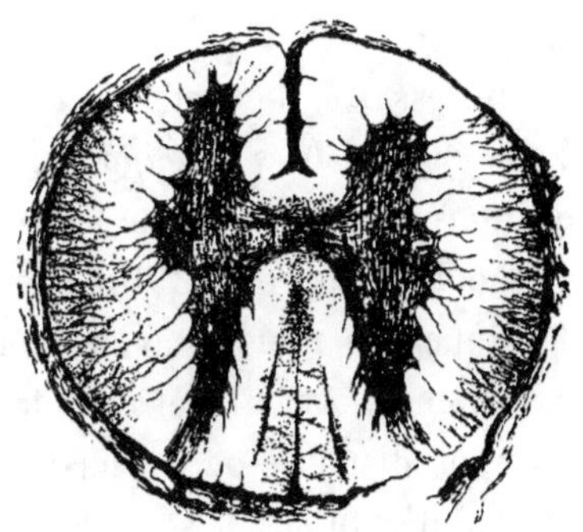

Fig. 94. — Leptomyélite chronique, dessin emprunté à Déjerine.

que vous voyez ici (fig. 94), c'est-à-dire un épaississement
de la pie-mère et des tractus perforants qui en partent; une
endopériartérite fibreuse des vaisseaux qui rampent dans
l'épaisseur des cloisons médianes, ou dans les tractus qui
émanent de la périphérie.

Au milieu de cette prolifération conjonctive, les fibres
blanches passent à peu près intactes; elles sont simplement
un peu raréfiées, mais celles qui persistent sont à peu près
saines. Dans la substance grise, il existe une légère augmentation des éléments de la névroglie, une densification
très marquée du tissu de la corne postérieure, et une
pigmentation plus ou moins abondante des cellules.

Tels sont les faits saillants de la *léptomyélite chronique diffuse légère*, telle qu'on l'observe dans la paralysie générale, dans les vieilles méningites chroniques. Si l'altération est plus profonde, comme dans les traumatismes de la moelle, celle-ci peut être transformée, tout entière, en un cordon fibreux dans le point précis de la lésion, ainsi que cela se passe dans les compressions lentes et dans les formes de méningites, telles que la pachyméningite localisée de Charcot et Joffroy.

Il serait nécessaire d'ouvrir un chapitre spécial pour l'étude des *leptomyélites spécifiques*, qui présentent un très grand intérêt ; mais outre que les gommes et les tubercules de la moelle proprement dite sont rares, la description anatomique que nous en avons donnée, à propos des méninges, renferme, à peu près complètement, toute leur histoire, et nous dispense de parler plus longuement des syphilomes ou des tubercules de la moelle, qui sont des raretés relatives.

Je vous ai expliqué, tout à l'heure, comment la *sclérose en plaques* pouvait se rattacher, de plus ou moins près, aux leptomyélites, de même que nous avons rattaché la forme cérébrale de cette maladie à la méningo-encéphalite.

La distribution des lésions, dans cette affection, ne contribue pas peu à nous confirmer dans cette opinion.

La lésion dominante, celle qui tout d'abord frappe l'œil de l'observateur, c'est l'existence, à la surface de la moelle, de plaques grises ou rosées, qui, ainsi qu'on peut s'en assurer sur la coupe, pénètrent plus ou moins dans la profondeur.

Voici figurée, d'après Babinsky (fig. 95), la distribution, variable d'ailleurs, de ces plaques dans un cas de sclérose. Vous voyez que, à part leur situation superficielle, ces plaques

sont absolument jetées comme au hasard dans l'étendue de
la moelle.

Le fait essentiel, d'autre part, qui différencie cette lésion
des lésions des leptoméningites vulgaires, dont je viens de
vous parler, c'est la distribution, en ilots, de ces altérations

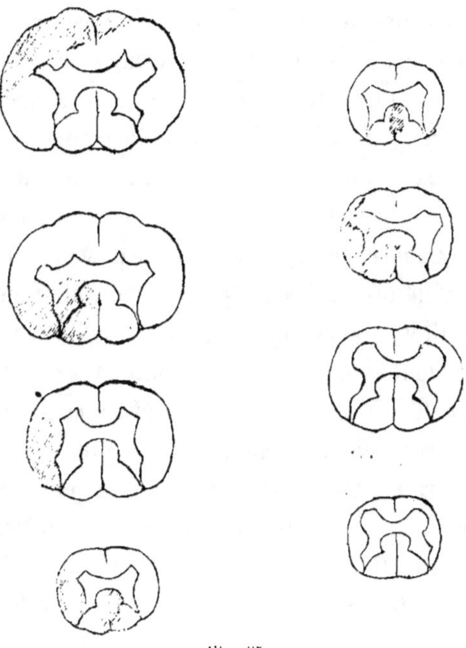

Fig. 95.

que leur couleur, leur consistance nous permettent déjà,
à l'œil nu, d'envisager comme des ilots de sclérose.

A côté de l'altération fondamentale, l'existence des
plaques grises ou gris rosé, on trouve aussi, à l'œil nu,
dans la plupart des cas, des modifications d'ordre secondaire, mais utiles à noter : l'épaississement partiel des méninges, surtout au niveau des plaques, des congestions ou

des anémies limitées de la pie-mère, lésions vasculaires qui ont une grande importance au point de vue de l'interprétation des symptômes.

L'examen microscopique, soit à l'état frais, soit après le durcissement, révèle les détails suivants :

Les fibres nerveuses sont enveloppées par une gangue conjonctive abondante, constituée par un réseau fin, mais résistant, de fibres très fines, ondulées, d'éléments cellulaires à forme nucléaire et d'éléments à forme étoilée, ce sont les noyaux ordinaires de la névroglie et les cellules de Deiters.

Les vaisseaux sont toujours très notablement épaissis; leur gaine est remplie, soit de corpuscules amyloïdes, soit de gouttelettes graisseuses et de granulations pigmentaires; ces altérations vasculaires étant surtout accusées au centre des plaques de sclérose, et diminuant vers leur périphérie.

Les fibres nerveuses présentent, elles aussi, des altérations remarquables : la gaine de myéline se fragmente puis disparaît successivement et totalement; le cylindrer axis persiste assez longtemps au milieu du tissu de sclérose, et enfin finit lui-même par disparaître, d'où diminution du nombre des tubes nerveux traversant les plaques.

Mais les plaques peuvent dépasser les limites des cordons blancs, et englober plus ou moins les parties grises.

On observe, dans ce cas, à côté des altérations conjonctives de la névroglie, etc., des altérations de la cellule nerveuse qui subit une *dégénérescence granuleuse* et *pigmentaire* énorme. Cet état pigmentaire finit par amener, mais seulement à la longue, la disparition, par atrophie, de la cellule.

En résumé l'altération essentielle de cette maladie est:

1° la prolifération conjonctive en plaques;

2° la dégénérescence secondaire des éléments nerveux,

fibres et cellules, qui résistent longtemps à l'atrophie.

A ces altérations primitives se joignent, secondairement, des altérations secondaires dégénératives, dont nous ferons, en temps et lieu, l'historique, et qui entraînent soit l'atrophie des nerfs, soit l'atrophie secondaire des muscles, soit des troubles de coordination, etc., et qui peuvent simuler tantôt la paralysie spinale simple, tantôt l'ataxie, etc.

A ce tableau anatomique correspond, comme vous le savez, un tableau clinique dans lequel les phénomènes de motilité sont surtout en cause, mais le symptôme dominant est le tremblement volitionnel.

La pathogénie de ce tremblement et l'interprétation anatomique des causes qui le déterminent ont exercé la sagacité des cliniciens. L'opinion la plus répandue rapporte ce tremblement aux modifications subies par les fibres, au niveau des plaques de sclérose, modifications qui rendent le passage des excitations, saccadé et intermittent.

M. Pasternasky prétend, récemment, avoir vérifié expérimentalement le fait ; mais il faut se méfier, en pareil cas, de ce que l'on a appelé la physiologie de commande, pour répondre à des faits cliniques dont l'interprétation est douteuse.

Bibliographie. — Pitres, *Revue mensuelle.* 1877.
Babinsky, Thèse Paris, 1885.
Rindfleisch, *Virchow's Archiv*, XXV.
Estein, *Spinale form der multiplen Sclerose*, in *Deutsch. Arch. f. kl. Med.*, IX, and X.
Friedmann, *Zur path. Anat. der multiplen chronischen Encephalitis.* Nien, 1883.
Déjerine, *Arch. de physiologie* 1885 (méningite spinale).
Paternasky, *Arch. de physiologie*, 1883.
Liouville, *Arch. de physiologie*, III.
Bruberger, *Virchow's Archiv*, IX.

VINGT-DEUXIÈME LEÇON

MYÉLITES CHRONIQUES DIFFUSES

Sommaire. — Des diverses formes de syringomyélie et de myélite centrale périépendymaire. — Des relations entre les myélites centrales et les myélites diffuses. — Lésions de la myélite centrale périépendymaire. — Son association fréquente avec l'épendymite cérébrale. — De la paralysie agitans. — Des lésions qui la caractérisent. — La maladie de Parkinsson envisagée comme étant une exagération des lésions séniles de la moelle.

Messieurs,

Il me reste, aujourd'hui, pour en finir avec les myélites chroniques diffuses à vous faire l'histoire d'une lésion médullaire que l'on fait d'habitude rentrer dans le cadre des myélites systématiques, mais qui, d'après ce qu'il nous a été donné d'observer, ressort bien plutôt de l'étude des myélites diffuses. Je vous ai déjà indiqué quelques-uns des motifs qui me font pencher vers cette dernière opinion; je vais m'attacher aujourd'hui à les faire ressortir davantage.

Il faut également, pour ne laisser de côté aucune question importante, il faut, dis-je, que je vous indique ce qui a été fait au point de vue anatomo-pathologique sur la maladie de Parkinson; la paralysie agitans. Pour cette dernière maladie, et quoi qu'on en ait dit, il est évident, pour tous ceux qui ont fréquenté les hospices de vieillards, qu'il existe une parenté assez étroite entre le tremblement sénile et la paralysie agitans; nos recherches personnelles nous permettent de penser que l'anatomie pathologique ratifie cette manière de voir dans une certaine mesure; c'est également là un point sur lequel je vais essayer de dégager un peu de lumière au milieu de l'accumulation de faits dont les nombreuses observations publiées ont enrichi la science.

On a décrit, sous le nom de myélite centrale périépendymaire, une foule d'états morbides qui paraissent, sinon comme terme final, du moins comme origine, très différents les uns des autres; et l'on peut dire, à ce point de vue, que le type créé par Hallopeau n'est rien moins que défini anatomiquement et même cliniquement.

Le fait anatomique, essentiel, qui caractérise cette maladie, c'est l'existence, à la partie centrale de la moelle, autour ou dans le voisinage du canal épendymaire, d'une formation kystique plus ou moins étendue, autour de laquelle s'est formée une zone de sclérose siégeant presque exclusivement dans la substance grise.

La formation constante de cette production kystique, simple ou multiple, aux dépens de la cavité épendymaire, ainsi que le voulaient les premiers observateurs, n'est pas toujours l'expression de la réalité.

En effet, si dans quelques cas, la cavité épendymaire était comprise et englobée dans la cavité kystique, dans certains cas, on pouvait la retrouver latéralement au pourtour de la cavité du kyste.

La pathogénie et le siège de cette sclérose centrale sont donc variables, puisque tantôt elle a son siège dans le canal central, tantôt dans un point quelconque de la substance grise.

Le mode de formation de la production kystique peut, hypothétiquement au moins, être rapportée à plusieurs processus qu'il vous sera facile de comprendre. Quelques cas paraissent avoir, pour point de départ, de véritables tumeurs de la moelle, des gliomes, des cavités kystiques; nous les écartons provisoirement; d'autres, et c'est au moins la moitié des cas, paraissent devoir être la conséquence et la terminaison, soit d'une hémorragie médullaire, après résorption de caillot, soit d'un ramollissement ischémique ou inflammatoire limité, après résorption des parties nécrosées; soit, peut-être, dans quelques cas, à des productions spécifiques guéries, à des syphilomes devenus fibreux à leur pourtour, après résorption des parties caséeuses du centre.

L'expérimentation vient prêter un appui à cette manière de voir, et même à l'hypothèse de la formation de la cavité kystique aux dépens du canal central par oblitération, puis hydropisie de ce canal.

Leyden, en effet, a pu observer de ces formations kystiques sur des chiens, après guérison d'une section de la moelle, par le seul fait de l'isolement d'une portion du canal central.

Dans les myélites expérimentales, on observe, également, la formation de ces cavités aux dépens des vieux foyers de ramollissement.

Dans les cas de ce genre, la moelle présente, le plus souvent, extérieurement, son aspect normal, et il est rare que la production kystique soit assez volumineuse pour faire saillie au dehors.

A la coupe, on découvre une cavité kystique allongée de haut en bas, et présentant, plus souvent, l'aspect d'une lacune que d'un kyste véritable. Le liquide épanché est clair et analogue à celui des épanchements séreux.

La substance grise a en partie disparu au niveau du kyste, et les parties périphériques sont plus ou moins sclérosées, ainsi que l'indique leur coloration grisâtre à la coupe.

Après durcissement, on constate, autour du kyste, l'existence d'une prolifération active de la névroglie, qui a abouti à la formation d'un véritable tissu fibreux, dense, tel qu'on l'observe dans les scléroses avancées des centres nerveux.

Cependant, pour rester dans la vérité, il faut bien reconnaître que tous ces cas que Leyden tend à confondre sous une même dénomination, avec les cas types décrits par Hallopeau, constituent plutôt de la syringomyélie, c'est-à-dire des foyers kystiques d'origine multiple, et non la myélite centrale uniforme et généralisée, telle qu'elle existe soit isolément, ce qui est peu probable, soit comme lésion dominante, dans quelques cas de paralysie générale, dans l'hydrocéphalie simple. Dans tous ces cas, elle est alors associée à des lésions de même ordre des méninges et à une véritable leptomyélite corticale plus ou moins étendue et s'accompagnant le plus souvent, du côté du cerveau, de lésions de même ordre : épendymite centrale, méningite simple de la convexité, et surtout de la base, etc.

Dans un cas que nous avons récemment observé, et qui présentait à un examen un peu superficiel tout ce qu'il fallait pour constituer un type de myélite centrale périépendymaire, voici ce qu'un examen approfondi nous a permis de constater.

A l'œil nu, les méninges étaient, principalement à la base du cerveau et de la moelle, un peu plus adhérentes qu'à l'état normal ; elles présentaient un aspect un peu louche, ce qui ne pouvait rentrer dans le cadre des lésions séniles, la malade étant relativement jeune.

Les circonvolutions étaient bien dessinées et très riches en replis ; on ne trouvait à peu près rien dans la cavité cranienne qui pût expliquer, et l'anémie superficielle du cerveau très marquée, s'accompagnant de cet aspect décoloré des cerveaux œdématies, et la quantité de liquide qui remplissait l'espace sous-arachnoïdien.

En incisant le cerveau, on trouva dans les ventricules une très grande quantité de liquide qui avait dilaté et déformé ces cavités.

La substance cérébrale présentait cette coloration presque uniformément blanchâtre de l'œdème chronique du cerveau, et par l'expression, elle laissait suinter une quantité considérable de liquide.

L'épendyme ventriculaire était blanc, comme nacré, et on sentait une résistance notable quand on tentait d'y enfoncer l'ongle.

Mais ce qui pour le moment nous intéresse davantage, c'est que le troisième ventricule, l'aqueduc de Sylvius, le quatrième ventricule et enfin toute l'étendue du canal central de la moelle étaient le siège d'une dilatation presque uniforme et très considérable. Au pourtour de cette cavité épendymaire, ainsi dilatée, une zone grisâtre, formant un anneau concentrique. Autour, une zone d'aspect plus franchement blanc, devenant seulement un peu plus grise sur les bords et au contact des méninges : c'était la substance blanche.

Voilà quel était l'aspect de cette moelle qui constituait, ainsi que l'examen macroscopique va nous le montrer, une myélite centrale périépendymaire presque pure.

Pour en finir tout d'abord avec le cerveau, et pour bien vous montrer la diffusion vraie de la lésion, je dois vous dire que ce cerveau présentait plusieurs particularités intéressantes au point de vue histologique.

La pie-mère était notablement épaissie et densifiée, et sur presque tous les troncs de la surface une endopériartérite très nette permettait d'expliquer en partie l'anémie superficielle ; de plus, à la coupe, même lésion des vaisseaux perforants avec, en plus, la dilatation de la gaine et la pigmentation des parois, deux signes inséparables de l'œdème chronique ou même subaigu du cerveau.

Les cellules de l'écorce étaient toutes plus ou moins transformées, les unes granuleuses, pigmentées, arrondies avec noyau à peine visible, les autres colloïdes, vitreuses, présentant l'aspect de blocs amorphes ne rappelant plus rien de la cellule nerveuse des circonvolutions.

L'épendyme était uniformément épaissi, triple d'épaisseur en moyenne, formé par un véritable lacis de fibrilles très denses et une accumulation considérable de noyaux et de cellules de Deiters.

Voilà quelles étaient les lésions histologiques du cerveau, nous allons maintenant étudier, en détail, la moelle de ce cas type, qui nous servira pour faire l'histoire anatomique de cette forme de myélites.

Sur cette figure (fig. 96), vous allez pouvoir suivre ma description et même la comprendre ; vous le voyez, ce qui domine et ce qui frappe tout d'abord dans la moelle, c'est la dilatation du canal central, et il n'est point permis de la confondre avec une cavité accidentelle qui d'abord n'aurait point occupé toute l'étendue de la moelle, car il existe, par place, l'épithélium de révètement du conduit.

Autour de cette cavité centrale se trouve une première

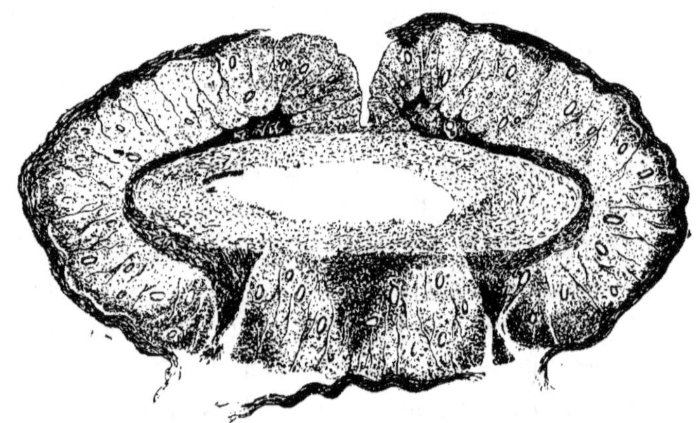

Fig 96. — Coupe histologique d'une moelle atteinte
de myélite centrale periépendymaire.

zone, constituée à peu près uniquement par des cellules de Deiters d'assez grandes dimensions, se serrant, se rapprochant à mesure que l'on vient aux confins de la deuxième zone jusqu'à représenter le tissu fibrillaire des scléroses de la substance nerveuse.

Cette deuxième zone, presque uniquement constituée par un tissu scléreux, représente la substance grise du canal encéphalo-médullaire; elle ne s'éclaircit un peu qu'à la partie antérieure, où l'on retrouve les vestiges des cornes représentées par quelques cellules très pigmentées et en voie de dégénérescence, et même, du côté droit, ainsi que vous pouvez le voir, on reconnaît le vaisseau satellite du canal à l'état normal.

Vous remarquerez également que la sclérose s'affirme et se prononce encore davantage dans la corne postérieure.

Jusqu'ici vous ne rencontrez là que les lésions classiques de la myélite centrale périépendymaire ; voyons maintenant quelles sont les lésions frappant sur les autres portions de l'organe.

Un premier point à noter, c'est que la pie-mère est épaissie, très adhérente, par les moyens des tractus épais qui l'unissent aux cordons blancs.

De plus, sur toute la périphérie de la moelle, vous constatez une légère zone de leptomyélite annulaire s'accentuant davantage au niveau de la corne postérieure autour de laquelle la substance blanche est également atteinte. Enfin, point important, l'épaississement de la pie-mère a soudé les deux cordons postérieurs et détermine une sclérose centrale de ces cordons.

De plus, notez cet état anormal de dilatation avec épaississement des vaisseaux de la substance blanche et de la substance grise, car vous allez retrouver cet aspect dans la paralysie agitans que nous allons étudier ensuite.

En résumé, sclérose centrale de la substance grise, comme lésion dominante ; sclérose annulaire, leptomyélite corticale comme lésion accessoire, mais évidemment contemporaine, voilà ce que nous trouvons dans un cas de myélite centrale périépendimaire.

Nous retrouvons simplement ici une preuve de plus de la parenté anatomique qui unit en pathologie les méninges et l'épendyme et nous sommes ainsi amenés à conclure que la myélite centrale périépendymaire est une myélite d'origine diffuse, mais dans laquelle les lésions épendymaires ont pour un motif ou pour un autre (hydropisie du conduit, rétention de liquide dans son épaisseur, etc.), acquis une plus grande importance.

C'est là ce qui nous semble ressortir du fait même que je viens de vous exposer ; c'est ce que la clinique vous montre encore mieux en vous indiquant la fréquence relative de cette variété de myélite dans toutes les myélites diffuses de la paralysie générale, de la méningite chronique avec hydropisie, dans les myélites expérimentales à marche subaiguë (Leyden).

Il est maintenant une maladie dont les lésions anatomiques sont encore mal connues, et dont il faut que je vous dise quelques mots pour terminer notre étude des myélites chroniques diffuses : je veux parler de la paralysie générale.

Il faut d'abord, pour que nous puissions nous comprendre, que je vous décrive ce que l'on peut appeler la moelle sénile.

L'épaississement des méninges ; la dilatation et l'élargissement des vaisseaux sur une coupe de l'organe ; l'élargissement des gros tractus émanés des méninges ; la densification de la substance grise, telles sont, en gros, les principales modifications que subit, avec l'âge, l'axe nerveux rachidien. Joignez à cela la pigmentation des cellules, leur raréfaction plus ou moins grande, dans les cornes antérieures et postérieures, et vous aurez une idée, au moins approchée, des lésions de la moelle chez un vieillard très avancé en âge.

Vous savez que dans un très grand nombre d'autopsies, on a décrit des scléroses plus ou moins diffuses, comme lésion caractéristique de la paralysie agitans, scléroses siégeant à la fois dans l'encéphale et dans la moelle.

Nos observations personnelles nous ont montré que dans tous les cas de paralysie agitans, alors que l'examen de la moelle a été possible, on trouvait effectivement, dans celle-ci, toujours, et dans le cerveau, quelquefois, des scléroses diffuses, présentant comme caractères essentiels les caractères que je viens de vous décrire pour la moelle sénile, c'est-à-dire l'épaississement des méninges, l'agrandissement des tractus fibreux perforants, la dilatation des vaisseaux devenus énormes dans la substance blanche ou grise, la présence de corpuscules amyloïdes, etc., la pigmentation totale des cellules; je laisse de côté, bien entendu, les faits vulgaires et contingents, tels qu'œdème, plaques d'arachnitis, etc., qui ressortent également de la sénilité, et je m'attache surtout aux faits qui m'ont paru constants.

Si l'on rapproche maintenant ce fait anatomique du fait clinique qui nous apprend que tous les vieillards ou presque tous présentent à un degré plus ou moins grand le tremblement sénile, si l'on tient compte également de ce que, dans les hôpitaux de vieillards on peut, si l'on veut, observer la maladie de Parkinson à tous les degrés, depuis le simple tremblement sénile jusqu'au sautillement du malade avéré, on est en droit de penser, et nous nous croyons autorisés à dire que, pour nous, la maladie de Parkinson est caractérisée anatomiquement par l'établissement rapide et l'exagération des lésions de la sénilité des centres nerveux, lésions consistant en scléroses méningées, raréfaction des tubes et des cellules, changement dans la vascularisation de l'axe gris par suite des transformations multiples que je viens de vous décrire.

Bibliographie. — Lancereaux, *Cas d'hypertrophie de l'épendyme spinale*, in *Gazette médicale*, 1862.

W. Gull, *Guy's Medical Hospital Report*, 1861.

Leyden, *Maladies de la moelle.*

Leyden, *Hydromyelus und Syringomielie, Virchow's Archiv*, 1876.

Simon, *Ueber Syringomielie,* Arch. f. Psych., 1874.

Article MOELLE, *Dictionnaire Jaccoud.*

Schultze, *Arch. f. Psych.*, 1878.

Pick, *Arch. f. Psych.*, VIII.

Langhans, *Virchow's Archiv*, XXXV.

VINGT-TROISIÈME LEÇON

MYÉLITES SYSTÉMATIQUES

SOMMAIRE. — Division des myélites systématiques : myélites primitivement et secondairement systématiques. — Paralysie spinale progressive de l'enfant ou de l'adulte. — Myopathies essentielles de l'enfance. — Leucomyélites antérieures. — Tabes spasmodique. — Sclérose latérale amyotrophique.

MESSIEURS,

L'étude des myélites a été divisée, par nous, en deux groupes principaux :

1° Myélites diffuses aiguës et chroniques ;

2° Myélites systématiques chroniques.

Nous avons fait, en détail, l'étude des premières ; il nous reste, aujourd'hui, à vous parler, avant de passer aux dégénérescences proprement dites de la moelle, des myélites systématiques.

Comme je vous l'ai laissé entrevoir, au sujet des myélites aiguës, il convient de distinguer dans ces myélites systématiques :

1° Les myélites secondairement systématiques ;

2° Les myélites primitivement systématiques.

Je m'explique ; par myélites secondairement systématiques, je veux parler de ces myélites qui ont passé par une
phase aiguë avant de devenir chroniques, et dont le type le
plus parfait est la myélite antérieure de la paralysie infantile.

Je vous ai montré, en effet, que les myélites aiguës pouvaient se terminer de deux manières, soit par ramollissement, soit par sclérose ; je vous ai montré, également, que
la première terminaison équivalait à une destruction plus
ou moins étendue de la moelle, et déterminait toutes les
conséquences d'une semblable lésion ; le deuxième mode
de terminaison de la myélite, la sclérose, entraîne, comme
conséquence presque fatale, la localisation de la lésion dans
un point limité de la moelle, en un mot, la systématisation.

Toute myélite aiguë, passant à l'état chronique, aura
donc toujours une tendance à la systématisation, frappant,
de préférence, le système spinal antérieur chez l'enfant, le
système spinal postérieur chez l'adulte.

Bien différentes de ces myélites à systématisation tardive
sont les myélites à systématisation primitive, dont l'ataxie
locomotrice, la paralysie atrophique progressive de l'adulte,
sont les types les mieux tranchés.

Pas de période aiguë dans les lésions ; état chronique
d'emblée ; voilà ce qui différencie, au point de vue anatomique, les myélites systématiques secondaires des myélites
systématiques primitives.

Comme nous avons déjà étudié les myélites diffuses, nous
commencerons l'étude des myélites systématiques par les
myélites systématiques secondaires, qui nous serviront de
transition.

En dehors des faits expérimentaux, qui ne doivent nous servir qu'à éclairer les faits douteux de la pathologie humaine, et en laissant de côté les raretés pathologiques, nous pouvons dire que les myélites systématiques secondaires restent presque fatalement limitées à la substance grise, au moins en tant que sclérose, et n'atteignent le plus souvent la substance blanche que par voie de dégénérescence secondaire.

De plus, et bien que nous sachions que chez les animaux adultes, les myélites expérimentales, en voie de guérison, tendent à se limiter dans le système spinal postérieur, nous n'avons à peu près jamais l'occasion de vérifier le fait chez l'homme qui guérit complètement, dans ces circonstances, et ne donne point lieu à examen au moment opportun.

Par conséquent, les myélites systématiques secondaires, en laissant toujours de côté les dégénérescences, qu'à l'exemple de Leyden nous distinguerons avec soin des scléroses inflammatoires, les myélites systématiques secondaires, chez l'homme, se bornent à deux types cliniques principaux :

1° Paralysie atrophique essentielle de l'enfance ;

2° Paralysie atrophique de l'adulte.

Vous connaissez bien la marche et les symptômes des maladies dont je viens de vous parler.

Soit que la lésion survienne chez l'enfant à la suite d'un traumatisme, d'une maladie fébrile ; soit qu'elle se produise chez l'adulte comme conséquence d'une myélite toxique ou infectieuse, les caractères anatomiques restent les mêmes et ne diffèrent que par suite de la durée plus ou moins grande qui s'est écoulée depuis l'attaque de myélite aiguë.

Si nous supposons un cas moyen, c'est-à-dire un cas

dans lequel quelques années, un ou deux ans par exemple, se sont écoulés depuis la myélite aiguë, on peut dire que, tandis que la lésion caractéristique périphérique, l'atrophie musculaire est déjà très avancée, la lésion médullaire est souvent assez peu marquée pour que les cas, primitive-

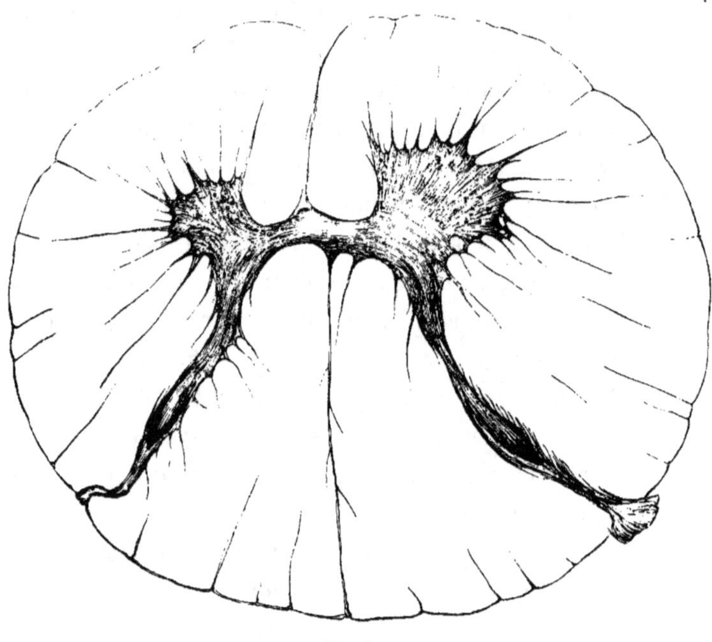

Fig. 97.

ment examinés, aient permis de croire à l'absence de toute lésion du côté des centres nerveux, et, ce n'est que par les études microscopiques fines, et par l'examen de coupes de la moelle, qu'on peut se rendre compte de la disparition plus ou moins considérable de groupes cellulaires du système antérieur.

On constate, en effet, en même temps que les traces

d'une sclérose légère de la substance grise, et parfois de la substance blanche, que certains groupes des cellules de la corne antérieure ont subi une dégénérescence, soit granuleuse, soit vitreuse, soit pigmentaire, et que leur nombre est notablement inférieur à celui que l'on trouve dans les moelles saines, ou même souvent dans le segment opposé de la moelle; car, il est bon de le remarquer, la distribution de cette atrophie est très variable suivant les cas. Voici une figure (fig. 97) qui nous donne l'idée de la distribution de ces lésions, dans un cas d'atrophie musculaire infantile avancée.

D'une façon générale, on peut dire que dans tous ces cas d'atrophie musculaire de l'enfant ou de l'adulte, où l'on voit, après une période aiguë, survenir un état chronique et l'atrophie musculaire, on peut affirmer qu'il existe une lésion des cornes antérieures.

Si la lésion est de date plus ancienne, on voit se produire, à côté de ces lésions de la substance grise, de l'atrophie plus ou moins considérable des cordons latéraux, de l'atrophie des racines antérieures, dont le volume est quelquefois diminué de moitié.

Ce sont là les faits, aujourd'hui classiques, qui, malgré l'opposition de Friedreich, montrent que toujours l'atrophie musculaire aiguë infantile s'accompagne de lésions des cornes antérieures; nous verrons qu'il existe d'autres cas d'atrophie musculaire de l'enfance où l'on peut constater l'absence de lésions médullaires coïncidant avec une atrophie musculaire presque généralisée, mais ces cas rentrent dans les groupes des myélites systématiques d'emblée, où nous les étudierons.

Les *myélites systématiques d'emblée* sont, de toutes les

myélites chroniques, de beaucoup les plus nombreuses :

On doit les distinguer en :

1° *Spodomyélites, chroniques* ou scléroses de la substance grise, antérieure ou postérieure;

2° *Leucomyélites chroniques* ou scléroses des faisceaux blancs antérieurs ou postérieurs, qui sont toujours associés plus ou moins à un certain degré de spodomyélite chronique antérieure ou postérieure.

La *spodoméylite chronique* ne correspond qu'à un petit nombre de types cliniques, et on peut presque dire à deux seulement :

1° La paralysie spinale progressive de l'adulte;

2° La paralysie spinale progressive de l'enfance.

Ces deux maladies, auxquelles répondent deux syndromes cliniques assez semblables, quant au fond, correspondent à deux variétés anatomiques très distinctes comme nous allons le voir.

A peu près dans toutes les autopsies de l'atrophie musculaire progressive de Duchenne de (Boulogne), on trouve des traces d'induration chronique de la substance grise, dont la myélite periépendymaire avec formation kystique traduit quelquefois la présence. On trouve, constamment, en même temps, cette atrophie des cellules de la corne antérieure dont nous avons parlé à propos de la paralysie infantile, et à l'œil nu une sclérose des racines antérieures; ce sont là, en effet, deux phénomènes anatomiques connexes, qui ne peuvent exister isolément.

Le siège anatomique de l'atrophie musculaire progressive est donc le même que celui de la paralysie infantile; ce qui les distingue, c'est seulement leurs origines, qui impriment à l'atrophie musculaire subaiguë de l'adulte ce caractère progressif qui le distingue de la période chronique de la paralysie spinale aiguë de l'enfance.

Les myopathies sytématiques primitives de l'enfance se
distinguent de la myopathie analogue de l'adulte par une
absence complète de lésions, sur laquelle MM. Landouzy et
Dejerine récemment attiré l'attention. Néanmoins, par suite
de la ressemblance frappante de la marche de l'atrophie
musculaire chez l'enfant et chez l'adulte, on est en droit
de se demander si l'absence de lésion, bien constatée aujourd'hui, n'est pas plus apparente que réelle; en effet, si
l'on considère que, à la naissance, les faisceaux nerveux
sont en voie de formation, tout trouble, toute lésion portée
sur le système nerveux produira non pas tant une dégénérescence ou une myélite vraie, qu'un véritable arrêt de
développement, de sorte que ces cas de myopathie essentielle héréditaire de l'enfant devraient plutôt rentrer
dans le cadre des malformations que dans le cadre des
myélites, puisque les moelles examinées n'en présentaient
aucune trace.

Il ne faut donc pas, à notre avis, trop se presser de conclure des faits négatifs, publiés récemment par M. Landouzy
et Dejerine, et dire que le système nerveux est sain, dans
ces cas, parce qu'on ne trouve aucune trace de myélite ou
d'atrophie cellulaire; il nous semble plus rationnel de
penser qu'il a existé, à cette période où se complète et
s'achève le système nerveux central, un trouble quelconque
qui a mis obstacle à son évolution régulière, et produit
une déviation de conformation, qui s'accuse et s'accentue
d'autant plus que le sujet avance davantage en âge.

Les *leucomyélites chroniques systématiques* relèvent
des deux grands groupes cliniques, suivant qu'elles attei-

gnent le système spinal antérieur ou le système spinal postérieur.

Dans le premier cas, elles donnent lieu à la *sclérose latérale* amyotrophique, ou non; dans le scond cas, elles correspondent aux différentes variétés de l'ataxie.

Toutes ces leucomyélites, antérieures ou postérieures, sont symétriques, c'est-à-dire qu'elles frappent, uniformément, les parties symétriquement situées par rapport à l'axe gris médullaire.

Leucomyélites antérieures. — La sclérose peut frapper, isolément et primitivement, le faisceau blanc antérieur ou latéral suivant le trajet du faisceau pyramidal, et donner lieu à ces deux grands syndromes cliniques que Charcot a décrits sous le nom de *sclérose latérale amyotrophique* de *tabes spasmodique.*

D'après Charcot, la lésion de la sclérose latérale amyotrophique débuterait dans la région bulbaire, au niveau des olives, où le faisceau pyramidal commencerait à être atteint; puis la prolifération scléreuse se propagerait suivant le trajet direct et croisé de ce faisceau, de manière à en entraîner l'atrophie totale; c'est là la période anatomique, qui correspondrait à la période clinique paralytique. Puis, et sans qu'il soit possible de déterminer la relation entre les deux phénomènes, il survient une atrophie des cellules des cornes antérieures de la moelle, à laquelle succède bientôt l'atrophie des racines et l'atrophie musculaire plus ou moins étendue.

Ce qui sépare cette leucomyélite latérale de l'atrophie musculaire progressive, où la lésion est limitée aux cornes grises, c'est le début de l'affection par les cordons blancs, et son extension aux éléments de la substance grise.

Il est assez difficile d'expliquer comment la lésion du faisceau pyramidal entraîne l'atrophie des cellules des cornes antérieures; mais il faut remarquer que cette atrophie peut se produire à la suite des dégénérescences de la moelle, par suite des lésions cérébrales, ce que met hors de doute la relation, de cause à effet, entre ces deux lésions.

Quoi qu'il en soit, il faut remarquer que Leyden et quelques autres ne considèrent ces faits que comme des atrophies musculaires progressives liées à des paralysies bulbaires, qui entraîneraient la dégénérescence secondaire des faisceaux pyramidaux dégénérés et non sclérosés.

Leyden s'appuie sur ce fait que, dans tous les cas qu'il a pu examiner, il a trouvé les caractères anatomiques de la dégénérescence secondaire, avec une très légère prolifération névroglique, et non de la prolifération active du tissu conjonctif névroglique, tel qu'on l'observe par exemple dans l'ataxie locomotrice, ou dans les scléroses que nous avons précédemment étudiées.

Leyden fait également remarquer aussi qu'il existe toujours des lésions des noyaux gris bulbaires. La question est trop délicate à résoudre pour que nous essayons de la trancher; nous nous contentons de la poser, laissant aux recherches ultérieures le soin de décider.

Nous rappelerons seulement qu'un travail récent de Dejerine tend à faire prévaloir cette idée théorique, puisque cet auteur a constaté la coexistence fréquente de la sclérose du faisceau pyramidal et de la paralysie labio-glosso-laryngée, et tend à faire de ces deux maladies, sclérose latérale amyotrophique et paralysie labiée glosso-laryngée, une même unité morbide.

La nature du tabes spasmodique est encore plus controversée, et peut-être a-t-on rangé sous ce nom une série de lésions diverses appartenant soit à des dégénérescences secondaires par lésions bulbaires au niveau de l'entrecroisement, soit à des lésions doubles des deux capsules chez un même individu. A l'encontre de l'opinion des auteurs français, cette opinion est très en faveur en Allemagne et s'appuie, il faut bien le reconnaître, sur l'absence d'autopsie positive démontrant une sclérose primitive des cordons antéro-latéraux en dehors des deux cas que je viens de citer.

Je ne parle pas bien entendu des lésions symétriques des cordons latéraux associées à la sclérose des cordons postérieurs, c'est-à-dire des scléroses combinées de la moelle dont nous parlerons ultérieurement.

Bibliographie. — Charcot, *Maladies du système nerveux.*
Leyden, *Maladie de la moelle*, trad. Viry.
Landouzy et Dejerine, *Arch., phys.*, et *Revue de méd.*, 1885.
Duchenne, *L'électrisation localisée.*
Bouchard, *Arch. gén. de médecine*, 1.
Dreschfeld, *Journal of Anat. and Phys.*, XIV.
Turck, *Zeistch. der Wien. Aerzte*, 1850.

VINGT-QUATRIÈME LEÇON

MYÉLITES SYSTÉMATIQUES

Sommaire. — Des différentes formes de leucomyélites postérieures : tabes, ataxie de Friedreich, sclérose isolée des cordons de Goll. — Des lésions de l'ataxie vraie, des formes frustes; sclérose combinée des cordons postérieurs et latéraux. — Sclérose isolée des cordons de Goll : ataxie de Friedreich et sa signification morphologique.

Messieurs,

Nous avons envisagé, dans notre dernière leçon, tout ce qui a trait aux lésions anatomiques des myélites systématiques limitées à l'axe gris lui-même ou pouvant retentir à la longue sur les éléments cellulaires de la moelle. Nous avons donc passé en revue toutes les spodomyélites antérieures et toutes les leucomyélites latérales; il nous reste aujourd'hui, pour terminer, au moins dans ses grands traits, l'étude des myélites systématiques, à exposer l'ensemble des recherches anatomo-pathologiques concernant les leucomyélites postérieures et en particulier les diverses variétés de l'ataxie.

La sclérose postérieure de la moelle, ou *leucomyélite postérieure*, est assurément la forme la plus commune, et aujourd'hui la plus connue de toutes les myélites systématiques.

Malgré cela, il reste, au point de vue de la marche des lésions, bien des faits à résoudre, et bien des détails à éclaircir d'une façon plus complète. Quoi qu'il en soit, nous pouvons diviser les scléroses postérieures en trois groupes :

1° Scléroses de la zone radiculaire et de tout le faisceau postérieur, formes correspondant à la forme classique de l'ataxie ;

2° Scléroses de tout le système spinal postérieur : scléroses combinées et ataxie de Friedreich ;

3° Sclérose isolée des cordons de Goll.

La sclérose vulgaire des cordons postérieurs peut, à l'encontre des lésions que nous venons d'étudier, être la plupart du temps très facilement reconnue à l'état frais, tandis qu'il faut que les lésions des scléroses latérales ou des spodomyélites soient bien avancées, pour pouvoir être aisément et nettement appréciées à l'œil nu. Ces scléroses antérieures présentent, en effet, comme symptôme le plus saillant, l'atrophie des cornes et des racines antérieures, le plus souvent insensibles à un examen macroscopique à moins d'asymétrie marquée. Quant à la lésion atrophique des cordons latéraux, elle est dans bien des cas assez faible pour passer inaperçue sans l'aide du microscope.

Dans l'ataxie, au contraire, on peut dire que, d'une façon à peu près constante, deux faits essentiels caractérisent, à l'œil nu, la sclérose postérieure :

1° L'atrophie considérable des racines postérieures ;

2° La coloration grise, très marquée, des faisceaux pos-

térieurs de la moelle, accompagnée, presque constamment, d'une adhérence anormale de la pie-mère aux
cordons.

La topographie de la lésion, sur une coupe de la moelle,
est facilement appréciée sur les coupes faites après durcissement. Vous voyez ici (fig. 98), une coupe d'une moelle
d'ataxique.

Le fait primordial qui frappe, c'est la sclérose, l'indu-

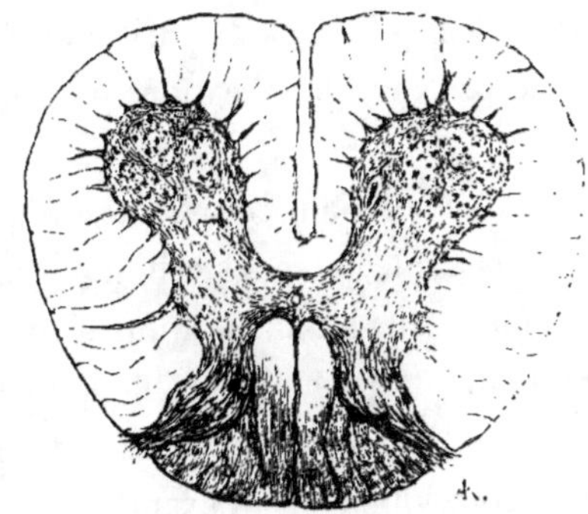

Fig. 98.

ration des cordons postérieurs, la prolifération active de
la névroglie de ces cordons, qui s'accompagne presque
toujours de méningite postérieure.

Cette prolifération présente les caractères que vous
connaissez bien, et sur lesquels je n'ai pas à revenir :
éléments fibrillaires formant une sorte de gangue amorphe ;
cellules embryonnaires ; cellules de Deiters ; corpuscules
amyloïdes enserrant, englobant les tubes nerveux et en
amenant progressivement la disparition par voie d'atrophie.

Vous voyez également, et il est important de vous le faire
remarquer, que la substance grise est constamment atteinte,

que les cornes postérieures sont toujours très atrophiées, surtout dans leurs parties externe et interne, où passent, comme vous savez, les faisceaux des fibres sensibles.

On observe, le plus souvent, une dégénérescence et une disparition partielle des éléments de la corne postérieure, et des colonnes de Clarke ; mais ces dégénérescences peuvent manquer. Ces dégénérescences consistent en atrophie pigmentaire des cellules, disparition graduelle des éléments, sclérose et densification de la névroglie à ce niveau.

Il existe également dans ce système des ganglions spinaux des altérations analogues ; les cellules ganglionnaires sont toujours, même dans les cas les plus légers, frappées d'une surcharge pigmentaire considérable qui s'exagère dans les cas graves jusqu'à l'atrophie partielle de ces éléments, ce qui a pour conséquence, à l'examen macroscopique, une diminution très notable du volume normal des ganglions rachidiens.

Voilà le bilan des lésions de l'ataxie classique confirmée. Quelle est, de toutes ces lésions, que je viens de vous énumérer, la première en date, et quelle est la marche, la succession de ces lésions ? Voilà ce qu'il nous reste à vous exposer.

Les recherches de Pierret nous ont montré que c'est par la zone radiculaire, et par les racines, que débutent les lésions de l'ataxie.

Cet auteur a établi, en effet, que dans les cas d'ataxie au début, on ne trouve comme altérations qu'une dégénérescence des racines, une sclérose des cornes postérieures et une bande de sclérose siégeant sur le territoire de la zone radiculaire mais n'atteignant point encore les cordons de Goll, jusque-là indemnes.

Au point de vue de la répartition de ces lésions dans les différents étages, on peut dire que, dans la plupart des cas, c'est vers la région dorsale et le renflement lombaire que ces lésions présentent leur plus grande intensité.

Néanmoins, dans quelques cas, c'est surtout à la région dorsale ou dorso-cervicale que ces lésions sont les plus accusées; mais, je le répète, c'est vers la région lombaire qu'elles se produisent de préférence, tout en s'étendant, quoique à un degré moindre, sur toute la hauteur de la moelle et même plus haut, ainsi que le montrent les altérations des nerfs craniens et les lésions bulbaires que nous avons pu, bien souvent, remarquer dans toutes les autopsies d'ataxie vraie.

En outre de ces lésions médullaires, on constate, en effet, qu'il existe un état scléreux de tout le système sensitif; et les nerfs craniens sensibles, le nerf optique en première ligne, sont le siège d'une atrophie scléreuse, qui est surtout très marquée dans le nerf lui-même et s'étend jusqu'à la rétine qui peut présenter des dégénérescences multiples. Bien que les bandelettes optiques soient saines, la plupart du temps, on peut, dans quelques cas, trouver dans le pulvinar des altérations cellulaires, altérations qui ont permis à quelques auteurs d'établir entre ces lésions des relations de cause à effet.

C'est ce qui a fait dire à Pierret que l'ataxie était une maladie générale du système nerveux, et non une affection locale de la moelle.

Étant donné que l'ataxie compte, dans son étiologie,

toutes les diathèses et peut-être, en première ligne, la syphilis, il ne faut pas s'étonner de cette extension, car la syphilis ou la diathèse a créé, dans tout le système sensitif, cette prédisposition qui entraîne la sclérose sous l'influence d'une cause quelconque d'irritation.

Un mot, maintenant, sur la physiologie pathologique de la maladie, et spécialement du symptôme ataxie.

Vous savez qu'on a fait beaucoup d'hypothèses pour l'expliquer, et qu'on est encore, aujourd'hui, d'avis très différents.

Sur l'explication à fournir, nous pensons qu'on n'a pas encore opposé d'objection bien fondée contre la théorie qui attribue, purement et simplement, l'ataxie à la perte du sens musculaire.

On a fait valoir, pour détruire cette explication, qu'il était possible, en particulier chez les hystériques, chez les paraplégiques, d'observer des anesthésies étendues sans perte de l'équilibration. On a dit, en effet, que chez ces malades la sensibilité profonde était complètement abolie et que pourtant la marche restait régulière; mais on n'a pas, ce me semble, assez fait la distinction, dans ces cas, entre l'analgésie et l'anesthésie proprement dite.

Nous savons, en effet, que l'abolition du réflexe tendineux n'existe comme symptôme bien évident que chez l'ataxique, tandis que les paraplégies hystériques ou autres ne présentent point ce symptôme, ce qui tend à prouver que s'il y a analgésie de la sensibilité profonde, il persiste encore un certain degré de sensibilité aux excitations physiologiques qui suffit à assurer la conservation de la fonction.

Leyden a fait depuis longtemps cette juste remarque, que

dans les anesthésies hystériques ou autres, il est rare que le sens musculaire ait disparu; et que, d'autre part, la sensibilité cutanée peut être conservée chez les ataxiques, tandis que la sensibilité réflexe profonde est déjà très malade.

Noublions pas, en outre, que Jaccoud a montré que cette disparition du sens musculaire n'était point une hypothèse, et que les ataxiques, à l'exclusion de tous autres malades, la présentaient constamment d'une façon indéniable.

Vous voyez qu'il n'est point démontré que la théorie primitive de l'incoordination des mouvements chez les ataxiques, par disparition du sens musculaire, soit absolument erronée. On a proposé bien d'autres explications, toutes peu satisfaisantes, depuis la théorie de Meynert, rattachant cette incoordination à une insuffisance des communications avec le cervelet, jusqu'aux diverses théories, proposées par Charcot et Pierret, rattachant l'ataxie à la disparition des communications commissurales des bandelettes, à une perturbation dans la transmission des impressions consécutives à l'irritabilité trop grande des fibres. Vous voyez que toutes ces hypothèses, ainsi que celles plus récentes proposées par divers auteurs, sont encore bien plus problématiques que celles que je vous ai primitivement exposées.

Telles sont les principales théories données pour expliquer le symptôme dominant de l'ataxie confirmée, l'incoordination motrice; mais il est une série d'autres symptômes qu'il importe de rattacher aux altérations anatomiques précédemment décrites.

Le premier en date, dans l'ataxie classique, c'est la douleur sous ses diverses formes ; or, nous savions, depuis Pierret, qu'à cette époque on ne trouve dans la moelle qu'un début d'inflammation chronique des bandelettes externes et des racines postérieures ; donc l'établissement de cet état inflammatoire explique surabondamment ce phénomène. Vous n'ignorez pas, en effet, que toute lésion méningée, toute compression, toute irritation permanente des racines peut, en dehors de l'ataxie, produire des douleurs fulgurantes.

Au phénomène *douleur* succède inévitablement, vous le savez, des troubles divers de la sensibilité, *anesthésie profonde* d'abord, *anesthésie superficielle* ensuite. Ces anesthésies s'expliquent tout naturellement par le fait de l'achèvement des lésions de la première période ; car vous savez que c'est une loi générale du système nerveux qu'à son début, une lésion légère détermine de l'excitation localisée, tandis qu'à une période finale correspond l'abolition de la fonction. Voyez, par exemple, comment les lésions légères de la zone corticale du cerveau produisent des phénomènes convulsifs ou des hallucinations sensorielles auxquelles succèdent à bref délai, si la lésion s'étale, se propage ou s'établit définitivement, des paralysies ou des anesthésies partielles. Ce sont là des faits du même ordre que la douleur et l'anesthésie, se succédant chez les ataxiques dans un ordre identique.

Quant au retard si remarquable parfois de la transmission des impressions chez l'ataxique, il faut croire que par suite de la disparition d'un certain groupe de fibres blanches, les sensations doivent suivre des voies détournées pour arriver jusqu'aux centres perceptifs.

A ces phénomènes succèdent encore, vous le savez, le

symptôme *ataxie* que nous croyons, comme je viens de vous le montrer, et contrairement à la majorité des auteurs français, devoir rattacher à l'apparition des troubles sensitifs.

Enfin, pour terminer, il faut que je vous cite les lésions secondaires périphériques : mal perforant, artropathies, atrophie musculaire, troubles trophiques divers, contractures, qui se rattachent, comme nous allons le voir, à des lésions accessoires dues à l'extension de la sclérose postérieure vers les parties antérieures ou latérales de la moelle.

L'ataxie classique est, en effet, celle que je viens de vous décrire; ses lésions sont nettes, précises et bien limitées; mais il faut bien vous dire que la sclérose des cordons postérieurs peut tantôt s'observer à l'état de phénomène local dans le cours de la paralysie générale, par exemple; que, d'autre part, il arrive, parfois, que la lésion irritative ne se borne pas le plus souvent au système postérieur.

On voit, quelquefois, la sclérose gagner du côté des cordons antérieurs et des cornes antérieures, et y déterminer des atrophies cellulaires, qui peuvent produire le tableau de l'atrophie musculaire progressive.

Cette atrophie des cornes antérieures peut, dans quelque cas, exister seulement dans la moelle; mais il peut aussi se faire que la colonne grise antérieure soit prise plus haut, jusque dans le bulbe, et nous avons publié un cas dans lequel il existait une hémiatrophie de la langue, consécutive à une lésion du noyau masticateur du trijumeau. On voit aussi parfois, ainsi que nous avons pu l'observer, les moteurs oculaires se prendre, et l'on est en droit de soupçonner, dans ce cas, une lésion analogue des noyaux d'origine.

La sclérose peut se propager également aux cordons latéraux et déterminer alors de la contracture ; elle peut même se limiter presque exclusivement au faisceau cérébelleux.

Mais dans tous ces cas de scléroses combinées de l'ataxie, il est permis de se demander, en rapprochant ces faits des observations de méningites spinales publiées par Déjerine, en étudiant également la maladie de Friedreich, dont nous allons nous occuper maintenant, on peut, dis-je, se demander si la méningite spinale, presque constante dans l'ataxie, ne serait point la cause première de tout le complexus anatomique, et s'il ne serait pas juste d'isoler ces cas, pour les mettre à côté des méningites spinales, dont ils peuvent, à bien des égards, se rapprocher.

C'est d'ailleurs ce qui va vous sembler plus évident dans cette forme spéciale de l'ataxie, l'*ataxie héréditaire*, décrite par Friedreich, curieuse à plus d'un titre, et qui permettra peut-être, le jour où des autopsies plus nombreuses auront été faites, de chercher à se reconnaître dans la question si obscure encore de l'étiologie et de la marche des myélites systématiques.

Cette forme d'ataxie qui, au point de vue clinique, se distingue nettement, par sa marche et sa symptomatologie des autres affections du système postérieur, est, cependant, très voisine de l'ataxie par ses lésions et par sa nature, bien qu'il faille faire encore actuellement bien des réserves sur sa vraie place dans le cadre nosologique.

Affection à marche relativement rapide, tandis que l'ataxie vulgaire est, au contraire, une maladie essentiellement lente

et progressive ; apparaissant dans les premières années de
la vie, toujours avant la puberté, tandis que l'ataxie vraie
ne frappe que les hommes parvenus à la force de l'âge, elle
ne peut être confondue avec l'ataxie classique qui demande,
pour se développer, des conditions de terrain si différentes

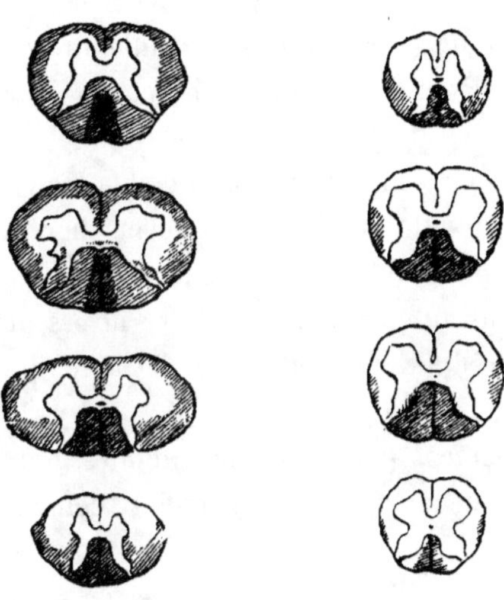

Fig. 99.

et si distinctes. Son étiologie est pourtant assez voisine de
celle du tabes classique, car la syphilis héréditaire parait
être un des facteurs les plus importants de sa production.

Ses symptômes sont variables, mais consistent surtout
en désordres de la locomotion, en quelques troubles de la
sensibilité générale ou spéciale. Anesthésie, toujours légère,
ataxie, quelques désordres spéciaux comme du nystagmus,
des troubles de la parole, résument son tableau symptomatique.

Ajoutons cependant, pour être complet, à ces manifestations du début, les lésions secondaires de la période ultime : parésie, contracture, atrophie musculaire, etc.

Voyons maintenant ce que l'anatomie pathologique nous apprend, quant aux modifications anatomiques qui entraînent et engendrent ces troubles morbides.

Dans toutes les autopsies, d'ailleurs assez rares, on a constaté divers faits dont je vais vous indiquer les plus saillants.

A l'œil nu, ce qui frappe tout d'abord, quand on examine une moelle atteinte d'ataxie à forme héréditaire, c'est la diminution de volume de l'organe, l'atrophie de la moelle.

Certains auteurs ont trouvé les divers diamètres de la moelle réduits au cinquième de leurs dimensions normales.

Les racines, quoique moins atteintes, ont présenté également une atrophie, mais moins constante et moins marquée.

Passons sur l'aspect de la surface de section qui ne révèle comme particularité notable, à part cette réduction du volume, que la coloration grise de la portion corticale de la moelle, surtout marquée vers les portions postérieures.

L'examen microscopique de la moelle est plus instructif, et révèle deux ordres de lésions : une lésion de sclérose des faisceaux blancs ; des dégénérescences et des altérations diverses dans la substance grise.

La topographie de la sclérose est assez complexe. Sa répartition sur une coupe et dans les différents étages sera, pour vous, facile à saisir sur cette figure empruntée à Erb (fig. 99).

Vous le voyez, il existe, sur toute la périphérie de la moelle, mais surtout dans les cordons postérieurs, une bande scléreuse englobant le faisceau pyramidal, le faisceau cérébelleux, les cordons de Goll et les zones radiculaires; mais vous notez sur cette figure que c'est surtout dans la région cervicale que l'extension de la sclérose est accusée.

Il pourrait se faire pourtant que, dans quelques cas, la répartition pût changer un peu; la région dorsale ou lombaire pourrait être plus prise que la région cervicale; néanmoins, vous voyez qu'à tous les étages, cordons postérieurs, faisceaux pyramidal et cérébelleux sont atteints par la lésion. Il s'agit donc là, d'une sclérose combinée, analogue, ainsi que je vous le faisais remarquer, il y a un instant, à ces scléroses des tabétiques vulgaires.

A priori, on est en droit de se demander si cette analogie n'est pas plus grande qu'on ne le croit généralement, et si ces scléroses combinées de l'adulte, ces formes héréditaires de l'ataxie, ne reconnaîtraient point une même origine. Pour nous, nous ne sommes pas éloignés de croire que l'origine de ces lésions est une leptomyélite corticale, semblable à celle que je vous ai décrite à propos des méningites spinales, leptomyélite qui fournirait, chez l'adulte, les scléroses combinées, et entraînerait, chez l'enfant, des altérations plus étendues et des désordres cliniques différents par le fait de la différence du terrain.

L'ataxie héréditaire se révèle, en effet, à l'époque où le système nerveux n'a point encore parachevé son évolution et où, par conséquent, toute maladie inflammatoire entraîne non seulement la sclérose, mais même l'arrêt du développement.

Quoi qu'il en soit, la répartition des lésions dans les

cordons blancs est aujourd'hui à peu près connue, et la figure que vous avez vue vous la résume très clairement.

Il faut enfin, pour terminer, que je vous signale quelques lésions de la substance grise : abondance des noyaux ; dégénérescence de quelques groupes cellulaires, en particulier de la colonne de Clarke ; mais ces altérations sont encore trop mal étudiées pour que nous y insistions outre mesure.

En résumé, vous le voyez, il existe encore malgré les travaux si nombreux publiés sur la question bien des doutes et des obscurités sur les myélites systématiques des cordons postérieurs de la moelle. L'ataxie vulgaire, l'ataxie héréditaire, les scléroses combinées sont encore en somme peu comprises, quant à leurs origines et à leur étendue réelle.

Plus simples et mieux définies sont les dégénérescences médullaires que nous étudierons dans notre prochaine leçon.

Bibliographie. — Cruveilhier, *Anat. pathologique.*
Romberg. *Lehrbuck der Nervenkrankheiten*, 1851.
Hammond, *Maladies du système nerveux.*
Vulpian, *Leçons sur la pathol. du syst. nerveux*, 1877.
Duchenne, *Arch. de médecine*, 1859.
Bourdon et Luys, *Arch. de médecine*, 1861-1862.
Freidreich, *Virchow's Arch.*, 1863.
Charcot et Vulpian, *Gazette hebdomadaire*, 1862-1863.
Pierret, *Arch. de physiologie*, 1870-71-72.
Charcot, *Leçons sur les maladies du système nerveux.*
Friedreich, *Ueber der hereditären Form. der Ataxie* (*Virch. Archiv*, 1876).
Pierret, *Sympt. céph. des tabes*, Paris, 1876.
Erb, *Krankheiten des Ruckenmarcks* (Zeimssen's Handbuch).

Articles : ATAXIE, TABES, TABES SPASMODIQUE du *Dictionnaire De-chambre*.

Leyden, *Traité des maladies de la moelle*.

Rosenthal, *Traité des maladies de la moelle*.

VINGT-CINQUIÈME LEÇON

DÉGÉNÉRESCENCES SECONDAIRES DE LA MOELLE
TUMEURS

SOMMAIRE. — Considérations générales. — Myélites parenchymateuses, myélites dégénératives. — Dégénérescence du faisceau pyramidal par lésions bulbaires. — Dégénérescences par section ou myélite transverse. — Dégénérescences dans les myélites unilatérales. — Dégénérescences d'origine périphérique. — Tumeurs de la moelle.

MESSIEURS,

Toutes les lésions anatomiques de la moelle, que nous avons étudiées jusqu'ici, sont d'origine inflammatoire, simple ou spécifique, aiguë ou chronique. Tantôt, comme pour la sclérose en plaques, ces productions morbides sont périvasculaires et en îlots, et liées à des altérations vasculaires; tantôt, elles sont, comme pour les scléroses annulaires, intimement liées aux inflammations méningées; tantôt, enfin, comme pour les polymyélites, plus ou moins systématisées, elles sont le résultat d'inflammations diffuses, primitivement cantonnées dans une catégorie donnée de fibres.

Toujours nous avons vu que l'altération conjonctive, ou plutôt, comme il faut bien le dire et ainsi que cela se produit dans les organes à charpente conjonctive presque nulle, foie, rein, cerveau ou moelle, nous avons vu, dis-je, que l'inflammation, à la fois parenchymateuse et conjonctive, a été le point de départ de l'origine des modifications anatomiques.

Mais, de même que nous observons que, pour le rein, il est des altérations qui siègent primitivement dans le parenchyme, de même nous allons voir qu'il existe des altérations du système nerveux qui ne débutent point par l'élément conjonctif, et dépendent, uniquement, tout d'abord, du parenchyme qui seul est pris, seul est malade.

Nous verrons, de même, pour compléter encore l'analogie avec l'organe rénal, que ces affections parenchymateuses peuvent, comme les inflammations conjonctives, aboutir à la sclérose, mais, comme nous le verrons, par un processus essentiellement différent.

C'est donc aux altérations de la moelle, débutant par la dégénérescence ou l'atrophie du tube ou de la cellule, que nous allons consacrer cette leçon.

Les altérations que peut subir le tube, ou qui peuvent atteindre la cellule, sont très variées ; car, on peut dire que par suite de la sensibilité propre de la cellule nerveuse, toutes les substances toxiques, introduites dans l'organisme, portent d'abord leur action sur elles. Aussi, dans les différentes intoxications chroniques, bromure de potassium, aniline, phosphore, plomb, arsenic, mercure, observe-t-on, souvent, surtout dans les formes subaiguës de l'intoxication, des altérations médullaires qui ne sont, nous le pensons, que secondairement d'ordre inflammatoire.

L'état de la moelle dans l'intoxication phosphorée, par exemple, révèle un certain état de dégénérescence diffuse de toute la substance grise, à côté des phénomènes de myélite vulgaire, qui accompagnent nécessairement toute modification brusque de l'état de nutrition de la moelle.

Ce serait là la forme aiguë ou subaiguë de la myélite parenchymateuse primitive, mais ces formes, que je vous signale, sont trop peu étudiées et trop peu communes, pour nous arrêter longtemps.

Mais, il est d'autres formes de dégénérescence lente, d'atrophie simple des tubes nerveux; il en est une, en particulier, qui offre au point de vue où nous sommes placés, une importance capitale; je veux parler de ce mode particulier de dégénérescence, indiquée par Waller, que subissent les fibres séparées de leur centre de nutrition, de la cellule nerveuse.

Ce mode de dégénérescence, étudié d'abord sur les nerfs périphériques, par la voie expérimentale après section du nerf, nous l'avons rencontré dans le cours de ces études, comme conséquence de l'atrophie des cellules de la corne postérieure ou antérieure, dans l'ataxie ou les myopathies de différente nature.

Comme nous allons le voir, ce n'est pas seulement sur le système nerveux périphérique qu'on observe ces dégénérescences; mais on les retrouve aussi, même dans le système nerveux central, et, en particulier dans la moelle, à la suite des sections expérimentales, ou des lésions spontanées dont cet organe est le siège.

Mais, dans la moelle, les rapports des tubes nerveux avec les cellules sont un peu différents de ceux des cordons blancs périphériques. Comme vous vous en rendez parfaitement compte pour les nerfs périphériques, ces derniers, une fois séparés de leur centre de nutrition, par une section expérimentale, dégénèrent, nécessairement et rapidement, parce que, parties intégrantes d'une cellule nerveuse et privés de rapport avec elle, ils sont fatalement destinés à disparaître, si les rapports normaux ne se rétablissent point.

Dans les centres nerveux, et en particulier dans la moelle, à côté des faisceaux directs, moteurs ou sensitifs, qu'une section, sur un point de leur trajet, sépare de leur centre immédiat, la zone motrice corticale du cerveau, il existe, dans le système moteur ou sensitif, des fibres commissurales unissant deux groupes d'éléments cellulaires, et qui, sectionnées, sur un point quelconque de leur trajet, peuvent également dégénérer dans des conditions particulières.

En thèse générale, on peut poser en principe les lois suivantes :

1° Toute fibre séparée des éléments cellulaires dont elle dépend, cellule sensible ou motrice, dégénère nécessairement et rapidement ;

2° Toute fibre commissurale, toute fibre dont la section aura supprimé la fonction, mais non interrompu la connexion cellulaire, dégénère à la longue, mais dans le sens de la transmission du courant nerveux.

Avant d'entrer dans la discussion des faits cliniques et dans l'étude de la topographie médullaire de ces dégénérescences dans les différents cas de la pratique, voyons, d'abord, en quoi consiste cette dégénérescence en ellemême, et suivant quel mode elle se produit.

Cette étude a été faite, expérimentalement, avec le plus grand soin par Erb, qui a vérifié, sur les points principaux, les données de l'école française.

L'atrophie dégénérative débute par la fragmentation de

la myéline, ainsi que cela se passe, d'ailleurs, pour les nerfs périphériques. Cette myéline se fragmente et devient graisseuse; puis, le cylindre-axe, qui persiste seul pendant longtemps, disparaît à son tour par voie de dégénérescence granuleuse.

Pendant ce temps, il se développe, autour de ces tubes en voie d'atrophie, un travail lent de prolifération conjonctive, travail qu'on peut rapporter à l'inflammation, si l'on veut, mais qui nous semble bien plutôt le résultat de cette loi organique qui veut que le tissu conjonctif vienne remplacer, sans phénomènes inflammatoires vrais, mais par le seul fait de son évolution normale, les éléments différenciés, dégénérés : fibres nerveuses, cellule nerveuse, fibres musculaires, cellule glandulaire.

La dégénérescence secondaire se rapporte donc à deux phases anatomiques.

1° Phase de désintégration;

2° Phase de sclérose.

Voyons maintenant dans quel cas on observe ces dégénérescences, et suivant quelles régions elles se localisent.

Trois cas peuvent se présenter : ou bien, l'altération est primitive, dans la moelle, et consécutive à une lésion médullaire; ou bien, elle est le résultat d'une lésion des centres nerveux encéphaliques : bulbe, protubérance, pédoncule, cerveau; ou bien, elle est consécutive à une lésion périphérique.

Nous allons étudier d'abord le premier cas, celui qui a trait aux dégénérescences secondaires de la moelle par lésion du cerveau.

Cette dégénérescence s'observe, soit dans les cas de lésions étendues des zones motrices, qui seules ont de l'im-

portance à ce point de vue, soit, et c'est le cas le plus fréquent, à la suite de lésions de la capsule interne; soit enfin
à la suite de lésions bulbaires ou protubérantielles, et alors
la lésion est généralement symétrique.

Prenons le cas le plus commun, celui de lésions par
hémorragie de la capsule.

Vous voyez quel est le trajet des fibres partant de ce point;
elles vont directement à la périphérie, sans passer par aucun
autre centre; par conséquent leur bout périphérique dégénère fatalement.

Voici, dans ce cas, ce qui se produit et ce que vous voyez
exprimé sur ce schéma (fig. 100).

Il existe : 1° Une dégénérescence du faisceau direct du
côté de la lésion;

2° Une dégénérescence du faisceau croisé du côté opposé.

C'est à la suite de ce travail de sclérose que vous voyez
survenir de la contracture chez votre malade, cette contracture tardive des hémiplégiques qui se lie au travail de
dégénérescence des cordons latéraux.

Vous trouvez également, à cette période, de l'atrophie
des racines motrices, et, plus tard, vous pouvez observer, à
la suite de cette sclérose, de l'atrophie des cornes, avec
toutes les conséquences de cette dégénérescence cellulaire :
atrophie musculaire, troubles trophiques, etc.

Dans le cas où la lésion siège au bulbe, ou bien, si comme
cela a pu se produire dans quelques cas, la lésion cérébrale
est double, on observe une sclérose symétrique double des
faisceaux latéraux, qui peut passer pour primitive, si la
lésion bulbaire est laissée de côté, par un examen même
attentif, ainsi que le fait remarquer Leyden dans un cas
particulier qu'il rapporte, et donner lieu aux symptômes de

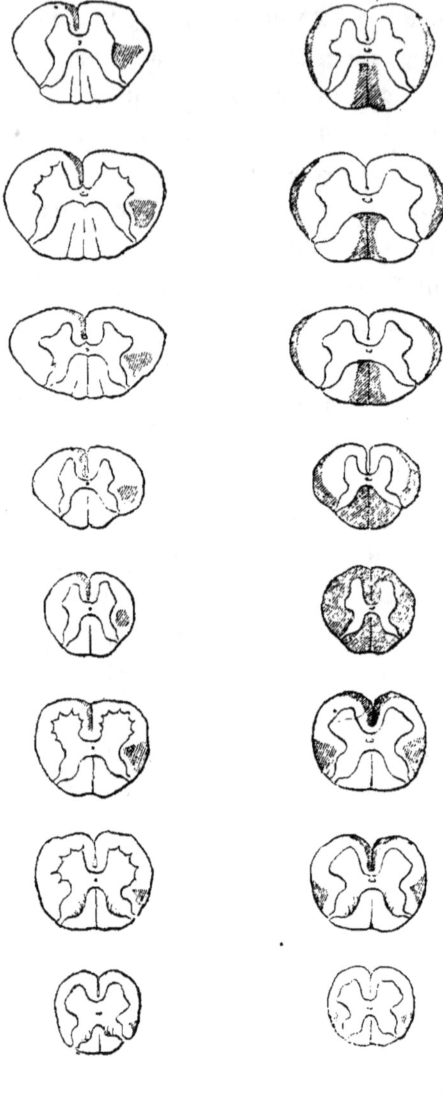

Fig. 100.　　　　　Fig. 101.

la paralysie spasmodique, avec ou sans atrophie musculaire consécutive.

Étudions maintenant les dégénérescences consécutives à une lésion limitée de la moelle, soit à une myélite transverse, compromettant l'intégrité d'un segment de la moelle, soit à une tumeur en interrompant la continuité, soit à une compression lente, ayant déterminé une sclérose transverse et totale.

Ce sont là les cas que la pratique nous offre le plus souvent à considérer.

Deux cas peuvent se présenter, ou bien la lésion de la moelle est unilatérale, n'intéressant que la moitié d'un segment, ou bien elle intéresse la totalité du segment.

Dans le premier cas, de beaucoup le plus commun, toute communication se trouve interrompue, d'une part, entre les cellules motrices du cerveau et les fibres du faisceau moteur direct et croisé, situées au-dessous de la lésion ; par conséquent ces fibres doivent dégénérer ; ce que l'expérience vérifie, en effet, ainsi que vous pouvez le voir sur cette figure demi-schématique (fig. 101).

Vous voyez que les voies centripètes sont également fermées, d'où dégénérescence, suivant ce sens, des faisceaux de Goll. Le faisceau cérébelleux et les zones radiculaires restent, en général, plus ou moins indemnes, probablement à cause de la conservation de leurs connexions cellulaires qui sont, comme vous le savez, assez mal connues.

Si la destruction de la moelle est unilatérale, ce qui donne lieu à cette variété de paraplégie si bien décrite par Brown-Séquard, et que ce ce dernier a appelé l'hémiplégie spinale, on voit également survenir des dégénérescences moins constantes et moins étendues, mais qui n'en existent pas moins.

Si vous vous rapportez au schéma des faisceaux de la moelle, vous voyez facilement qu'elle doit être le trajet de ces dégénérescences secondaires, sans qu'il soit besoin d'y insister.

Ces dégénérescences, à la suite d'hémisection, ont néanmoins toujours de la tendance, par suite de la propagation par myélite au segment sain, à se transformer en myélite transverse ; en sorte que lors de l'établissement des dégénérescences, le plus souvent, il existe une myélite transverse et une dégénérescence qui est simplement plus accusée du côté du début de la lésion, puisque la rupture des connexions est de date plus ancienne.

Le troisième ordre de dégénérescence, que nous avons à étudier, est celui qui survient à la suite de la lésion périphérique, par exemple à la suite d'une amputation, ou bien à la suite de l'arrêt de développement d'un membre, hors les cas où l'arrêt du développement n'est que le résultat de la lésion nerveuse. Dans ce cas, ce n'est pas, le plus souvent, par un processus analogue que se produit la dégénérescence.

Tantôt, dans quelques cas, il se développe une névrite ascendante, une véritable inflammation du nerf qui se propage par les racines postérieures jusqu'à la moelle; tantôt, il se fait, comme par exemple dans le cas d'amputation, une altération des cellules centrales qui dégénèrent par suite de la disparition de l'organe où elles se distribuaient, et qui réagissent ensuite sur les nerfs périphériques pour en déterminer l'atrophie scléreuse, en sorte que, dans ce cas, la disparition du membre retentit d'abord sur la cellule, et secondairement sur les nerfs périphériques, d'où atrophie des racines à leur entrée dans la moelle, car là se borne, au point de vue médullaire, les altérations dégénératives de cet ordre.

Mais ce qui indique la modification profonde apportée, après un temps très long, à la constitution des centres, c'est l'atrophie de quelques circonvolutions et leur état scléreux, qui expliquent d'où part et comment s'est effectuée la lésion.

Tumeurs. — Nous vous avons décrit suffisamment les tumeurs des centres nerveux, en général, pour n'avoir qu'à vous indiquer les diverses variétés de tumeur dont la moelle peut être le siège.

Je vous ai déjà parlé des tubercules et des syphilomes qui se rencontrent, soit exceptionnellement à l'état diffus, soit le plus souvent, sous forme de tumeurs agglomérées ou bien localisées.

Le glyome a été observé, dans toutes ses variétés, dans la moelle et quelquefois avec un aspect angiomateux.

Il existe quelques cas de fibromes (Hutin, Scholtz et Ollivier).

Il existe dans la goutte des tumeurs analogues aux tophus de la peau et constituées de la même manière.

Enfin, les tumeurs de toute nature et, en particulier le carcinome, peuvent envahir secondairement la moelle pour y déterminer des lésions absolument variables.

Mais on peut dire, d'une façon générale, qu'à part les glyomes, sarcomes, glyomyxome, à peu près toutes les tumeurs que nous venons de décrire sont, le plus souvent, sinon presque toujours, secondaires à des tumeurs des méninges.

Il faut signaler également les tumeurs tuberculeuses ou syphylitiques, dont je vous ai indiqué la constitution à propos des myélites diffuses.

Bibliographie. — Turck, *Sitzung. der Wien. Akad.*, 1851-1853.
Leyden, *Maladies de la moelle*.
Pitres, *Progrès médical*, 1876.
Schiefferdecker, *Virchow's Archiv*, 1876.
Flechsig, *Die Leitungsbahnen in Rückenmarck des Menschen*, 1876.
Vulpian, *Dégénérescence secondaire à une amputation, Arch. de phys.*, 1868.
Hayem, *Arch. de phys.*, 1873.
Rochefontaine, *Ectromyélie uni-thoracique, Arch. de phys.*, 1883.

VINGT-SIXIÈME LEÇON

ÉTIOLOGIE ET PATHOGÉNIE
DES SCLÉROSES SYSTÉMATIQUES

Sommaire. — Des lésions accidentelles et des lésions diathésiques. — Du rôle de l'expérimentation dans l'étude de l'étiologie. — Des maladies nerveuses. — Maladie expérimentale et maladie clinique. — De l'influence du terrain dans le développement des maladies nerveuses.

Messieurs,

Nous venons de terminer, dans nos dernières leçons, la description des principales maladies et des plus importantes lésions du système nerveux central.

Avant de passer à l'étude du système nerveux périphérique, il me semble utile de vous donner quelques considérations générales sur l'étiologie et la pathogénie de tous les accidents morbides, et de toutes les altérations que je vous ai décrites.

J'ai eu soin, il est vrai, à propos de chaque type anatomique ou clinique, de vous fournir quelques indications brèves et concises au sujet de l'origine probable des lésions caractéristiques, et de vous indiquer à grands traits ce que l'expérimentation avait pu nous apprendre de neuf à ce sujet.

Mais il importe de synthétiser toutes ces données et de vous faire mieux comprendre et mieux saisir le lien qui réunit tous ces faits épars, dont la clinique ou l'anatomie pathologique nous ont offert une si ample moisson.

Ce que j'ai surtout, jusqu'à présent, tâché de bien mettre en lumière et de bien vous graver dans l'esprit, c'est que les maladies de la moelle ou du cerveau pouvaient être groupées en deux catégories distinctes, comprenant, l'une les lésions que l'on pourrait appeler les altérations *accidentelles*, l'autre, les lésions qui mériteraient le nom d'affections *diathésiques* du système nerveux.

Je vais développer ma pensée : supposez un individu sain, bien portant, n'ayant aucune tare héréditaire ou acquise de l'organisme ; qu'il reçoive un choc brusque dans la région lombaire, qu'il soit soumis à l'action d'un froid intense et prolongé de la région, et vous pourrez voir se développer chez lui une myélite à marche aiguë ; c'est ce que j'appellerai une maladie *accidentelle*.

Supposez, au contraire, un homme jeune ayant contracté depuis plusieurs années la syphilis, ayant subi antérieurement une attaque de rhumatisme aigu et, tout d'un coup, sous l'influence de causes occasionnelles légères, de légers excès, de fatigue, de marches, sous l'influence en un mot de causes futiles, vous voyez survenir chez cet homme les premiers prodromes du tabes.

Voilà ce que j'appellerai une lésion diathésique.

Sans doute, sur le terrain de la clinique ou de l'anatomie pathologique, cela peut vous paraître subtil ; mais là où éclate la différence profonde qui sépare ces deux groupes de lésions morbides, c'est quand vous essayez, guidé par les faits d'observation clinique, les hypothèses que vous avez pu édifier, quand vous essayez, dis-je, de faire la synthèse expérimentale d'une maladie nerveuse chez l'animal. A ce moment vous ne tardez pas à reconnaître qu'il est tout un groupe de syndromes que vous ne pouvez, de quelque façon que ce soit, reproduire, et ce groupe de lésions qui échappe, ou qui a presque entièrement échappé jusqu'ici à tous les expérimentateurs, ce sont justement ces altérations que nous avons appelé *lésions diathésiques*.

Nombre d'observateurs ont pu reproduire artificiellement l'encéphalite, la myélite aiguë; on a pu créer des méningites, des pachyméningites, des dégénérescences secondaires, et cela est pratiquement si facile qu'il n'est pas un physiologiste qui n'ait eu en maintes fois l'occasion de rencontrer ces lésions, qui se présentent à lui, soit accidentellement comme complication fâcheuse, ou comme résultat prévu.

Je vous ai déjà signalé et je n'ai qu'à vous rappeler les expériences classiques d'Hayem sur l'encéphalite, de Rosenthal, de Leyden, de Vulpian et de tant d'autres sur la myélite aiguë par traumatisme, contusion de la moelle, soit par congélation, brûlure de la région cutanée correspondante.

Ce sont là des faits bien connus.

Vous connaissez également les travaux de Charcot, Gombault sur l'intoxication saturnine aiguë ou subaiguë, et sur son retentissement dans le système nerveux tout entier.

Vous n'ignorez pas également que tous les autres genres de lésions toxiques de la moelle ont pu être réalisés.

Les troubles circulatoires ont pu être également reproduits. Les paraplégies par ligature de l'aorte, Vulpian a pu les créer expérimentalement par injection de poudres inertes dans ce vaisseau. Mosso, Kussmaul, Jacobi, Schiff, ont fait de l'anémie cérébrale artificielle par ligature des troncs carotidiens ; Hermann, Landon, Jolly ont reproduit la congestion cérébrale.

Quoi de plus simple également que de déterminer l'œdème des organes centraux : l'excision du ganglion cervical supérieur, la ligature des jugulaires donnent des résultats sinon identiques, au moins engendrent une symptomatologie presque semblable dans les deux cas.

Les sections et les mutilations locales ont permis de créer, de toutes pièces, des hémianesthésies, des paraplégies, des hémiplégies limitées et, s'il me fallait vous citer tous les noms de ceux qui, après Veyssière, ont fait des lésions de la capsule, de tous ceux qui après Carville et Duret, après Vulpian, après Rouget, après Munck ont refait des ablations dans la zone sensible ou motrice de l'écorce, la liste serait trop longue.

Il en est encore de même pour les dégénérescences secondaires de la moelle, le ramollissement cérébral, les névrites ascendantes aiguës ; et l'on publie chaque jour, depuis Virchow, Panum, Charcot, Pierret, Gudden, des observations dans lesquelles on constate l'identité des phénomènes produits chez l'animal et chez l'homme.

Vous le voyez, dans toute cette longue énumération, pourtant écourtée, des maladies humaines artificiellement créées chez l'animal, il n'existe pour ainsi dire aucune de ces maladies que nous avons appelées diathésiques.

Toutes les lésions que je viens de vous citer rentrent dans le cadre des lésions accidentelles traumatiques, et dans leurs conséquences possibles.

Vous n'avez vu figurer dans ce court historique de la pathologie expérimentale du système nerveux, ni les diverses formes d'ataxie, ni les scléroses diffuses chroniques, ni les pachyméningites spontanées, ni la paralysie générale, ni la chorée, ni les paralysies progressives du bulbe ou de la moelle, ni les scléroses primitives des cordons postérieurs ou latéraux.

Ce sont là des maladies presque spéciales à l'homme, que l'on peut, à la rigueur, rencontrer parfois spontanément à titre d'exception chez quelques animaux, mais que nos procédés actuels d'expérimentation sont impuissants à imiter.

Sans doute, on a souvent essayé de résoudre ce problème et l'on est quelquefois arrivé presque au but par des voies détournées.

On a fait des pachyméningites en lésant des sinus ; en injectant des substances solides dans les espaces arachnoïdiens de la moelle ou du cerveau, on a créé des méningites ; on a déterminé des myélites ou des encéphalites superficielles, à forme progressive ou chronique ; mais on a créé, en opérant ainsi, des maladies nouvelles qui n'ont de commun avec les lésions analogues chez l'homme que quelques particularités de symptomatologie.

On a créé des lésions diffuses des cordons blancs, mais on n'est jamais arrivé à reproduire les scléroses chroniques avec tout leur appareil nosographique.

A quoi tient cette différence ? Pourquoi certains groupes des maladies se prêtent-ils à une synthèse expérimentale, tandis que d'autres groupes s'y refusent obstinément ? Voilà ce que je veux vous expliquer aujourd'hui.

Voyez ce que l'on vous dit dans tous les ouvrages classiques sur l'étiologie des scléroses chroniques de l'encéphale ou de la moelle ; vous retrouverez à propos de chaque maladie la même étiologie. Cette étiologie comprendra toujours deux ordres de facteurs ; les uns, les facteurs vulgaires : excès, fatigues, surexcitations fonctionnelles ; les autres, les facteurs diathésiques : scrofule, goutte, rhumatisme, syphilis, tuberculose, hérédité. Partout et toujours, c'est avec ces deux catégories de causes que vous avez à compter.

Sans doute, quelques auteurs, poussant jusqu'au bout leurs conséquences, pourront simplifier cette étiologie si variée et tendront à attribuer à telle ou telle lésion une origine uniquement syphilitique, rhumatismale, ou autre. Mais si vous cherchez bien, et si vous vous en rapportez à votre pratique, vous ne tarderez pas à vous apercevoir que, si le facteur, peut-être le plus important de l'ataxie par exemple, est la syphilis, il est bien des cas où cette origine ne peut être invoquée, et où il faut de toute nécessité chercher ailleurs.

Il en est de même pour toutes les maladies chroniques du système nerveux. Si vous cherchez une cause efficiente unique, vous arrivez à vous convaincre que c'est une recherche inutile, et que l'étiologie des scléroses chroniques et des dégénérescences primitives est toujours essentiellement complexe ; de plus, vous ne tardez pas à voir que ces désordres du système nerveux ne rentrent jamais dans les conséquences nécessaires d'une maladie générale.

La syphilis, le rhumatisme, la goutte, la tuberculose peuvent produire des accidents nerveux ; mais combien parmi ceux qui sont atteints par la maladie générale restent indemnes de lésions cérébrales ou médullaires, et toujours l'altération de l'appareil nerveux apparaît simplement comme une complication possible mais non imminente.

Je viens de vous montrer que, toujours, on retrouvait dans l'histoire des malades, atteints de scléroses de ce

genre, ou de dégénérescence primitive, une tare diathésique quelconque, mais je ne vous ai pas parlé encore,
ou plutôt je n'ai pas encore insisté sur les causes secondaires en quelque sorte, qui sont toutes de même ordre, et
qui se résument en deux mots : ce sont des excès fonctionnels ou des traumatismes.

Ces excès fonctionnels ou ces traumatismes présentent,
quant à leur nature, une particularité intéressante; ils sont
presque toujours d'une intensité trop faible pour déterminer,
chez un individu sain, une lésion quelconque.

Ce sont, comme dans le cas de l'atrophie musculaire idio-
pathique, des fatigues journalières, mais compatibles cependant avec la santé; ce sont des excès vénériens comme
dans l'ataxie; des excès de fatigue intellectuelle, dans la paralysie générale.

Mais combien d'individus, à côté de ceux qui sont touchés,
se voient soumis à l'action des mêmes causes, plus énergique parfois, et n'en ressentent aucun effet; de sorte que
l'on peut dire que ceux qui succombent sont l'exception et
non la règle.

Pour réduire cet ordre de causes à sa véritable signification, il faut donc dire que ce sont des *causes occasionnelles*,
qui réveillent, qui achèvent une maladie prête à surgir sous
une influence diathésique ou héréditaire.

En un mot, l'analyse détaillée et la critique de l'étiologie
si complexe des maladies nerveuses diathésiques vous im-
pose l'obligation de dire qu'il faut, pour créer ces maladies,
deux conditions : 1° une influence diathésique ou héréditaire, spéciale à l'individu ; 2° une cause occasionnelle plus ou
moins intense, analogue à celle qui détermine les maladies
que nous avons appelées accidentelles, avec la restriction que

ces causes extérieures à l'individu sont, en général, moins intenses et moins marquées dans un cas que dans l'autre.

Prenons un exemple qui vous fera mieux saisir ma pensée. Un homme, jeune encore, contracte la syphilis; la maladie évolue avec son cortége ordinaire de symptômes, s'amende pour disparaître. Une ou plusieurs années s'écoulent; puis à la suite d'excès vénériens prolongés, mais raisonnables, vous voyez survenir des troubles de sensibilité dans les membres inférieurs, des troubles de la vue; les réflexes s'abolissent, la marche devient incertaine et l'ataxie s'établit dans sa période d'état.

La syphilis, dans ce cas, sera la cause efficiente de la maladie, les excès n'auront été que la cause occasionnelle de l'éclosion des phénomènes pathologiques, de la localisation, dans un organe déterminé, du dernier effort morbide de la diathèse.

Prenons encore un autre exemple, celui de la paralysie atrophique de Duchenne. Un ouvrier, sans tare héréditaire personnelle bien déterminée, un peu rhumatisant, un peu alcoolique, soumis à des fatigues corporelles localisées, transportant des fardeaux, soulevant des corps pesants, est pris au bout de quelques temps de faiblesse progressive d'un membre supérieur ou d'un groupe de muscles seulement, puis l'atrophie se montre progressivement et s'étend de plus en plus.

Quelle différence entre ce tableau clinique et celui de la paralysie infantile! dans un cas, les lésions s'établissent lentement, progressivement, en sourdine; dans l'autre, les lésions débutent d'emblée et arrivent rapidement à un summum qu'elle ne dépassent point. C'est que, dans un cas, celui de la myélite aiguë de l'enfance, la cause diathésique est nulle ou à peu près ; dans l'autre, elle constitue le fond de la maladie.

Vous comprenez également, d'après ce que je viens de vous dire, pourquoi ces maladies chroniques du système nerveux sont toujours systématiques, pourquoi ces scléroses frappent tout un système, tout un groupe de fibres ou de cellules ; c'est parce que ces scléroses, ces dégénérescences progressives sont en quelque sorte des scléroses *fonction-nelles*, ne s'étendant pas au delà de la zone d'innervation de cette fonction ; de plus, comme l'intensité de la réaction inflammatoire produite est toujours faible, il en résulte que cette lésion n'a point de tendance à se diffuser et ne s'étend que systématiquement.

D'après leur nature ou leur origine qui est, comme nous venons de le voir, aussi variée que possible, ces lésions doivent toujours présenter ce caractère d'être systéma-tiques dès le début, de se généraliser en s'étendant en hau-teur dans l'axe céphalo-rachidien, sans se diffuser en surface.

De tout ce qui précède, vous pouvez facilement déduire le pourquoi de l'insuccès des expérimentateurs dans leurs tentatives de reproduction artificielle de ces maladies. En effet, ce que le physiologiste possède, comme moyens d'in-vestigation, ce sont ces causes occasionnelles, ces trauma-tismes, ces excès de fonctionnement que je vous ai détaillés ; mais ce qu'il ne peut créer ou ce qu'on n'a jamais es-sayé de créer chez l'animal, c'est cette diathèse, ce facteur personnel, qui imprime à l'affection le cachet spé-cial, l'allure particulière aux scléroses diathésiques de l'homme.

Lésez, chez un animal, les méninges médullaires sur une

grande étendue, vous déterminerez des méningites aiguës, des scléroses combinées de la moelle, mais vous n'aurez ni la sclérose en plaques, ni la paralysie générale, ni tout autre de ces maladies diathésiques.

Toutes ces considérations peuvent vous sembler oiseuses; mais quand votre pratique vous mettra sous les yeux des maladies nerveuses, avant d'essayer de faire le diagnostic de siège de la lésion, avant de poser un pronostic, il importe que ces considérations générales soient présentes à votre esprit pour ne pas vous laisser entraîner à croire à l'existence d'une ataxie, quand vous n'avez affaire qu'à une simple méningite spinale *a frigore*, à prendre un accès de manie aiguë pour un début de paralysie générale.

Au point de vue anatomo-pathologique auquel nous devons vous placer surtout, il importe également que vous sachiez que dans beaucoup de ces scléroses organiques lentes, vous ne devez point vous attendre à rencontrer des lésions toujours très accentuées. Les altérations morbides seront, en effet, le plus souvent très considérables comme étendue, souvent minimes quant à un point déterminé. Par exemple, dans la paralysie générale, c'est à peine si, dans quelques cas, il existe une sclérose bien avancée des méningites, une densification de l'écorce ; c'est à peine également parfois si, dans l'atrophie musculaire progressive, il existe une différence bien nette entre deux groupes de cellules, l'un sain, l'autre malade.

Telles sont, Messieurs, les considérations générales que je voulais vous exposer. Résumons-les pour mieux les faire ressortir.

1° Les lésions du cerveau et de la moelle peuvent être réparties en deux catégories distinctes, l'une comprend les

lésions accidentelles du système nerveux, l'autre les *lésions
diathésiques.*

2° Les premières surviennent à la suite de causes intenses,
sont diffuses d'emblée, et ne se systématisent qu'à la longue,
sans se généraliser; les secondes se systématisent de suite
et suivent une marche progressive.

3° Ces différences tiennent essentiellement à l'étiologie
propre à chaque groupe; les unes sont des maladies aiguës,
à retentissement ultérieur possible; les autres sont des
maladies chroniques, empruntant à la diathèse qui les
engendre, un cachet, une physionomie particulière.

Bibliographie. — Vulpian, *Maladies de la moelle.*
Leyden, *Maladies de la moelle.*
Bernard, *Système nerveux.*
Fournier, *De l'ataxie d'origine syphilitique.*
Duchenne, *De l'électrisation localisée.*
Schiefferdecker, *Virchow's Archiv,* LXVII.
Charcot, *Localisations cérébrales.*
Laugier, *Des lésions traumatiques de la moelle,* 1848.

VINGT-SEPTIÈME LEÇON

NERFS PÉRIPHÉRIQUES

SOMMAIRE. — Histologie normale du système nerveux périphérique. — Névrites aiguës, chroniques ; névromes. — Dégénérescence segmentaire ou névrites parenchymateuses. — Dégénérescences par section. — Régénération. — Considérations générales. — Système du grand sympathique.

MESSIEURS,

Nous en avons fini, dans notre dernière leçon, avec l'anatomie pathologique du système nerveux central.

Nous avons passé successivement en revue les lésions du cerveau, de la moelle allongée, de la moelle ; il ne nous reste plus à étudier, pour compléter cette série de leçons, que l'ensemble des filets nerveux qui constituent le troisième système de projection de Meynert.

Par suite de leur importance relative, nous devrons distinguer dans ces filets, deux ordres de fibres : les unes qui vont former purement et simplement les nerfs de sensibilité et de motricité générale ; les autres qui vont aboutir à des organes des sens, et que leur importance physiologique nous oblige à séparer des premiers pour la facilité de l'étude.

Nous aurons donc, dans l'étude des lésions anatomiques du système nerveux périphérique, à considérer deux catégories de nerfs :

1° Les nerfs sensitifs ou moteurs, de la sensibilité ou de la motricité générale ;

2° Les nerfs qui se rendent aux organes des sens.

Les premiers feront le sujet de la leçon d'aujourd'hui ; les seconds seront étudiés dans notre prochaine leçon.

Enfin, il est un troisième ordre de filets nerveux qui constituent ce que l'on appelle, à si juste titre, depuis Bichat, le système nerveux de la vie organique, dont les lésions anatomiques, mal décrites ou mal connues, mériteraient assurément d'être étudiées avec le plus grand soin.

Néanmoins, comme leur étude est à peine ébauchée, nous verrons leur anatomie pathologique à la suite de celle des nerfs de sensibilité ou de motricité générale, dans la leçon d'aujourd'hui, pour réserver nos autres leçons à la description si intéressante des lésions des organes des sens.

Vous connaissez déjà, et je vous ai suffisamment exposé les rapports et l'origine centrale des nerfs sensitifs ou moteurs ; je n'ai point à y revenir.

Nous prendrons donc les nerfs à la sortie des enveloppes de la moelle et du cerveau, c'est-à-dire à partir du moment où ils se détachent du système nerveux central pour former le système nerveux périphérique. A ce moment, vous savez que les nerfs moteurs, émanés des grandes cellules motrices de la moelle, en totalité suivant les uns (Couty) ; partiellement suivant les autres (faisceau pyramidal direct et croisé), et ayant leur centre trophique dans la moelle ou dans le cerveau, n'auront plus, dans tout le cours de leur trajet, aucun rapport avec des cellules nerveuses ; ils viennent se terminer sur les organes musculaires ou en dérivant, (plaques électriques), par des organes terminaux en forme de boutons ou de plaques, qui sont les plaques terminales découvertes, chez les insectes, par Doyère, chez les animaux supérieurs, par Rouget d'abord, et Krause ensuite.

Ces organes terminaux, d'après les récentes recherches de Rouget, seraient tous constitués par des ramifications en anse du cylindre-axe, ramifications qui, suivant leur richesse, formeraient un réseau plus ou moins abondant, et donneraient lieu à la production de terminaisons en bouton (muscle lisse), en plaques (muscle strié), en réseau (réseau électrique).

Quoi qu'il en soit de ces théories, vous voyez que le filet nerveux moteur, à sa sortie des enveloppes médullaires, ne contient plus d'éléments nerveux et joue simplement un rôle de conduction.

Après leur sortie de la dure-mère, les nerfs sensitifs, médullaires ou craniens, présentent, avant de se mêler aux fibres motrices, ou de se ramifier, un renflement ganglionnaire, dont je vous ai signalé le rôle trophique important, qui semble indiquer des connexions étroites entre les fibres sensibles et les cellules de ces ganglions.

Avant de parvenir à ce ganglion, les fibres nerveuses sensitives, émanées d'organes spéciaux de réception (terminaisons libres de la cornée, corpuscules de Krause, de Paccini), ne rencontrent, avant d'arriver au ganglion intra-rachidien ou encéphalique, aucun élément cellulaire nerveux.

C'est seulement dans l'intervalle de ce trajet que nous considérerons les nerfs, en les envisageant comme de simples conducteurs, transmettant, sans les transformer, l'impression centrale ou périphérique qu'ils ont reçue.

La constitution anatomique des nerfs périphériques, vous la connaissez déjà, et je ne fais que vous la rappeler.

Voici d'ailleurs, d'après les recherches récentes, la structure des filets nerveux périphériques. Ils sont constitués par :

1° Le cylinder-axis se prolongeant d'une extrémité à l'autre du nerf, sans interruption, et apparaissant au début du développement en même temps que la cellule dont il dépend;

2° La gaine de Schwan, contenant une substance analogue à la lécithine, la myéline, et dont la formation embryonnaire, d'après Rouget, vous explique la nature et le rôle physiologique, qui est de protéger le cylinder-axis.

Cette gaine présente, de place en place, des noyaux entre lesquels existent des étranglements qui seraient, d'après Ranvier, la trace de la soudure des cellules neuro-formatrices, et d'après Rouget, le résultat de la soudure des cellules venant se rajouter au cylinder-axis, pour former la gaine de Schwan.

Cette gaine ne se trouve d'ailleurs pas sur toute l'étendue du nerf, et manque, en général, ainsi que la gaine de myéline sur les parties terminales.

Mais à côté des éléments essentiels des nerfs, il existe, pour constituer les faisceaux nerveux périphériques, un élément de jonction de ces tubes, l'élément conjonctif qui joue le rôle de soutien et d'enveloppe des gros faisceaux nerveux.

Ce tissu conjonctif qui forme, autour des faisceaux de tubes nerveux, une gaine continue, le périnèvre, est, au point de vue général, constitué par des éléments analogues à ceux du tissu conjonctif ordinaire, c'est-à-dire par des faisceaux connectifs, des éléments cellulaires et des vaisseaux sanguins et lymphatiques.

La constitution spéciale du système conjonctif des nerfs, résulte simplement de l'agencement particulier de ces éléments.

La disparition parallèle des faisceaux connectifs déter-

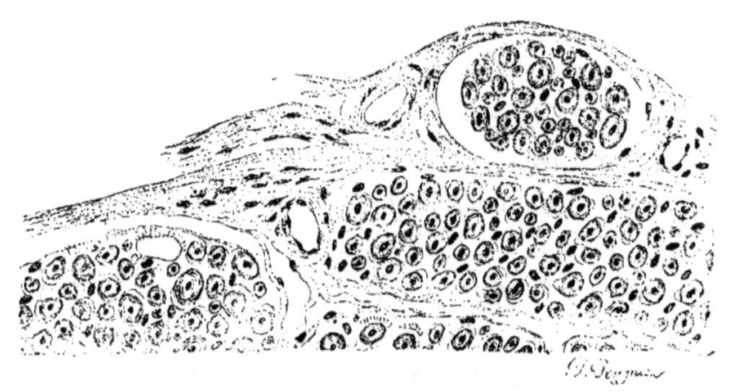

Fig. 102.
Disposition relative des tubes et du perinèvre (Axel Key).

mine une apparence lamellaire des diverses couches, qui a fait donner à ce type conjonctif le nom de tissu conjonctif lamellaire.

De la surface des troncs nerveux partent des prolongements connectifs qui divisent et séparent les divers faisceaux.

Dans l'épaisseur de ces gaines lamellaires rampent des vaisseaux sanguins, en général assez peu volumineux et assez peu abondants.

Les fibres nerveuses, elles-mêmes, sont, à l'état normal,

en contact direct les unes avec les autres, sans interposition
d'éléments.

Le système lymphatique des filets nerveux n'est constitué
que par l'intervalle qui existe entre les faisceaux lamelleux
et les fibres, ainsi que le montre l'injection interstitielle des
filets nerveux.

Les injections interstitielles des troncs nerveux montrent,

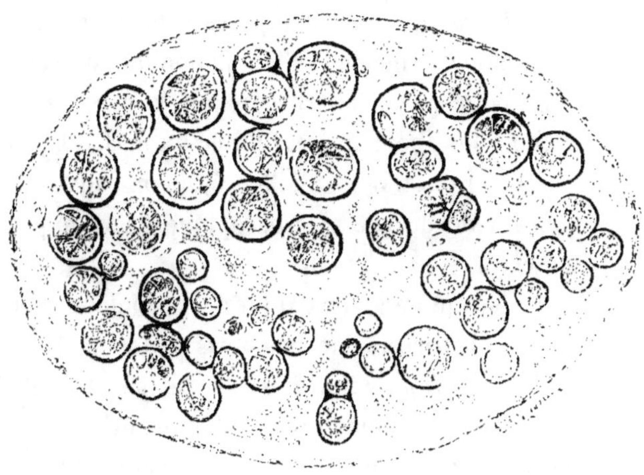

Fig. 103.

Coupe d'ensemble d'un sciatique injecté par l'espace sous-arachnoïdien,
d'après Axel Key et Retzius.

en effet, que le liquide diffuse entre les tubes, et prouvent,
d'autre part, que ces espaces communiquent avec l'espace
sous-arachnoïdien, ce qui explique la facile transmission
des inflammations des nerfs à la moelle et réciproquement.

Cette figure (fig. 103), empruntée à Axel Key et Retzius,
représente un sciatique injecté par l'espace sous-arachnoïdien et démontre les faits que je viens d'énoncer.

Voilà les principaux détails concernant l'anatomie normale; passons maintenant à l'anatomie pathologique.

Les lésions des filets nerveux périphériques peuvent se diviser en quatre groupes :

1° Modifications vasculaires, hypérémie ;

2° Inflammations ;

3° Dégénérescences ;

4° Tumeurs.

Nous les étudierons successivement.

— La *congestion et l'hypérémie* ne sont, en général, que le premier terme de l'inflammation du faisceau nerveux.

Au point de vue microscopique, la rougeur, la vascularisation plus abondante et limitée du nerf, telle est la lésion, rarement observable d'ailleurs, qu'on constate.

Au point de vue macroscopique, rien ou presque rien à noter.

Le symptôme constant est la douleur dans les nerfs mixtes, la parésie dans les nerfs moteurs.

Lésions inflammatoires. — Les lésions inflammatoires des nerfs, que nous allons étudier maintenant, sont la partie la plus importante de l'anatomie pathologique du système nerveux périphérique.

Ces lésions inflammatoires sont à marche aiguë ou chronique et atteignent, inégalement, les parties constituantes des filets nerveux, d'où la division de ces lésions en névrite parenchymateuse et névrite interstitielle.

Les *lésions inflammatoires aiguës simples* sont relativement assez rares, et s'observent surtout comme lésions expérimentales ; le plus souvent, chez l'homme, on n'a pas les moyens de les constater ; je n'y insisterai donc pas trop.

A l'œil nu, congestion vive du nerf ; histologiquement, augmentation du nombre des éléments figurés, interposés entre les tubes et les gaines lamellaires, réplétion consi-

dérable des vaisseaux ; telle est la caractéristique anatomique de ces lésions ; on ne voit, le plus souvent, que
peu ou point de modifications des tubes eux-mêmes. Dans
les cas, plus accentués, on trouve, au contraire, une dégénérescence granuleuse et fragmentaire de la myéline de ces
tubes. Dans les névrites aiguës un peu intenses, on observe
même une augmentation du nombre des noyaux de la gaine
de Schwan, c'est dire que la névrite aiguë est presque toujours à la fois parenchymateuse et interstitielle.

Les *lésions inflammatoires chroniques* des nerfs ont une
bien autre importance ; on les observe dans une foule de
circonstances ; à peu près dans toutes les maladies diathésiques ; ou bien dans des cas de compressions locales ; ou
encore dans les empoisonnements par le plomb, l'oxyde
de carbone (Leudet, de Rouen), le mercure, etc.

Ces névrites chroniques, ainsi que les névrites aiguës,
atteignent, à peu près toujours, bien que d'une façon très
inégale, l'élément conjonctif du nerf et l'élément parenchy-
mateux. On peut presque dire, d'une façon générale, que
toute névrite est à la fois interstitielle et parenchymateuse ;
cependant la prédominance de l'une ou l'autre lésion crée
des différences assez tranchées pour qu'on puisse distinguer
des névrites interstitielles, des névrites parenchymateuses
à peu près pures, et des formes mixtes où les deux éléments
essentiels du nerf sont à peu près également malades.

Le type de la névrite interstitielle vraie est la lésion qui
succède à un traumatisme du nerf, à une piqûre, par
exemple.

Il se développe d'abord une névrite localisée aiguë avec
les caractères que je vous ai indiqués ; il y a exsudat dans
la gaine ; hypérémie, diapédèse de globules blancs et rouges

entre les faisceaux lamelleux et dans l'intervalle des tubes ; il y a, en outre, destruction ou altération de quelques-uns de ces tubes.

Au bout de peu de temps, le processus inflammatoire rétrocède ; il y a résorption de l'exsudat, organisation des éléments infiltrés dans les feuillets de la gaine et autour des vaisseaux ; les tubes nerveux dégénérés ou détruits se reconstituent, et il ne reste, comme trace du traumatisme, qu'une nodosité sur le trajet du nerf, nodosité dont l'étude histologique nous indique nettement la nature.

C'est une véritable sclérose du nerf, dont le tissu conjonctif s'est localement épaissi, a proliféré, en se densifiant, dans l'intervalle des tubes qui sont dissociés, séparés qu'ils sont par une gangue conjonctive de nouvelle formation ; en outre il existe, enveloppant tout le filet, une couche conjonctive épaisse qui étreint et reserre tous les éléments propres du nerf.

Ce qui se produit ainsi à la suite d'un traumatisme local est ce qui s'observe dans les névromes d'amputation, dans les névrites étendues succédant à des maladies infectieuses ; on voit encore ce même processus à la suite de névrite aiguë d'origine quelconque.

Voilà la névrite interstitielle type ; voyons maintenant les caractères des névrites parenchymateuses à peu près pures, dont la variété la mieux tranchée est cette forme de névrite, décrite par Gombault, sous le nom de névrite segmentaire péri-axile ; nous allons la prendre pour exemple. A la suite de l'intoxication saturnine, il se produit, assez souvent, dans le système nerveux périphérique, une névrite interstitielle légère, une altération particulière des tubes suivant un mécanisme que nous allons exposer. On a constaté, en effet, par l'examen des filets nerveux, dans les paralysies saturnines, qu'il y avait un certain nombre de tubes qui étaient profondément modifiés.

La myéline de ces tubes était, tantôt simplement fragmentée, tantôt réduite en boules ou en granulations très fines, tantôt, enfin, avait complètement disparu. La gaine de Schwan et le cylinder-axis restaient seuls comme parties constituantes du tube, sans qu'il y eût une augmentation très sensible du nombre des noyaux de la gaine.

Mais ce qui constitue le fait le plus important, c'est cette particularité que cette altération se limitait le plus souvent à un seul segment de la gaine, et que le nerf, après avoir subi entre deux étranglements annulaires, les modifications que je viens d'indiquer, reprenait, dans le segment suivant, les caractères normaux, ce qui distingue nettement cette forme de névrite des dégénérescences vraies du nerf.

Ce n'est pas seulement à la suite de l'intoxication saturnine qu'on observe ces phénomènes, on en constate d'assez analogues dans les intoxications phosphorée, arsenicale, alcoolique, et, en somme, dans à peu près toutes les paralysies toxiques; seulement, dans ces formes, le caractère segmentaire est moins accusé; le plus souvent plusieurs segments sont pris en même temps, et la lésion s'étend à une grande partie du nerf.

C'est dans ce cadre des lésions du système nerveux périphérique qu'il faut probablement classer toutes ces lésions multiples sur lesquelles on a tant attiré l'attention dans ces dernières années, et dans lesquelles on a voulu trouver une explication des divers troubles trophiques. Je veux parler des dégénérescences, partielles ou totales, des nerfs musculaires ou cutanés, dégénérescences que l'on observe dans une foule de maladies très différentes d'ailleurs.

Les premières recherches, en ce sens, ont été celles d'Arloing et de Tripier sur l'état des nerfs de la jambe dans un cas de mal perforant plantaire. Ils trouvèrent, parmi les tubes nerveux sains, des tubes nerveux qui présentaient, à divers degrés, les transformations habituelles des dégénérescences secondaires, et n'hésitèrent point à rattacher le trouble trophique à la lésion de ces filets nerveux.

Depuis, d'autres auteurs, M. Dejerine et Leloir entre autres, ont publié une série de travaux dans lesquels ils s'attachent à démontrer que, dans un grand nombre de lésions trophiques de la peau ou d'autres organes, on trouve des lésions analogues des nerfs périphériques. Dans la lèpre, par exemple, ils indiquent, à côté de la névrite interstitielle de Virchow, ou sclérose des nerfs, des lésions parenchymateuses qui ne sont probablement que les conséquences des premières. Dans l'ataxie, ils ont rencontré des faits analogues, etc.

Enfin, M. Dejerine vient, tout récemment, de publier des cas de pseudo-ataxie dans lesquels on ne trouve, à l'autopsie, aucune lésion des centres nerveux, mais seulement des lésions de cet ordre, consistant en une inflammation du système nerveux périphérique.

Il est donc un fait bien démontré aujourd'hui, c'est l'existence des lésions parenchymateuses du système nerveux périphérique, indépendamment des lésions du système nerveux central, en laissant de côté les cas d'ataxie, où les lésions périphériques sont purement secondaires.

La seule objection que nous croyions devoir faire, est relative à l'interprétation de ces études, au point de vue pathogénique.

Il nous semble d'abord que ces lésions, d'après nos

propres recherches, paraissent exister quelquefois indépendamment de tout trouble trophique chez des individus cachectiques, surtout chez les vieux brightiques, et que, par conséquent, les maladies indiquées n'entraînent point seules ces troubles trophiques.

De plus, nous ferons remarquer que, dans la lèpre, dans l'ataxie, il existe, presque toujours, de la névrite interstitielle qui peut fort bien être la cause première de la lésion parenchymateuse, sans même qu'il soit nécessaire d'invoquer une lésion centrale.

Je ne vous parle que pour mémoire des inflammations spécifiques des nerfs; ce sont, en effet, des lésions rares; et, bien qu'on puisse observer des gommes, des tubercules sur le trajet des filets nerveux, c'est là une rareté qu'il faut connaître, mais que nous n'étudierons point en détail.

Ces tumeurs se présentent toujours d'ailleurs avec leurs caractères habituels, et vous les connaissez suffisamment pour qu'il ne soit pas besoin d'y insister davantage.

Les *dégénérescences des nerfs*, à la suite de sections, constituent la partie la mieux connue de la pathologie du système nerveux périphérique.

Ces dégénérescences ont donné lieu à des travaux nombreux, parmi lesquels il faut surtout citer les recherches de Waller, et les expériences de MM. Vulpian et Philippeaux.

En effet, à la suite de la séparation d'un nerf d'avec son centre trophique, il survient rapidement, dans le bout périphérique, une dégénérescence qui persiste jusqu'au moment où se rétablit la continuité du filet.

Vingt-quatre heures à quarante-huit heures après la section, on observe, déjà, dans le bout périphérique du nerf, une augmentation de volume très notable du noyau du segment inter-annulaire, et du protoplasma qui l'environne. Les jours suivants, le cylindre-axe se brise, la myéline se fragmente, et ce travail se poursuit jusqu'à disparition complète de la myéline et du cylinder-axis. Environ huit à dix jours après la section, on voit, en outre, s'accroître le nombre de noyaux de chaque segment; la myéline est réduite en boules, en gouttelettes, transformée en granulations graisseuses. Enfin, au bout de quelque temps, les débris du cylinder-axis, qui persistaient encore, disparaissent, et on ne trouve, dans le bout périphérique, qu'une série de gaines vides, à noyaux nombreux, à protoplasma renfermant quelques granulations graisseuses. Concurremment à ce travail, il s'opère, du côté du tissu conjonctif, un travail actif de diapédèse et de prolifération nucléaire, travail qui s'effectue d'ailleurs, bien qu'à un moindre degré, dans le bout central du nerf. Ce travail de prolifération conjonctive aboutit, d'ordinaire, à la soudure des deux extrémités du nerf par un tractus cicatriciel, qui est comme un pont jeté entre les deux extrémités pour servir à leur régénération.

Au bout d'un temps variable, on voit, dans le bout central, les cylindres-axes bourgeonner vers la périphérie, pénétrer dans le tractus cicatriciel, et, peu à peu, parvenir jusqu'au bout périphérique où ils se prolongent. Bientôt, au bout d'un mois environ, les cylindres-axes s'environnent d'un manchon de myéline, et d'une gaine, et reprennent les caractères qu'ils avaient dans le nerf disparu.

Tels sont, brièvement résumés, les caractères de la dégénérescence et de la régénération des nerfs. Ces altérations s'observent, chez l'homme, à la suite d'opérations,

de traumatismes, de compression des nerfs, et dans une
foule de circonstances alors qu'il y a eu interruption des
communications entre le centre trophique d'un nerf et son
bout périphérique.

Ces tumeurs spécifiques ne sont pas les seules que l'on
puisse observer. On a décrit, dans les nerfs, comme
tumeurs secondaires, toutes les variétés de tumeurs : carcinome, sarcome, glyome; comme tumeurs primitives, il n'y

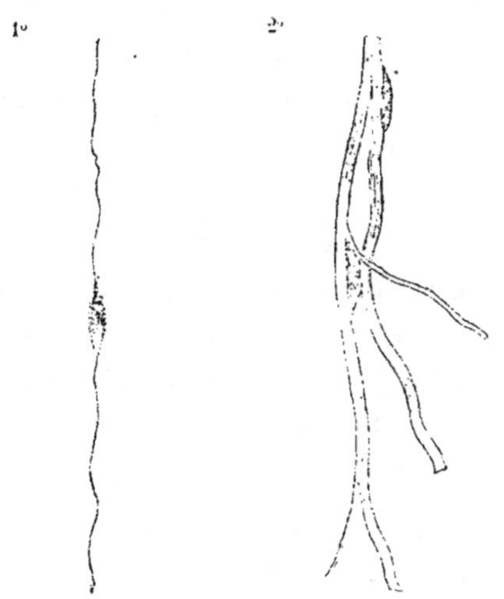

Fig. 104.

Fibres pâles du grand sympathique : 1° de la grenouille ; 2° de l'homme.

en a que deux qui soient réellement importantes, et relativement communes, ce sont les fibromes et les névromes.

Les névromes vrais myéliniques sont très contestables,
mais ce que l'on a décrit sous le nom de névromes, le plus
souvent, ce sont, comme dans les névromes d'amputation,
des dilatations partielles dues à une hyperplasie limitée du
tissu conjonctif, à une névrite interstitielle locale ; ce ne

sont donc pas là de vrais névromes, bien que la chirurgie les désigne journellement sous ce nom.

— *Le système nerveux grand sympathique* est constitué par des éléments différents de ceux des filets nerveux du système de la vie de relation.

Le caractère distinctif de ces nerfs, c'est l'absence de myéline autour de leur cylinder-axis ; tandis, en effet, que nous avons vu que les tubes nerveux moteurs ou sensitifs, en outre du cylinder-axis, sont environnés d'une gaine protectrice, dans les tubes nerveux du grand sympathique, le tube est réduit à son élément essentiel, le cylinder-axis.

Cette forme de tubes, amyéliniques, ne représente, en somme, qu'une forme moins différenciée du système nerveux périphérique, puisque, ainsi que vous le savez, tous les tubes nerveux sont primitivement amyéliniques.

Mais ce qui caractérise essentiellement ce système de fibres, c'est l'existence, sur leur trajet, d'amas cellulaires ganglionnaires, dont le rôle, dans la calorification, et dans la direction des mouvements de tous les organes de la vie végétative, n'est plus à démontrer.

Je vous citerai, pour exemple, les ganglions cardiaques, les ganglions cœliaque et solaire ; en outre, le plexus de Meissner et d'Auerbach pour l'intestin, les plexus de l'œsophage, les plexus des vaisseaux, les plexus de l'uretère, de la vessie, etc.

Ces ganglions exercent, les uns sur les autres, une action qui subordonne leur activité à celle d'autres ganglions, et enfin à celle de la moelle elle-même, par l'intermédiaire des rami-communicantes. En sorte qu'il existe une hiérarchie ganglionnaire, comme nous avons vu qu'il existait une sorte de hiérarchie cellulaire, dans les centres nerveux.

Par suite de leur petit diamètre, par suite de leur richesse si faible en élément conjonctif, on peut dire que ces nerfs échappent à toutes les lésions inflammatoires ou autres.

La seule partie du système grand sympathique, dans laquelle le tissu connectif devienne abondant, c'est le ganglion sympathique.

C'est là, seulement, qu'on a pu, jusqu'à présent, observer quelques faits anatomo-pathologiques, dont les deux seuls qui aient été bien constatés sont l'inflammation aiguë et la sclérose.

L'inflammation aiguë est à peu près restée, il faut bien le dire, à l'état de conception théorique, conception peu appuyée sur des faits anatomiques.

Néanmoins, dans quelques cas, par exemple d'angine de poitrine, le plexus cardiaque a été trouvé très congestionné et très hypérémié; mais, il faut le faire remarquer, les faits histologiques très précis manquent.

L'inflammation chronique des ganglions ou sclérose est à peu près la seule forme bien connue des lésions du grand sympathique.

Vous savez qu'on a vu, et nous même nous avons observé, à la suite de quelques rares histologistes, la sclérose des ganglions dans certains cas d'ataxie locomotrice.

Il a été jusqu'à présent impossible d'étudier, dans ce système nerveux grand sympathique, des dégénérescences secondaires, ce qui paraît en rapport avec la difficulté de priver de toute connexion cellulaire ses filets nerveux; en tout cas, les observations indiscutables, sur ce sujet, manquent et ne nous permettent pas d'en faire l'histoire.

Bibliographie. — Erb, *Ziemssen's Handbuch.*
Weir Mitchell, *Injuries of nerves*, 1872.

Cossy et Dejerine, *Arch. phys.*, 1875.
Peter, *Névralgies diaphragmatiques*, *Arch., de méd.*, 1872.
Leloir, *Thèse doct.*, 1876.
Gombault, *Arch. phys.*, 1872.
Roger, *Encéphale*, 1884.

VINGT-HUITIÈME LEÇON

ORGANES DES SENS. — TACT. — GUSTATION
OLFACTION. — AUDITION

SOMMAIRE. — Considérations générales sur les appareils terminaux des nerfs
de sensibilité spéciale et générale. — Appareils du tact. — Corpuscules de
Krause, de Meissner, de Vatter. — Appareil de la gustation, organe folié.
— Appareil de l'olfaction, cellules olfactives. — Audition. — Hypérémie.
— Vertige de Menière. — Otites internes.

MESSIEURS,

Pour terminer cette série de leçons sur l'anatomie
pathologique du système nerveux, il me reste à vous parler
de l'anatomie pathologique spéciale des organes des sens,
lesquels, à cause de leur importance physiologique, ont
été mis de côté, pour en faire l'objet d'une étude spéciale.

Je vous ai parlé, dans la dernière leçon, de la structure
et de la constitution des nerfs qui se distribuent aux organes
de réception des impressions de la sensibilité tactile et
générale ; je n'ai donc pas à y revenir aujourd'hui, au moins
en ce qui concerne la structure normale et la physiologie ;
mais il me reste à vous parler des organes des sens, des

organes plus franchement spécialisés, qui constituent l'appareil de l'olfaction, de la vision, de la gustation et de l'audition.

Ce sont là les quatre appareils qui nous mettent en rapport avec les objets extérieurs, et nous donnent l'idée de leurs principales propriétés.

Ces appareils de réception transmettent les impressions reçues à des troncs nerveux sensitifs, qui conduisent ces impressions vers les différentes régions des centres nerveux.

Au point de vue physiologique, ces nerfs présentent cette particularité importante que leur excitation ne détermine point le phénomène douleur, mais seulement une impression centrale, en rapport avec la fonction spéciale à laquelle ils sont préposés.

Au point de vue anatomique, ils offrent cette autre particularité, non moins importante, de présenter, sur leur trajet et dans l'intérieur même de l'organe de réception, des amas ganglionnaires et des éléments nerveux propres. Meynert, vous le savez, a particulièrement attiré l'attention sur ce fait, qui permet de faire rentrer ces nerfs dans son schéma général des systèmes de projection.

Vous savez, en effet, que les fibres des nerfs de sensibilité spéciale, avant de parvenir aux ganglions centraux, trouvent dans l'intérieur même de l'appareil de réception des cellules nerveuses qui suppléent, ou s'ajoutent, aux cellules de la moelle ou du bulbe.

Je n'ai point l'intention de vous faire, en détail, l'anatomie et la physiologie des organes des sens, ce qui serait d'autant moins utile que les lésions anatomiques de ces organes sont, pour la plupart, mal connues et peu étudiées;

il n'y a guère qu'un organe pour lequel nous soyons riches en documents anatomiques et en connaissances cliniques, c'est l'organe de la vision, dont l'importance primordiale et la variété des lésions ont permis d'étudier avec soin les modifications anatomiques.

Je vais me borner à vous indiquer, sommairement, à propos de chaque appareil, les gros faits d'histologie qui

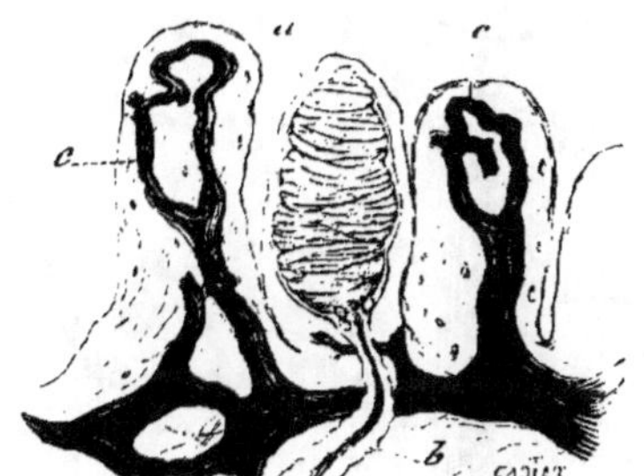

Fig. 105. — Cadiat.

Papilles du derme de la troisième phalange, — *a*, corpuscules de Meissner au centre de la papille, — *b*, tube nerveux, — *c*, papille vasculaire.

doivent vous rester présents à la mémoire, dans l'étude de leurs altérations morbides.

1° *Tact*. — Je vous ai parlé, sans vous les décrire suffisamment, dans ma dernière leçon, des organes de sensibilité tactile, des nerfs de sensibilité générale et de leurs terminaisons libres : corpuscules de Krause, de Meissner, de Paccini.

Permettez-moi de vous remettre en mémoire, au moins par des figures, la structure de ces divers éléments, tous constitués sur un même type. Le mode de terminaison le plus simple est la disposition que l'on observe par exemple dans la cornée ou le cylinder-axis vient, en s'effilant, se terminer purement et simplement au niveau des cellules épithéliales. Ce mode particulier a même été retrouvé par Langhans dans la peau elle-même.

Mais les véritables récepteurs de la sensibilité sont les terminaisons nerveuses de Krause, de Paccini et de Meissner. Les corpuscules de Krause sont constitués par un enroulement pur et simple du cylinder-axis sur lui-même. Les corpuscules de Meissner ou corpuscules du tact

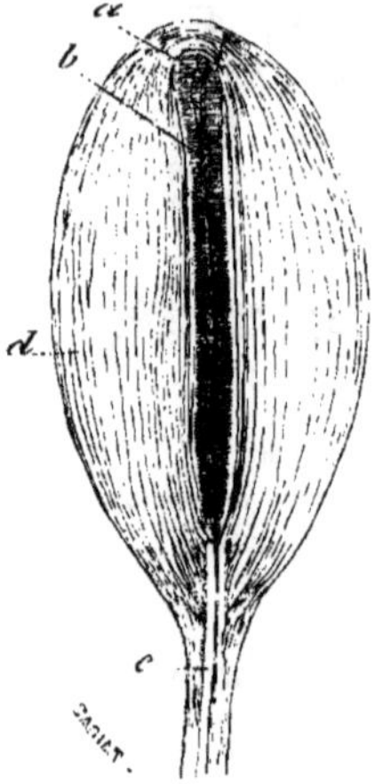
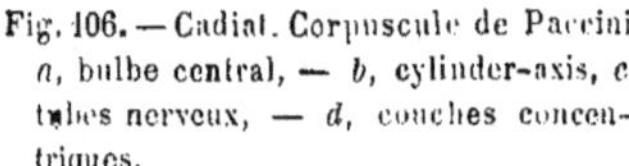
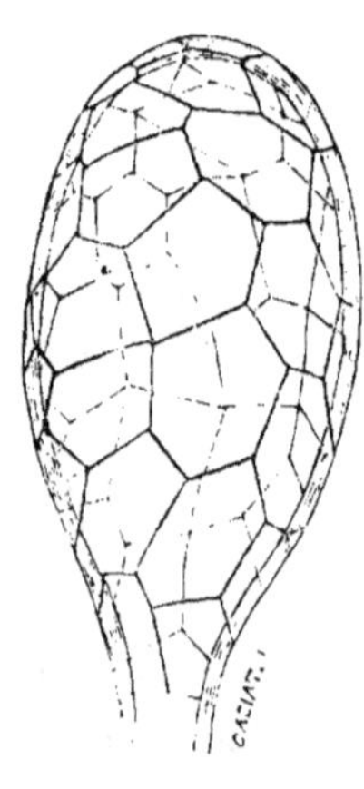

Fig. 106. — Cadiat. Corpuscule de Paccini. *a*, bulbe central, — *b*, cylinder-axis, *c*, tubes nerveux, — *d*, couches concentriques.

Fig. 107. — Cadiat. Corpuscule de Paccini, dont les cellules ont été mises en évidence par le nitrate d'argent.

sont, malgré une complexité apparente plus grande, construits sur le même type, avec cette différence que les corpuscules du tact sont formés d'un pelotonnement du cylinder-axis qui donne à l'ensemble l'aspect d'un peloton de ficelle ovoïde et cylindrique.

Les corpuscules de Meissner paraissent servir principalement à la perception des impressions tactiles, ainsi que le prouve leur abondance dans les points où cette faculté s'exerce avec le plus de finesse.

Les corpuscules de Paccini ne sont point limités à la peau comme les précédents ; ils existent un peu partout dans l'organisme.

Ils sont formés par une masse centrale granuleuse, au milieu de laquelle vient s'épanouir, en bouton, le cylinder-axis, et autour de cette masse granuleuse existent, comme appareil de protection, une série de capsules emboîtées, en nombre variable, qui le séparent des parties voisines.

La disposition de ces organes, leur situation dans l'organisme, ont permis à quelques auteurs d'admettre que ces corpuscules pourraient servir surtout à la réception des impressions de pression.

La connaissance des altérations pathologiques de ces organes du tact, sous leurs diverses formes, est encore aujourd'hui très peu avancée, ce qui n'a point lieu de nous étonner en raison de la difficulté de leur étude, même à l'état normal et en pleine vitalité, ce qui ne permet point d'entreprendre de recherches sur leurs lésions, à l'état cadavérique. Nous n'avons donc aucun document sur leurs altérations morbides ; tout ce que nous savons, c'est qu'ils sont plus ou moins atteints dans tous les états congestifs ou inflammatoires des tissus qui les avoisinent.

Ainsi, par exemple, dans les maladies de la peau, le travail de sclérose entraîne, le plus souvent, une anesthésie partielle et locale, d'origine certainement périphérique, et très probablement en rapport avec les lésions des nerfs sensitifs et surtout des organes de réception terminaux.

La difficulté de l'étude de ces corpuscules, et la difficulté très grande qu'on éprouve, parfois, à les reconnaître chez des individus malades, permet de supposer qu'ils disparaissent en plus ou moins grand nombre, à l'état sénile ou pathologique, ainsi que cela se passe pour les fibres nerveuses périphériques ou pour les cellules des organes centraux.

Les quelques auteurs qui ont poursuivi ces recherches, tant au point de vue pathologique qu'au point de vue expérimental, n'ont guère constaté que l'atrophie pure et simple, et la substitution à l'organe nerveux d'une masse granuleuse et de gouttelettes graisseuses venant prendre la place de l'élément disparu.

Gustation. — La sensibilité spéciale de la langue est, vous le savez, sous la dépendance du glosso-pharyngien, qui innerve, comme nerf sensible, d'autres organes ou d'autres parties, et qui ne devient nerf de sensibilité spéciale que par suite de ses connexions avec les papilles de la langue, qui sont le siège de la faculté gustative.

Les rapports des fibres nerveuses avec ces papilles ont surtout été étudiés chez les animaux, et, en particulier, chez les lapins, où la disposition spéciale de l'organe de la gustation rendait cette étude plus facile. Autant qu'on peut en juger par ce que nous en savons, il existe la plus grande analogie entre les papilles fongiformes, corolliformes et filiformes de la langue des animaux supérieurs, et l'organe folié du lapin.

C'est ce dernier que nous prenons pour type, puisque les rares études d'anatomie pathologique précises ont été faites sur lui.

Voici, d'après Ranvier, la figure demi-schématique qui représente les rapports des troncs nerveux avec les organes terminaux.

Vous voyez que les filaments nerveux viennent finir dans un organe spécial, le bourgeon du goût, où ils se mettent en rapport avec des cellules nerveuses, les cellules gustatives, englobées dans des éléments conjonctifs de soutènement qui

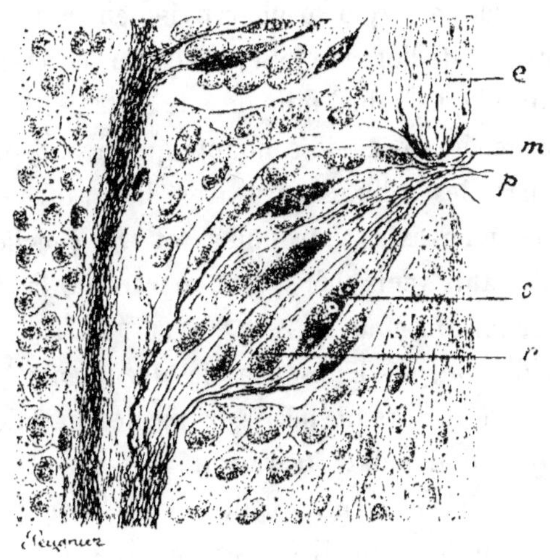

Fig. 108. — Organe folié du lapin.

c, couche superficielle de l'épiderme, — r, m, cellule de soutènement.
p, pore du goût, — s, cellules gustatives.

viennent se terminer par une extrémité effilée qui fait saillie à la surface de l'épithélium, par un orifice que l'on a nommé le pore du goût.

Voilà les principaux faits d'histologie normale de structure de cet organe; voyons, maintenant, pour l'anatomie pathologique.

Une première remarque, qui ne vous est point inconnue.

vous prouve que dans les états inflammatoires de la langue, les organes du goût sont plus ou moins frappés; c'est la présence de l'anesthésie spéciale qui accompagne les lésions de la muqueuse linguale.

Mais il existe quelques expériences, sur les animaux, qui nous permettent de comprendre la manière dont s'effectuent les transformations de ces nerfs, et, surtout, leur dégénérescence.

La section du glosso-pharyngien entraîne, chez le lapin, l'atrophie de l'organe folié, et l'étude successive des lésions a montré que, sous l'influence de cette section et du travail de dégénérescence descendante qui la suit, on voit successivement les cellules gustatives disparaître, les filaments du cylinder-axis s'atrophier, et la couche épithéliale, proliférant, venir effacer toute trace de la disparition du bourgeon du goût.

Olfaction. — L'absence de documents précis sur la structure de l'organe périphérique des sensations olfactives, organe qui, depuis les travaux de Max-Schultze, n'a point été étudié sérieusement, explique très bien pourquoi nous manquons de connaissances relatives à ses états pathologiques.

Ce que les recherches des auteurs récents, Eckhard, Valdeyer, Kolliker ont confirmé, c'est le point suivant : que les filaments terminaux des nerfs olfactifs sont en connexion avec des cellules spéciales, les cellules olfactives, qui sont les analogues de cellules gustatives de la langue; que, de là, ces filaments, après s'être anastomosés en plexus, viennent se mettre en rapport avec les bouquets de cellules nerveuses du bulbe olfactif, avant de former le tronc blanc du nerf olfactif, et de pénétrer dans le cerveau.

L'anatomie pathologique, on le comprend facilement, n'est point possible dans ces conditions; et, nous en sommes réduits à admettre, sans le prouver, des lésions de ces appareils terminaux consécutives aux états congestifs de la membrane pituitaire (coryza, etc).

Audition. — Plus complexes et plus différenciés sont les deux organes dont il nous reste à parler : l'audition et la vision. Laissant de côté la partie accessoire de ces appa-

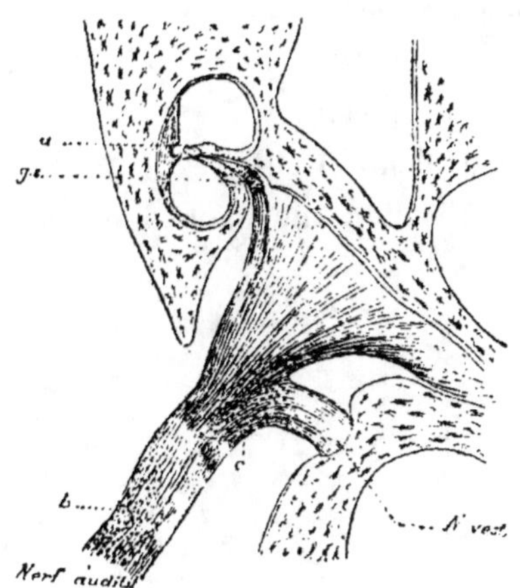

Fig. 109. — **Distribution du nerf acoustique d'après Coyne.**

a, organe de Corti, — *g, s*, ganglion spiral de Rosenthal, — *b, c*, amas ganglionnaires du nerf vestibulaire et du nerf acoustique.

reils, je vais vous décrire, en gros, les parties constituantes de l'appareil terminal de l'audition.

Vous savez, et vous pouvez vous en rendre compte sur ce schéma (fig. 109) que le nerf acoustique, à son entrée dans le conduit auditif interne, présente déjà sur son trajet des cellules ganglionnaires qui sont groupées en amas, et que nous allons retrouver sur tout son parcours ultérieur.

Vous vous rappellez que le nerf auditif vient se ramifier sur les parois d'un organe complexe, membraneux : le labyrinthe, situé et inclus dans une cavité analogue du rocher, dont le sépare une série de canaux remplis de liquide, en sorte que le labyrinthe membraneux flotte, en quelque sorte, dans la cavité osseuse qui le renferme.

La constitution de ce labyrinthe vous est donnée par ce schéma que vous voyez ici (fig. 110).

Comme vous pouvez vous en rendre compte, il est constitué par trois parties.

1° Vestibule (aqueduc, utricule, saccule);

2° Canal cochléaire;

3° Canaux demi-circulaires.

La signification morphologique de ces parties est la

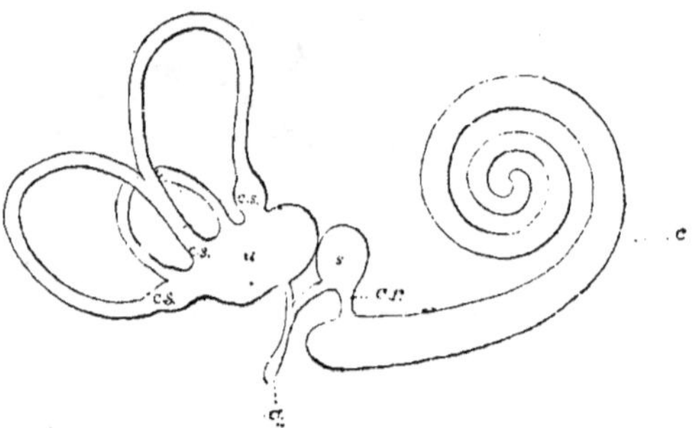

Fig. 110. — Schéma de l'appareil de l'audition.

a, aqueduc du vestibule, — u, utricule, — s, saccule, — c, r, canalis réunions. c, cochlée, — c, s, canal semi-circulaire.

même tant qu'on ne considère que leurs rapports avec les tubes nerveux; ce sont des tubes épithéliaux détachés du feuillet externe du blastoderme, qui sont richement innervés par des filets de l'acoustique venant, au niveau de la surface épithéliale se mettre en rapport avec des éléments de nature nerveuse, qui se trouvent placés dans la crête et les taches auditives du vestibule, des canaux demi-circulaires, et dans l'organe de Corti de la cochlée.

Vous voyez représenté, sur le schéma, la constitution intime de ces parties (fig. 111, 112) :

Vous voyez qu'ici encore vous retrouvez un mode analogue de terminaison, dans des éléments neuro-épithéliaux

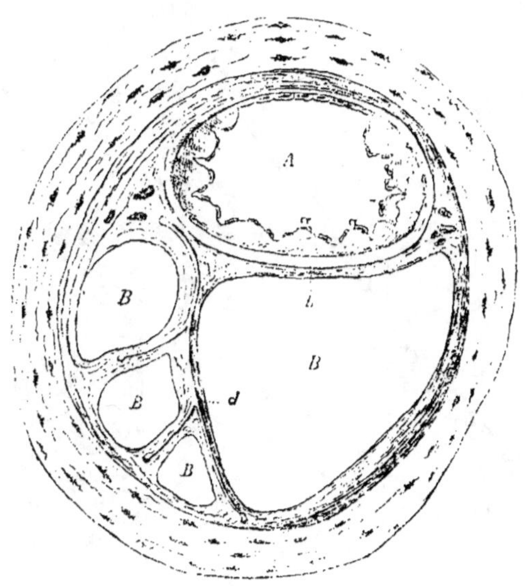

Fig. 111. — Rapports du labyrinthe osseux et du labyrinthe membraneux.

A, canal demi-circulaire, — B, espaces périlymphatiques, — b, d, tissu conjonctif et vaisseaux, — a, crêtes auditives.

de l'ectoderme, des filets nerveux qui ont traversé le ganglion acoustique ou le ganglion spiral.

La pathologie de l'oreille interne est très variée, mais son anatomie pathologique est encore bien peu connue.

1° Les troubles de circulation sont fréquents, soit dans l'anémie, soit dans les états congestifs de l'encéphale.

Dans leurs faibles degrés, il se produit des phénomènes d'hyperesthésie spéciale, des sensations subjectives, des bourdonnements, et des vertiges qui paraissent surtout en rapport avec la lésion des canaux demi-circulaires dans

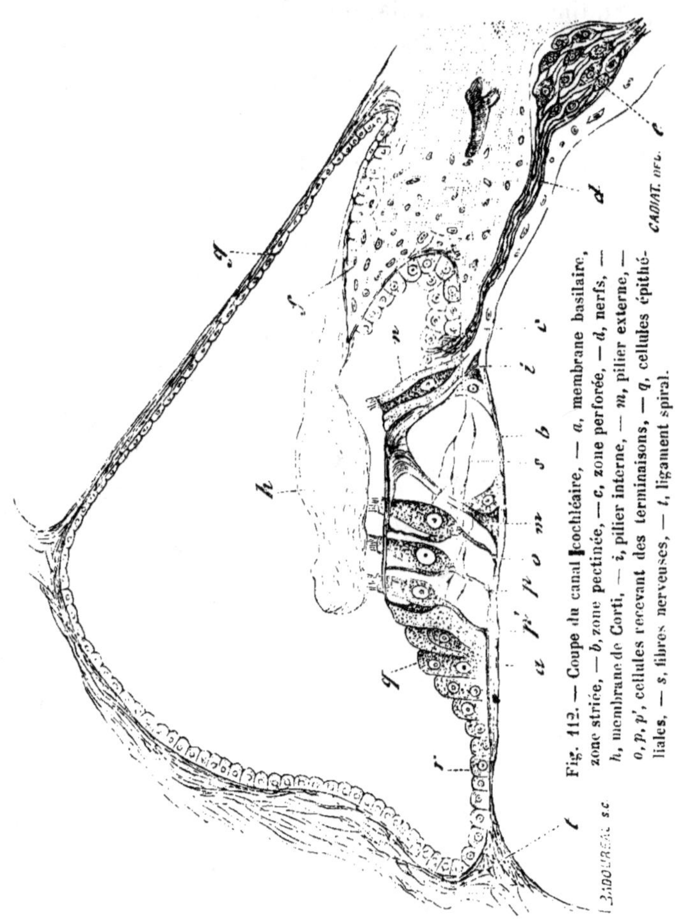

Fig. 112. — Coupe du canal cochléaire, — *a*, membrane basilaire, zone striée, — *b*, zone pectinée, — *c*, zone perforée, — *d*, nerfs, — *h*, membrane de Corti, — *i*, pilier interne, — *m*, pilier externe, — *o*, *p*, *p'*, cellules recevant des terminaisons, — *q*, cellules épithéliales, — *s*, fibres nerveuses, — *t*, ligament spiral.

lesquels on a voulu localiser le sens de l espace. Je vous ai parlé de cette théorie à propos du cervelet et des connexions centrales de l'acoustique.

Si ces troubles de circulation s'accentuent, il peut en résulter des vertiges sérieux qui confinent, comme troubles symptomatiques, à l'otite hémorragique interne, au vertige de Menière.

2° Les *hémorragies de l'oreille interne* sont une rareté pathologique. C'est à cette lésion que Menière a cru devoir rattacher le syndrôme auquel il a donné son nom.

Ces hémorragies peuvent se produire soit par traumatisme, soit par lésion de voisinage. On a pu les refaire, expérimentalement, à la suite de lésions du bulbe (expériences sur le centre vaso-moteur).

Ce que l'on constate, dans ce cas, c'est l'épanchement pur et simple du sang et sa coagulation dans une des cavités de l'oreille interne, en même temps qu'une hypérémie notable du labyrinthe osseux et membraneux.

Les symptômes de cette lésion, vous les connaissez; ce sont surtout, à part la surdité, des bourdonnements et des vertiges.

3° Les états inflammatoires de l'oreille interne sont également assez rares.

Leurs symptômes sont à peu près les mêmes que ceux des hémorragies.

Leurs causes sont tantôt purement traumatiques, tantôt générales : otite rhumatismale, otite infectieuse, et coïncident souvent avec une lésion méningée, ce qui s'explique par la communication avec l'espace sous-arachnoïdien des espaces périlymphatiques.

L'anatomie pathologique de ces diverses variétés d'otite labyrinthique est encore à faire presque entièrement; et on la trouve, à tous les degrés, simple ou spécifique, depuis la simple infiltration nucléaire dans l'endolymphe ou le périlymphe, jusqu'à l'inflammation complète et la suppuration totale.

4° Il existe des affections dégénératrices de l'appareil de l'audition, mais dont l'anatomie pathologique est bornée à la constatation de l'atrophie scléreuse du nerf et des ganglions propres, sans qu'on sache exactement les lésions que peut présenter l'appareil terminal; c'est surtout dans l'ataxie, dans la sclérose en plaques, qu'on observe ces altérations, mais elles peuvent exister dans le cours de toutes les scléroses chroniques diffuses de l'encéphale.

Il est cependant une affection dégénérative qui, vu son importance pratique, mérite qu'on s'y arrête, je veux parler de la lésion connue sous le nom d'otopiésis, comparable sur bien des points au glaucome, et qui paraît être la cause la plus fréquente de la surdi-mutité. A la suite d'ulcération et d'oblitération de la trompe il se produit une surdité due à la raréfaction de l'air dans la caisse. Si cet état se prolonge, et cela est particulièrement fréquent dans l'enfance, le vide se produit dans cette cavité, et il en résulte une augmentation de tension dans les cavités internes. Cette élévation de pression des liquides de l'oreille interne produit la compression des filets du nerf acoustique à leur point d'émergence et amène progressivement leur atrophie de même que comme nous le verrons, l'augmentation de pression dans le globe oculaire entaîne l'atrophie de la papille et des éléments rétiniens.

Cette atrophie se fait par voie de disparition pure et simple des filets et désintégration complète de cellules de réception qui leur sont annexés. Sans entrer dans le détail de ces faits, j'ai tenu à vous en exposer le mécanisme qui vous montre, à tout le moins, l'importance que présente chez l'enfant l'oblitération partielle ou totale de la trompe.

Dans notre prochaine leçon, nous étudierons spécialement les lésions de l'appareil de la vision.

Bibliographie. — Rouget, *Archives de physiologie*.
Ranvier, *Traité technique d'histologie*.
Ménière, *Sur les lésions de l'oreille interne avec vertiges*, in *Acad.
  de médecine*, 1861.
Moos, *On the histological alterations of the labyrinths in Pachy-
  meningitis*, in *Arch. of Otology*, 1880.
Moos, *Nervenatrophie. Zeitsch. f. Ohrenheilkunde*, 1881.
Moos, *Ann. des maladies de l'oreille*, 1876.

VINGT-NEUVIÈME LEÇON

ORGANES DES SENS. — ŒIL

Messieurs,

Nous allons consacrer cette leçon à l'anatomie pathologique de l'œil. Sans doute, c'est peu d'une leçon pour résumer tout ce qui a été fait sur un organe aussi complexe et dont la pathologie est devenue l'une des parties les plus exactes de la médecine.

Il faut dire, en commençant, que notre intention n'est point d'étudier en détail toute l'anatomie pathologique de l'organe, mais bien de vous indiquer simplement les lésions qui peuvent atteindre la partie essentielle de l'appareil de la vision, c'est-à-dire le nerf optique et la rétine.

La rétine n'est, vous le savez, que l'expansion du nerf

optique et tous deux proviennent, embryologiquement, du cerveau primitif, de la vésicule cérébrale antérieure.

Cette étroite parenté vous rend compte du lien qui unit, en pathologie, les centres nerveux et l'appareil de la vision.

Nous allons, procédant aujourd'hui comme nous l'avons toujours fait, revoir en gros l'anatomie normale du nerf optique et de la rétine, dont nous devons passer en revue les lésions.

Anatomie normale. — Le nerf optique est constitué, ainsi que vous pouvez le voir, par des éléments analogues à ceux que l'on rencontre dans les autres nerfs de l'organisme, c'est-à-dire par des fibres nerveuses à moelle et par des

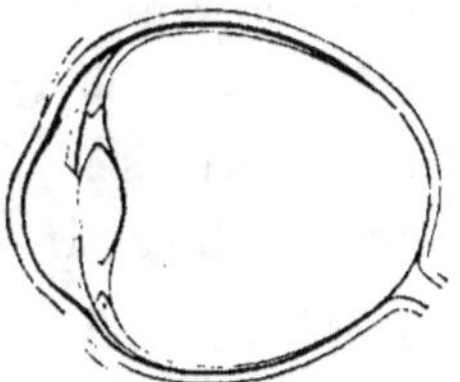

Fig. 113.

faisceaux connectifs offrant cette apparence de gaine lamelleuse commune au tissu conjonctif des nerfs.

Il présente simplement cette particularité importante d'être environné d'une gaine spéciale, prolongement de la dure-mère, gaine qui vient s'épanouir sur le globe oculaire pour former la sclérotique.

Il présente, en outre, à son centre, un vaisseau relativement volumineux qui vient constituer, dans l'œil, l'artère centrale de la rétine.

Rappelons maintenant, en quelques mots, la constitution

élémentaire de l'organe propre des sensations de la vue, de l'œil lui-même.

L'appareil terminal de l'organe de la vision est représenté par une partie essentielle, la *rétine*, expansion terminale du nerf optique, renfermée dans une coque fibreuse, la sclérotique, comprenant des parties accessoires importantes : choroïde et iris, cristallin, cornée.

Vous voyez figurer sur ce schéma, la coupe d'ensemble du globe oculaire (fig. 113).

Vous y trouverez successivement, de dehors en dedans :

1° La sclérotique, membrane fibreuse et peu vasculaire ;

2° La choroïde, membrane essentiellement vasculaire, constituée, presque uniquement par des vaisseaux et du tissu conjonctif lâche à grandes cellules ramifiées et pigmentées, le tapis, envoyant en avant des prolongements vasculaires formant les procès ciliaires, véritable tissu érectile qui règle l'accommodation, par changement de courbure du cristallin (Rouget) ;

3° Le cristallin, îlot épidermique, détaché du feuillet externe ;

4° La cornée, membrane fibreuse, transparente, tapissée en avant et en arrière, par une couche épithéliale ;

5° Enfin, les liquides de l'œil qui ne sont point, à proprement parler, des liquides, mais bien du tissu conjonctif gélatineux, à substance intercellulaire liquide ;

6° La rétine, partie essentielle de l'organe de la vision, sur la structure de laquelle je vais vous donner quelques notions.

Vous voyez que les fibres du nerf optique, après leur entrée dans l'œil, traversent une première couche d'éléments cellulaires nerveux, la couche inférieure, et viennent

se mettre en rapport avec des éléments cellulaires terminaux portant des terminaisons en cônes ou en bâtonnets,
qui constituent l'organe de réception des impressions lumineuses.

Ces prolongements reposent directement sur la couche
des cellules pigmentaires qui tapisse la face interne de la

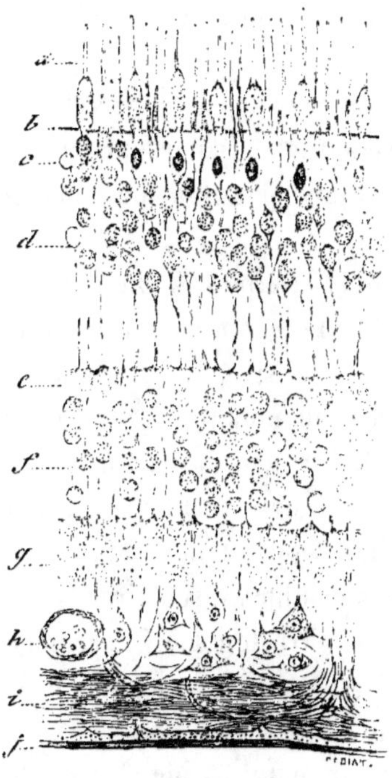

Fig. 114.

Couche de la rétine d'après Desfosses, — a, couches des cônes, — b, limitante externe
— c, couche des noyaux de cônes, — d, couche de myélocites, — e, f, deuxième
couche de myélocites, — g, couche granuleuse, — h, couche des cellules nerveuses,
— i, couche des fibres nerveuses, — j, limitante interne.

choroïde, et qui font, en réalité, partie de la rétine puisque
cette couche se transpose, chez les animaux où la rétine
est droite et sans réflexion des fibres du nerf optique.

Je laisse, bien entendu, actuellement de côté, les couches granuleuses sur la signification desquelles nous n'avons que des notions assez vagues et je ne vous parle pas de l'organe conjonctif de soutien, des *fibres de Muller*, que vous voyez sur la figure et qui ne dépendent point de l'appareil nerveux proprement dit. Voilà, en résumé, les notions essentielles qu'il vous est indispensable de posséder pour comprendre les faits d'anatomie pathologique sur lesquels j'ai à insister.

Nous allons commencer par voir quelles sont les diverses lésions qui peuvent frapper le nerf optique, avant d'entamer l'étude des altérations possibles des membranes internes de l'œil.

Inflammations et scléroses du nerf optique. — Le nerf optique peut présenter, comme tous les autres nerfs, de la congestion active ou passive. La congestion active s'observe dans tous les états inflammatoires du cerveau (méningite).

La coloration rougeâtre du nerf à l'œil nu ; l'élargissement du calibre des vaisseaux ; l'épanchement séreux dans la gaine, au microscope, telles sont les caractéristiques principales de ces troubles vasculaires.

La congestion passive de ce nerf s'accompagne également des mêmes altérations, avec quelques modifications sans grande importance.

Les lésions inflammatoires aiguës simples du nerf optique, les *névrites optiques*, sont rarement primitives ; elles suivent, comme conséquence nécessaire et presque obligée, les états inflammatoires du cerveau et de ses membranes, les traumatismes, les caries des os de l'orbite, etc.

Les hémorragies, dans le nerf optique ou plutôt dans la gaine, peuvent être le résultat soit de la propagation d'une hémorragie cérébrale passant jusqu'à l'œil par la gaine, soit de lésions sur le trajet du nerf.

L'exsudat léger dans la gaine, les troubles vasculaires congestifs, les amas de noyaux dans l'épaisseur des faisceaux connectifs dissociés par l'œdème, en constituent les principales lésions.

On peut observer, dans l'épaisseur du nerf optique, des inflammations spécifiques presque toujours secondaires, et il n'est pas rare de constater l'existence d'une névrite tuberculeuse à la suite d'une méningite de même nature, mais il s'agit presque toujours d'une forme infiltrée difficile à distinguer des névrites simples.

Enfin, il faut vous parler des lésions scléreuses du nerf optique, qui ont d'autant plus d'intérêt pour nous qu'elles succèdent à des maladies que avons eu à étudier déjà, c'est-à-dire l'ataxie, la paralysie générale, la sclérose en plaques les méningites chroniques, etc.

Ces scléroses s'accompagnent toujours d'ailleurs de lésions analogues de la rétine, lésions que nous allons passer en revue tout à l'heure.

Quelle que soit leur origine, ces scléroses du nerf optique ont des caractères communs qu'il vous importe de connaître.

La gaine est doublée ou triplée d'épaisseur, soudée avec le tissu conjonctif propre du nerf; les faisceaux connectifs sont épaissis, élargis, densifiés, remplis de petits vaisseaux dilatés souvent, et sclérosés; toujours le vaisseau central présente toutes les modifications de l'artérite chronique; les tubes nerveux, enfin, sont devenus granuleux, et leur cylindre axe ne fixe plus que difficilement les matières colorantes.

Il peut exister des lésions parenchymateuses du nerf optique qui surviennent, souvent, sous l'influence de toutes les causes qui produisent les dégénerescences nerveuses de cet ordre (intoxication, néphrite, etc.), mais elles apparaissent quelquefois comme suite ou comme conséquence d'une lésion de l'œil, d'une irido-choroïdite par exemple, et surtout sous l'influence d'un glaucome à marche aiguë.

Telles sont, rapidement énumérées, en laissant de côté les tumeurs presque toujours secondaires, les principales altérations possibles du nerf optique. Nous allons passer maintenant aux lésions du globe oculaire.

Rétine. — Nous laisserons de côté, pour l'anatomie pathologique de l'œil lui-même, tout ce qui a trait à la transformation morbide des parties accessoires de la vision, cornée, cristallin, sclérotique; et nous ne conserverons que les affections des deux membranes les plus essentielles de l'œil : la choroïde et la rétine, membranes si intimement liées qu'il est impossible d'atteindre l'une sans atteindre l'autre.

Nous étudierons successivement : la *congestion*, l'*anémie*, l'*hémorragie* de ces deux membranes; puis les états inflammatoires qui leur sont communs, et les tumeurs (sarcomes, glyomes) qui s'y forment.

Nous étudierons ensuite les lésions spéciales de la rétine, en particulier la dégénérescence secondaire, due au décollement, aux atrophies du nerf optique ou des ganglions centraux.

La *congestion* ou l'*anémie* de la choroïde et de la rétine, est extrêmemeut commune dans une foule d'états divers qui tiennent, soit à une cause générale, soit à des lésions locales, trombose veineuse, sclérose de l'artère centrale de la rétine ou des rameaux choroïdiens.

La congestion de la rétine s'accompagne, le plus souvent, d'hémorragie et même d'œdème et d'épanchement sous-rétinien.

Liées, habituellement, à des maladies générales (urémie, etc.), ou a des lésions encéphaliques (méningite, etc.), elles s'accompagnent d'altérations vasculaires des gros troncs, ou des capillaires de la choroïde.

L'inflammation des membranes vasculaires de l'œil, *l'irido-choroïdite*, est simple ou spécifique.

a. Simple, elle détermine, par suite des communications de ces membranes avec l'espace sous-arachnoïdien et l'humeur vitrée, des proliférations actives des éléments conjonctifs de la choroïde et de l'iris ; d'où, sclérose de ces parties, sécrétion plus abondante du liquide exsudé dans les mailles de l'humeur vitrée ; augmentation de tension du globe oculaire et atrophie par compression du nerf optique. Tantôt l'irido-choroïdite détermine une simple prolifération conjonctive (staphylome postérieur), plus ou moins localisée ; tantôt, enfin elle produit une exsudation intra-choroïdienne, qui dissocie plus ou moins les éléments de la membrane, d'où décollement rétinien ; et, alors, si l'irido-choroïdite est intense, il peut y avoir suppuration de l'œil et de ses humeurs, et fonte purulente du tout.

b. Spécifique et constituée par des tumeurs d'infection, l'irido-choroïdite a une marche anatomique et clinique essentiellement subordonnée à la cause qui lui a donné naissance, pouvant tantôt évoluer comme l'inflammation franche vers la suppuration, tantôt, vers la guérison scléreuse avec ou sans les complications (glaucome, décollement) que je vous ai signalées.

Les tumeurs primitives de la choroïde et de ses dépendances sont peu variées; on rencontre les différentes formes de sarcome, surtout les formes franchement cellulaires et particulièrement la forme mélanique si fréquente dans l'âge adulte. Ce sarcome mélanique de l'œil offre la structure habituelle des sarcomes : grandes cellules pigmentées à gros noyaux s'infiltrant à travers les tissus ; vaisseaux nombreux, etc., mais tendance très grande à la diffusion sous forme dégénérée, le plus souvent, tels sont les caractères anatomiques du sarcome de la choroïde.

Toutes les autres tumeurs sont généralement secondaires.

La rétine, proprement dite, possède également ses lésions propres.

Rien n'est plus fréquent que l'anémie ou la congestion de cette membrane si éminemment propre au développement de semblables modifications, par suite de sa constitution essentiellement parenchymateuse, et par suite de la dépendance étroite qui la lie à la circulation cérébrale.

Comme dans la choroïde, comme dans le nerf optique, il peut se produire des hémorragies dans la rétine, autour de la rétine, et aux dépens de ses vaisseaux propres.

L'*hémorragie rétinienne* peut siéger, soit dans l'épaisseur de la membrane, soit à la surface du corps vitré, soit enfin entre la rétine et la choroïde.

Les troubles vasculaires ou les hémorragies de la rétine s'accompagnent toujours d'œdèmes localisés et de lésions spéciales, qui sont les suivantes :

Les fibres du nerf optique sont gonflées ; le cylinder-axis en est variqueux comme dans les fibres nerveuses de la moelle, au cours d'une myélite. La couche des grains externes est dissociée par un exsudat léger ; on trouve enfin dans les diverses couches un assez grand nombre de globules blancs, dont quelques-uns ont subi une dégénérescence colloïde.

Les inflammations de la rétine, presque toujours associées à des altérations de la choroïde, sont décrites sous le nom de *rétinites;* on devrait bien plutôt les appeler des *rétino-choroïdites.*

L'infiltration nucléaire des couches de la rétine, souvent un décollement léger par un petit exsudat colloïde, la congestion des deux membranes, l'épanchement de globules blancs autour des vaisseaux, sont les principales altérations anatomiques.

Les lésions spécifiques aiguës, se présentant toujours ou à peu près sous la forme infiltrée, il est souvent difficile de dire s'il s'agit d'une production inflammatoire simple ou d'une lésion spécifique.

Les *scléroses* de la rétine sont ordinairement associées à des scléroses du nerf optique. Leurs causes les plus fréquentes sont, ou bien des choroïdites chroniques, ou bien des lésions du système nerveux, comme dans l'ataxie, la sclérose en plaques, la paralysie générale.

Dans l'ataxie par exemple voici ce que vous trouvez :

Les fibres de Muller sont très développées, très apparentes et épaissies, ce qui n'a rien d'étonnant, étant donné que ces fibres représentent l'élément conjonctif de soutien de la rétine. Les fibres du nerf optique ont disparu partiellement, et l'espace laissé entre elles, par les fibres de Muller, est rempli en partie par un exsudat colloïde.

La couche des cellules ganglionnaires a presque complètement disparu, et ces cellules sont devenues vitreuses et colloïdes. Les grains internes sont diminués de nombre ; les grains externes restent presque normaux ; enfin les cônes et les bâtonnets ne se prennent que difficilement, à moins qu'il ne survienne des troubles choroïdiens qui entraînent le décollement et la dégénérescence de la partie limitante.

Ce sont là les lésions finales de l'atrophie tabétique scléreuse ou du terme ultime de la rétino-choroïdite; mais il peut exister, dans les premières périodes du tabes, des lésions moins accentuées qui s'aggravent progressivement et amènent peu à peu l'atrophie totale.

Quelques mots maintenant pour finir, sur les lésions dégénératives de la rétine et de ses principaux éléments. La rétine dégénère, en effet, soit parce que les tubes nerveux du nerf optique sont atteints, soit parce que les cônes et les bâtonnets sont privés de leurs connexions normales; c'est le cas des décollements.

Dans le premier cas, vous avez soit de la dégénérescence granuleuse ou granulo-graisseuse des éléments nerveux, cellules sympathiques et bâtonnets; c'est là ce qui se produit, habituellement, chez le vieillard par suite des compressions partielles des fibres du nerf optique à son entrée, à travers la sclérotique sclérosée, quelquefois ossifiée.

Dans l'autre cas, celui du décollement, l'altération débute par la périphérie, et pourrait être appelée ascendante.

En effet, dans une rétine décollée au premier degré, on trouve, indépendamment de l'existence d'un exsudat sous-rétinien retenant quelques globules de pus, quelques cellules pigmentaires épithéliales desquamées et globuleuses, on trouve, dis-je :

1° Une dégénérescence colloïde des articles internes, des bâtonnets et des cônes, une déformation spéciale, *en poire*, de l'ensemble de ces éléments ;

2° Un exsudat interstitiel léger dans la couche de grains, et dans les couches sous-jacentes ;

3° Une transformation colloïde et vitreuse des cellules sympathiques, transformation simultanée à celle des bâtonnets ;

4° Les fibres du nerf optique, saines ou à peu près.

Dans une rétine totalement décollée, quand la scission est complète et ancienne, il survient, peu à peu, une sclérose qui aboutit aux altérations que je vous ai décrites à propos de la rétino-choroïdite ou des lésions oculaires de l'ataxie.

Telles sont, Messieurs, les principales lésions qui peuvent frapper sur les parties essentielles de l'organe de la vision, c'est-à-dire sur la choroïde, la rétine et le nerf optique. J'ai passé sous silence, dans cette leçon, et les lésions de la cornée et les lésions du cristallin, des humeurs de l'œil, de la sclérotique ; je n'ai prétendu vous présenter qu'un résumé succinct et clair de l'état de nos connaissances sur ce sujet.

Bibliographie. — Wecker et Landolt, *Traité d'ophtalmologie.*
Perrin et Poncet, *Atlas d'ophtalmologie.*
Panas, *Leçons sur les rétinites.*
Wecker, *Maladies du fond de l'œil et traité d'ophtalmologie.*
Robin, Thèse d'agrégation : *Des lésions oculaires dans les affections cérébrales.*

TRENTIÈME LEÇON

DES TROUBLES TROPHIQUES

Sommaire. — Retentissement des lésions nerveuses sur les tissus ou les organes. — Physiologie pathologique des troubles trophiques. — Lésions viscérales qui succèdent à des lésions nerveuses. — Lésions trophiques de la peau. — Mal perforant des ataxiques. — Sclérodermie, vitiligo. — Lésions vasculaires et troubles vaso-moteurs.

Messieurs,

Nous venons de passer en revue, dans cette série de leçons, les différentes lésions qui peuvent atteindre le système nerveux central ou périphérique ; mais cette étude serait bien incomplète, et vous n'auriez qu'une idée bien vague de la physiologie pathologique des affections que je vous ai décrites, si je ne vous disais quelques mots des lésions secondaires qui accompagnent et suivent, constamment, les troubles de l'innervation.

Vous avez vu déjà que dans le système nerveux lui-même, il y avait, entre les différentes parties constituantes de l'ensemble, un lien physiologique assez puissant pour engendrer ce que nous avons appelé des *actions à distance*. Je vous ai décrit les altérations nerveuses périphériques qui succèdent aux lésions centrales. J'ai insisté sur les différents modes de dégénérescence secondaire de la moelle et du cerveau. Je vous ai prouvé la parenté étroite qui existait entre les organes des sens et les centres qui les innervent. Nous avons donc vu, sans sortir du système nerveux, qu'une lésion, siégeant sur un point quelconque, entraînait toujours des troubles ou des altérations dues au retentissement de la lésion primitive sur les parties en connexion avec elle.

Je vais essayer de vous montrer maintenant que tout l'organisme, dans son ensemble, obéit aux mêmes lois, et que tout l'appareil de la locomotion, tous les organes viscéraux peuvent ressentir le contre-coup des lésions nerveuses.

Je vous l'ai dit, dans une de mes premières leçons, à propos de la physiologie générale de l'appareil nerveux : la nutrition de tous les tissus est sous la dépendance des actions nerveuses ; tout trouble, toute lésion du système nerveux entraîne nécessairement des lésions secondaires des organes ou des tissus.

Nous allons, aujourd'hui, entrer plus avant dans la question, étudier de plus près les phénomènes, et vous montrer, en détail, en quoi consistent ces altérations périphériques que je vous avais signalées sans entamer la discussion des faits.

On peut, comme l'expérience nous l'a montré, poser en principe cette loi générale : Une lésion quelconque du système nerveux déterminera toujours, directement ou indirectement, des altérations secondaires des parties innervées par le point lésé. Ces altérations seront plus ou moins étendues, plus ou moins profondes, variables quant à leur nature ou à leur aspect ; mais elles se produiront toujours à un degré quelconque.

Les exemples qui peuvent servir à confirmer cette loi sont si nombreux que je ne veux vous en rappeler que quelques-uns parmi les plus typiques.

Vous connaissez ces éruptions polymorphes, ces troubles trophiques cutanés qui reconnaissent pour cause une irritation des nerfs périphériques; l'herpès zoster est le type de ce genre de lésions cutanées.

Vous savez également que la section, la compression des filets nerveux mixtes entraînent des paralysies et des atrophies musculaires dont la paralysie faciale par compression, dont la paralysie des béquillards vous ont démontré l'existence.

Les lésions centrales, vous ne l'ignorez pas, sont non moins fécondes en faits de ce genre; le mal perforant des ataxiques, les eschares des myélites, de la paralysie générale, les atrophies deutéropathiques, les arthrites d'origine nerveuse vous sont depuis longtemps connues.

Dans l'ordre des faits expérimentaux, la nomenclature de ces altérations périphériques est non moins riche.

Le fait de la bronchopneumonie expérimentale, qui suit la section des deux pneumogastriques, est un exemple classique.

La section des splanchniques, des filets de l'intestin, a donné, à Moreau, des troubles viscéraux importants.

Les destructions du trijumeau, du ganglion de Gasser déterminent constamment la fonte purulente du globe oculaire. La section des nerfs du rein, et quelquefois la simple ligature du hile, produit une dégénérescence gangréneuse de l'organe. Voilà bien des exemples classiques, choisis un peu au hasard parmi les plus typiques et les mieux démontrés. Il n'est donc plus permis aujourd'hui de conserver le moindre doute sur l'exactitude de la loi physiologique que j'ai posée en principe dès le début de cette leçon.

Si les faits sont incontestables, l'interprétation qu'il convient de leur donner prête davantage à la discussion.

Pour expliquer cette action trophique, ce rôle de régulateur de la nutrition que l'expérience nous oblige d'accorder au système nerveux, bien des hypothèses ont été émises.

Admettre des nerfs spéciaux, des nerfs *trophiques* présidant à la nutrition, comme les nerfs musculaires président à la contraction des muscles, comme les nerfs vaso-moteurs dirigent la tonicité des vaisseaux, c'est une explication qui peut tenter par sa simplicité apparente, mais qui ne s'appuie sur rien et ne correspond nullement à une nécessité physiologique.

Simplifier doit être le but de celui qui étudie les phénomènes biologiques, et une hypothèse nouvelle ne doit avoir droit de cité dans la science que lorsqu'elle s'appuie sur l'observation directe.

Comme je vous l'ai dit, dans mes premières leçons, les nerfs trophiques ne sont que des êtres de raison et leur existence n'est qu'une vue de l'esprit, sans portée pratique.

J'ai essayé de vous montrer que l'action du système nerveux s'exerçait sur les organes de deux façons :

1° En dirigeant les alternatives de repos et d'activité de certains organes, comme les muscles, comme les glandes ; en entraînant la disparition de ce tissu par le fait seul de la suspension de l'activité fonctionnelle ; en déterminant l'hypertrophie de ces organes par l'amplification des périodes d'activité ;

2° En réglant, par l'intermédiaire des nerfs vaso-moteurs

l'apport des matériaux nutritifs, produisant l'inflammation des parties si l'action nerveuse est suspendue, déterminant la nécrobiose, si l'action nerveuse est surexcitée.

Il y a donc, à notre avis, deux catégories à établir dans les dégénérescences périphériques secondaires.

1° Celles qui succèdent à des troubles vaso-moteurs par lésions des centres ou des cordons sympathiques ;

2° Celles qui succèdent à des altérations des centres sensitifs ou moteurs et des filets qui en émanent.

Les eschares sacrées des myélites, les troubles viscéraux, le mal perforant, les arthrites, chez les ataxiques, les lésions cutanées, d'origine nerveuse, sont dans le premier cas.

Les atrophies de l'enfance, de l'adulte ; les dégénérescences, suite d'hémiplégie ; les atrophies consécutives à des paralysies faciales, sont des exemples du second ordre de faits.

Cette division pourrait prêter à la discussion, car elle est loin d'être absolument admise ; cependant nous savons qu'à la section d'un nerf moteur succède à peu près constamment, plus ou moins vite, une atrophie musculaire dont l'atrophie de la paralysie faciale doit être considérée comme le type.

Nous savons également que l'altération des nerfs sensitifs détermine, probablement par voie réflexe, peut-être par lésion simultanée des filets vaso-moteurs, des altérations cutanées. C'est ce qu'ont démontré les expériences de Duplay et Morat, les recherches de Dejerine et Leloir.

Enfin, nous connaissons les troubles trophiques qui succèdent aux lésions du pneumogastrique, aux destructions du ganglion de Gasser.

Le mécanisme intime de ces actions peut varier, mais

nous sommes convaincu que la division, par nous établie, reste vraie dans la majorité des cas.

Nous allons étudier aujourd'hui les lésions trophiques qui suivent les altérations des nerfs vaso-moteurs ou des nerfs sensitifs, laissant, pour notre prochaine leçon, ce qui a trait aux altérations de l'appareil de la locomotion, os, muscles et articulations.

Cette deuxième partie est assurément la plus importante, car elle forme la note dominante des lésions secondaires de l'ataxie, de l'atrophie musculaire, des dégénérescences médullaires.

La fréquence des lésions que nous allons étudier aujourd'hui est peut-être plus considérable, mais leur importance pratique est beaucoup moindre que celle des troubles trophiques de l'appareil locomoteur.

Je ne fais que vous rappeler, pour mémoire, les lésions qui surviennent dans l'intestin à la suite de la section des filets d'innervation ; les modifications que subissent les glandes quand on sectionne leurs nerfs spéciaux ; les fontes du rein qui suivent la section des nerfs du hile ; ce sont là des faits classiques, mais dont l'histologie pathologique fine est peu connue et demande de nouvelles recherches, plus précises et plus concluantes. C'est surtout aux lésions cutanées, d'origine nerveuse, que nous allons consacrer cette leçon. On peut dire que toutes les variétés de maladies cutanées : herpès, pemphigus, eczéma, icthyose, gangrène, sclérodermie, eschares, peuvent être observées comme conséquence de lésions nerveuses centrales ou périphériques.

Il y a longtemps que l'on a noté cette coïncidence sans en rechercher la cause ; et, même aujourd'hui, bien que la technique moderne nous ait éclairé sur l'état des nerfs périphériques dans le cours de ces troubles trophiques de la peau, nous ignorons à quelle partie des éléments constitutifs des nerfs doit remonter la responsabilité des troubles observés.

Nous inclinerons, pour notre part, à croire, comme nous l'avons dit, nous appuyant sur l'expérimentation, que les centres vaso-moteurs sont les vrais centres trophiques et que, si les nerfs sensitifs de la peau sont altérés, ils agissent surtout par voie réflexe pour la production des troubles trophiques.

Quoi qu'il en soit, nous allons décrire aujourd'hui deux ou trois types de lésions cutanées qui représentent la majeure partie de ces altérations; ils vous montreront la marche du processus morbide.

Prenons d'abord le mal perforant plantaire des ataxiques.

Ce mal débute, le plus habituellement, comme vous le savez, par une sorte de durillon qui s'ulcère assez rapidement, gagne en profondeur, envahit le derme et même les os sous-jacents et nécessite bientôt l'ablation de l'orteil quand il siège à la face plantaire d'un de ces derniers, ce qui est une des variétés les plus fréquentes.

Le plus souvent, on constate que le malade est atteint d'ataxie, et il est rare qu'il n'y ait pas de troubles de la sensibilité dans une zone plus ou moins étendue.

Quand on examine le siège du mal perforant, après opération ou autopsie, on trouve une cavité remplie par des détritus granuleux, renfermant des globules blancs et rouges très altérés.

L'examen microscopique de la partie ulcérée montre que les parois de la perte de substance sont constituées par le derme, mais que ce derme offre des altérations multiples portant sur sa texture propre, sur l'état de ses vaisseaux, sur les terminaisons nerveuses qui s'y trouvent.

Le derme lui-même s'est considérablement densifié; il est devenu absolument fibreux, tel qu'on l'observe dans quelques chéloïdes; il renferme de nombreuses fibres élastiques.

Dans les parties plus éloignées des parois de l'ulcération, on retrouve les caractères de l'inflammation chronique du derme : prolifération de noyaux dans les fentes lymphatiques et dans l'intervalle des faisceaux connectifs, apparition de cellules fusiformes à côté des cellules embryonnaires.

Les petits vaisseaux sont le siège d'une endartérite intense qui oblitère presque leur lumière, et cette endopériartérite des petits vaisseaux s'étend assez loin en dehors du lieu où siège la perte de substance.

Les capillaires, au contraire, sont très dilatés, remplis de sang, et ont toujours un calibre moyen supérieur à celui des petites artères qui les alimentent.

Les lésions des nerfs de la peau, à ce niveau, consistent en névrite interstitielle, souvent très nette, et en névrite parenchymateuse qui paraît être la lésion primordiale, ainsi que semblent le prouver les études de Cornil sur les névrites des vieux hémiplégiques.

Cette névrite parenchymateuse se présente, sur les dissociations de nerfs cutanés, avec son aspect ordinaire : fragmentation ou disparition totale de la myéline; augmentation des noyaux de la gaine de Schwan; persistance, le plus souvent, du cylinder axis.

On observe même parfois le type segmentaire péri-axile, décrit par Gombault dans les névrites saturnines.

Tel est l'état des nerfs cutanés, sensitifs; aucun auteur

ne parle de l'état des fibres pâles dont les altérations auraient pourtant de l'importance; cela tient évidemment à la difficulté, sinon à l'impossibilité de cette étude.

L'appareil nerveux terminal offre également des altérations.

Les corpuscules du tact, dans les régions voisines de l'ulcération, sont quelquefois diminués de nombre; les corpuscules de Paccini ont souvent leurs capsules comme dissociées par un épanchement colloïde qui s'effectue entre eux. Le filum nerveux du centre est à peine apparent.

En somme, dans le mal perforant plantaire des ataxiques, on trouve des lésions d'irritation chronique et de gangrène de la peau coexistant avec une névrite mixte, surtout parenchymateuse, qui remonte assez haut dans les nerfs du membre inférieur, ainsi que Duplay et Morat l'ont prouvé.

Il semble donc démontré qu'il y a relation de cause à effet entre ces deux lésions, la gangrène cutanée et la névrite parenchymateuse des filets sensitifs.

Prenons, maintenant, pour exemple la description des lésions cutanées dans un cas de vitiligo, dont la coïncidence fréquente avec la sclérodermie dans les trophonévroses faciales nous permettra de comprendre la marche des lésions nerveuses et des lésions cutanées.

Dans ces cas de vitiligo, on constate l'amincissement de l'épiderme, presque réduit à sa couche cornée et à quelques couches de l'épithélium du corps muqueux de Malpighi.

Le derme est aminci, comme rétracté, mais il est devenu plus dense, moins riche en vaisseaux qu'à l'état normal; les vaisseaux sont rétrécis, souvent atteints d'endartérite. En somme, il s'agit, dans ce cas, d'une altération du derme qui se rapproche assez de l'état de la peau des vieillards, de l'atrophie sénile, telle que Neumann l'a décrite dans son traité.

L'état des nerfs, dans ces cas de vitiligo d'origine nerveuse, a été étudié avec soin par M. Leloir dans un travail d'ensemble. Cet auteur a constaté des lésions absolument identiques à celles que je viens de vous indiquer à propos du mal perforant : névrite parenchymateuse, souvent intense, névrite interstitielle le plus souvent légère, surtout dans les cas récents.

Beaucoup des faits de sclérème, d'ichtyose, rentrent dans le cadre des lésions que je viens de vous décrire. MM. Dejerine et Leloir, dans les différents mémoires qu'ils ont publiés, ont observé des altérations des nerfs cutanés dans beaucoup d'autres lésions cutanées que je ne fais que vous signaler : le zona, le pemphigus, l'ecthyma, la pellagre, certains cas de lèpre, etc.

Donc, Messieurs, à côté des formes de troubles trophiques cutanés, qui étaient connues depuis longtemps, par le fait seul de la clinique, comme dépendant de lésions nerveuses, il faut ajouter bien d'autres lésions cutanées dont l'origine nerveuse était, jusqu'à ces derniers temps, moins bien démontrée.

Ces lésions cutanées, dont je vous ai décrit deux types, l'un qui est très proche de la plupart des gangrènes cutanées d'origine nerveuse, et peut servir de modèle pour leur étude ; l'autre, le vitiligo, qui confine à la sclérodermie, aux atrophies simples de la peau, ces lésions cutanées, dis-je, peuvent offrir bien des caractères différents. On peut néanmoins dire d'une façon générale qu'elles rentrent sous deux types : 1° le type inflammatoire, comprenant les gangrènes, les maux perforants, les formes diverses de pemphigus, d'eczéma, d'ecthyma ; 2° le type atrophique, dont le vitiligo, la sclérodermie sont des exemples.

Il existe, dans tous ces cas, à côté des altérations nerveuses, des altérations musculaires qui jouent un rôle évident dans la marche et peut-être dans la production de l'affection.

Que la lésion nerveuse soit primitive, cela n'est point douteux ; mais ce dont il est permis de douter, c'est qu'il n'y ait pas, à côté de l'influence trophique propre dont je déclare ne pas très bien saisir la nature, des modifications vasculaires d'origine vaso-motrice dont il ne faut point méconnaître l'importance.

La production expérimentale de ces modifications n'est point impossible : par exemple, Legros et Schiff ont montré que la section des nerfs du cou, chez le dindon, amenait une atrophie de la peau dans la région correspondante, ce qui peut à tous égards être rapproché des cas de vitiligo que nous avons choisis, à dessein, pour exemple.

L'analogie de ce qui se passe dans ce cas, avec ce qui a lieu dans le vitiligo, nous permet de penser qu'il existe une influence très marquée des phénomènes vaso-moteurs sur la production de ces atrophies de la peau.

De même, dans les lésions expérimentales du sciatique chez les animaux, c'est surtout quand on entretient une excitation continue du bout périphérique du nerf qu'on obtient des effets trophiques à forme ulcéreuse, rares dans le cas contraire ; et, dans ce cas, on a des variations de température qui témoignent de l'influence vaso-motrice. En résumé, les lésions d'origine nerveuse peuvent produire des lésions cutanées polymorphes, et peuvent simuler la plupart des affections de la peau.

Ces lésions trophiques sont en grande partie soumises à

des modifications vaso-motrices dont on a trop souvent négligé ou nié l'importance.

Bibliographie. — Duplay et Morat, *Arch. de médecine*, 1872.
Dejerine, *Arch. phys.*, 1877.
Dejerine et Leloir, *Arch. phys.*, 1881.
Erb, *Ziemssen's Handbuch, Krankheiten des Ruckemarck*.
Neumann, *Maladies de la peau*, 1880.
Leloir, Thèse de Paris, 1882.

TRENTE ET UNIÈME LEÇON

TROUBLES TROPHIQUES

Sommaire. — Lésions de l'appareil locomoteur, os, articulations, muscles.
— Ostéite raréfiante progressive. — Arthrite proliférante des ataxiques.
— Rapports entre les lésions musculaires atrophiques et les lésions ner-
veuses. — Atrophies musculaires deutéropathiques et protopathiques. —
Considérations générales.

Messieurs,

Nous allons aujourd'hui terminer cette série de leçons
par l'étude des troubles trophiques portant sur l'appareil
de la locomotion : os, articulations, muscles.

Toutes ces lésions ont entre elles des ressemblances assez
grandes pour qu'il soit nécessaire de les étudier en même
temps, afin de se faire une idée de leur mode de production.

Je vous ai exposé, dans la dernière leçon, les idées qui
me semblaient le mieux correspondre à l'étude des faits,
et je ne veux pas trop y revenir aujourd'hui.

Vous savez néanmoins que, assez souvent, chez les
ataxiques, on trouve des lésions dans le domaine du grand

sympathique, et nous-mêmes, nous avons signalé des scléroses ganglionnaires dans quelque cas.

Vous connaissez également l'expérience classique de Shrœder van der Kolk qui, sectionnant tous les nerfs de la patte chez un chien et produisant une fracture, a vu le cal devenir extrêmement volumineux et ne se consolider qu'avec peine.

Ces deux faits vous montrent l'importance de l'intégrité des nerfs sur la nutrition du tissu osseux, qui semble *a priori* être moins que tout autre soumis à l'action nerveuse.

Le fait des scléroses ganglionnaires vous prouve également qu'on est en droit d'attribuer au système vaso-moteur une part peut-être importante dans la production des lésions trophiques, osseuses et articulaires.

Laissant de côté les arrêts de développement qui succèdent à l'atrophie essentielle de l'enfance, vous savez que c'est principalement chez les ataxiques qu'on observe des lésions osseuses qui consistent essentiellement en une raréfaction progressive du tissu osseux, laquelle se rapproche, à bien des égards, de ce que l'on a décrit sous le nom d'*ostéomalacie sénile*, de même que nous verrons les arthrites ataxiques offrir un lien de parenté indéniable avec le *morbus coxæ senilis* des vieillards.

Ces lésions osseuses de l'ataxie se caractérisent, pendant la vie, par la facilité avec laquelle se produisent, sous l'influence du plus léger traumatisme, des fractures quelquefois même *spontanées*.

A un degré plus ou moins grand, cette ostéite raréfiante se montre, on peut le dire, à peu près chez tous les ataxiques; mais il est des cas où la fragilité des os est telle que les mouvements musculaires déterminent une série de fractures dont la consolidation reste assez difficile.

Ces lésions affectent une marche plus ou moins aiguë, qui crée des différences d'ordre secondaire.

Nous prendrons, pour type de ces altérations osseuses des ataxiques, ces lésions des phalanges qui surviennent simultanément au mal perforant plantaire. Ce choix présente l'avantage de rapprocher les troubles trophiques osseux, des troubles trophiques cutanés de même nature.

Il existe, vous le savez, à l'état physiologique, dans les os, un travail de résorption dans le centre, et un travail de réparation, de reconstitution, au niveau du périoste. Si pour une cause quelconque, inflammation, insuffisance de nutrition du périoste, le travail de résorption l'emporte sur la formation des couches nouvelles, il se produit une raréfaction osseuse dont la conséquence est la fragilité extrême de l'os. La modalité, suivant laquelle ces divers phénomènes se produisent, crée des classes de lésions, assez différentes entre elles.

Ce qui caractérise principalement la raréfaction osseuse des ataxiques, c'est la dilatation des canalicules de Havers, l'agrandissement du canal médullaire, la résorption graduelle des couches osseuses, la disparition plus ou moins complète des cellules adipeuses de la moelle; et, quelquefois, l'apparition des cellules embryonnaires dans les lacunes médullaires, cellules qui serviront, quand cessera la cause du trouble nutritif, à la réparation du tissu lésé.

Le fait le plus important, qui sépare les ostéites raréfiantes de l'ataxie, par exemple dans le cas du mal perforant plantaire, c'est le défaut de réparation périostique qui manque rarement dans les ostéites raréfiantes d'autre nature.

Il y a donc une différence entre la carie, l'ostéite raréfiante vraie et la raréfaction osseuse des ataxiques, différence qui permettrait de donner à cette dernière, qui rentre, nous le pensons, dans le cadre de l'ostéite raréfiante chronique, le nom d'*ostéite raréfiante progressive*. Cette ostéite aboutit en effet, à la disparition complète de la phalange atteinte, dont il ne reste parfois, comme unique trace, que le cartilage ossifié, représenté par une mince lamelle opaque et friable.

Telles sont les lésions de la raréfaction des os chez les ataxiques. En résumé, vous voyez qu'elles consistent en un agrandissement des espaces médullaires et des canalicules de Havers, en une disparition plus ou moins complète des cellules adipeuses, avec absence plus ou moins complète du travail réparateur qui termine habituellement l'ostéite raréfiante traumatique.

Étudions maintenant les lésions articulaires des ataxiques. Ces lésions se rapprochent essentiellement de celles qu'on observe habituellement dans le rhumatisme articulaire chronique, dans le morbus coxæ senilis, et offrent, nous allons le voir, les mêmes caractères histologiques.

L'étude anatomique des premiers stades de cette arthrite d'origine nerveuse est mal connue. Néanmoins, d'après les analogies qui existent au point de vue de la marche clinique entre l'*arthrite sèche proliférante* et l'arthrite nerveuse des ataxiques, on est en droit de penser que les phénomènes du début sont de même ordre, à cette différence près, que l'arthrite ataxique marche le plus souvent avec une rapidité beaucoup plus grande que l'arthrite sèche ordinaire. Quand la lésion a atteint la période d'état, c'est-à-dire quand les lésions articulaires sont devenues assez intimes pour produire la gêne ou l'impossibilité des mouvements articulaires, on constate une augmentation considérable du volume de toute l'articulation.

Cette forme d'arthrite, étant surtout fréquente dans les grandes articulations, le genou principalement, l'augmentation de volume atteint des proportions considérables.

L'examen direct de l'articulation, à l'autopsie, montre tout d'abord l'accroissement de dimension de la masse articulaire. Les ligaments inter-articulaires sont le plus souvent hypertrophiés. On constate également, au pourtour du revêtement cartilagineux, une hypertrophie des franges synoviales, et le développement de saillies, d'aspect cartilagineux, auxquelles on a donné le nom d'ostéophytes ou d'ecchondroses. L'articulation étant ouverte, on trouve le centre du cartilage articulaire absolument disparu, et les deux surfaces osseuses complètement mises à nu.

Cet os, ainsi dénudé, est friable, très poreux, et présente à peu près toujours les lésions de l'ostéite raréfiante progressive dont nous avons tout à l'heure parlé.

Il arrive même parfois que les cartilages, les ostéophytes, s'usent progressivement, et les os eux-mêmes disparaissent par le même mécanisme; il en résulte, ainsi que Charcot l'a montré, une disparition complète des surfaces articulaires, et une diminution de longueur notable de l'os atteint.

L'examen microscopique des diverses parties de l'articulation révèle des particularités intéressantes.

Le bourgeonnement des franges synoviales s'accompagne d'une vascularisation abondante. Ces bourgeons nouveaux deviennent cartilagineux, et, au bout d'un temps variable, finissent par s'ossifier. Le cartilage articulaire prolifère lui-même plus ou moins activement, par multiplication des cellules dans les capsules de la substance fondamentale. Ce cartilage ne tarde point d'ailleurs, surtout dans les arthrites à marche rapide, à disparaître plus ou moins complètement, et permet la mise à nu de l'os sous-jacent.

L'os enfin présente lui-même les caractères de l'ostéite raréfiante, telle que nous l'avons décrite : agrandissement des espaces médullaires, disparition des cellules adipeuses, etc.

En résumé, nous voyons que, comme les os, les articulations peuvent, sous l'influence des lésions nerveuses, subir des modifications progressives qui entraînent en dernier terme une série de phénomènes plus ou moins identiques à ceux qu'on observe dans l'arthrite sèche chronique.

Nous allons maintenant voir quelles sont les modifications dégénératives ou autres que subissent les muscles dont l'élément nerveux moteur a été altéré ou détruit.

Vous connaissez la fréquence des altérations musculaires à la suite des sections nerveuses, des maladies de la moelle et du cerveau ; vous savez également que ces altérations musculaires sont la caractéristique des leucomyélites et des spodomyélites antérieures de l'atrophie musculaire de l'enfance, de l'atrophie musculaire progressive, des dégénérescences secondaires de la moelle, de la sclérose latérale amyotrophique. Vous n'ignorez point que l'ataxie, les scléroses combinées, la paralysie générale, la paralysie labio-glosso-laryngée peuvent offrir, dans le cours de leur évolution, des atrophies musculaires.

J'ai déjà insisté sur ce fait que le fonctionnement normal d'un muscle est la condition nécessaire de son accroissement et de sa conservation. Quand, par exemple, à la suite d'une fracture, les membres ont été longtemps immobilisés, vous savez qu'on a trouvé de l'atrophie musculaire. Il peut donc y avoir de l'atrophie musculaire, sans lésion nerveuse et par le fait seul d'un repos prolongé ; c'est là un fait intéressant à noter en passant.

Vous savez aussi qu'à la suite de la lésion d'un nerf, il survient plus ou moins tardivement de l'atrophie musculaire. Ce sont là des exemples classiques que je ne fais que vous rappeler, et qui vous montrent qu'il peut y avoir des altérations musculaires d'origine nerveuse périphérique. Mais ces troubles de nutrition du muscle se produisent surtout quand il existe une lésion des cellules motrices médullaires ou cérébrales ; et, chose remarquable, la marche de ces altérations est beaucoup plus rapide, quand il y a lésion centrale, que lorsqu'il y a lésion périphérique. De plus, ces lésions d'origine centrale peuvent imprimer, à la marche des troubles trophiques musculaires, des caractères qui créent, dans ces amyotrophies, des classes assez distinctes.

Malgré le grand nombre d'études faites sur la question, il reste, nous allons le voir, plus d'un point obscur sur la genèse de ces troubles trophiques de l'appareil musculaire.

Pour l'atrophie musculaire de l'enfance, pour l'atrophie musculaire progressive, la question est aujourd'hui jugée. Il existe une relation évidente entre la dégénérescence des cellules motrices et l'atrophie musculaire. Mais, dans la paralysie pseudo-hypertrophique, on a le plus souvent constaté que la moelle et les nerfs rachidiens étaient sains. MM. Dejerine et Landouzy ont observé, dans l'enfance, des amyotrophies dont l'origine nerveuse paraissait probable ; cependant ils n'ont trouvé, dans le système nerveux central, aucune lésion pouvant expliquer l'atrophie.

Enfin, il faut vous faire remarquer également que dans

la paralysie labio-glosso-laryngée, dans certaines formes
de spodomyélites antérieures, il peut se produire de la
paralysie simple sans atrophie, et pourtant, dans ce cas, la
destruction des cellules motrices de la moelle et du bulbe
est parfois aussi avancée que dans le cas de l'atrophie musculaire progressive.

Dire pour expliquer ces faits, en apparence contradictoires, qu'il existe des atrophies musculaires protopathiques
et deutéropathiques, c'est changer l'énoncé du problème
sans en donner la solution. Dire, comme l'avaient fait
Duchenne et Joffroy, qu'il peut y avoir lésion de cellules
trophiques sans lésion des cellules motrices, c'est faire
renaître l'ancienne hypothèse de Samuel sur les nerfs trophiques, ce n'est pas faire avancer la question.

Il nous semble plus rationnel d'admettre que la marche
du processus est le facteur le plus important de ces différences. Laissant de côté les amyotrophies infantiles sans
lésions, qui nous semblent rentrer beaucoup mieux dans
le cadre des malformations que dans celui des maladies
proprement dites de la moelle ou du cerveau, nous pensons que la destruction totale et absolue d'un groupe cellulaire entraîne forcément l'atrophie du muscle, mais nous
pensons aussi que dans les myélites systématiques, subaiguës ou chroniques, la lésion nerveuse peut respecter tout
ou partie des éléments d'un groupe cellulaire, de façon à
produire la paralysie sans atrophie.

Nous croyons également que, surtout dans les myélites
systématiques chroniques, la destruction des éléments
moteurs étant graduelle et uniforme, il peut y avoir, par ce
fait seul, atrophie sans paralysie.

Ce ne sont là que des hypothèses, mais elles nous semblent aussi plausibles et bien plus simples que la plupart de celles qui ont été émises sur ce sujet.

Quoi qu'il en soit des relations peu connues encore qui unissent les troubles trophiques des muscles aux lésions nerveuses, il me reste à vous indiquer en quoi consistent les altérations dont je viens de vous parler.

La lésion dominante, qui succède à la destruction des filets ou des centres moteurs, c'est l'atrophie musculaire qui apparaît dans un laps de temps plus ou moins long, et avec une marche plus ou moins rapide.

Le mécanisme de cette atrophie est presque toujours le même.

Les faisceaux primitifs diminuent progressivement de volume, tout en conservant leur striation transversale caractéristique. Les noyaux du sarcolemme se conservent jusqu'au dernier moment ; et lorsque la fibre a complètement disparu, il ne reste plus que des filaments rectilignes translucides, pourvus de noyaux, de distance en distance, qui constituent la gaine sarcolemmatique vide de substance musculaire.

Quelquefois on peut observer, en même temps que cette atrophie pure et simple des faisceaux primitifs, un peu de dégénérescence granuleuse ou granulo-graisseuse des mêmes faisceaux, dégénérescence qui débute au niveau des éléments nucléaires.

Mais, en même temps que se passent ces phénomènes dans le tissu musculaire lui-même, il survient, dans le tissu conjonctif du muscle, un travail de sclérose adipeuse très remarquable ; à mesure, en effet, que disparaissent les éléments fibro-musculaires, les cellules conjonctives prolifèrent, s'infiltrent sous la forme de vésicules adipeuses dans

les interstices des faisceaux musculaires, encore intacts, et
conservent longtemps au muscle sa forme et son volume
normal. Si même cette sclérose adipeuse se montre dans
le début de l'affection, elle peut non seulement masquer
l'atrophie du muscle, mais en simuler l'hypertrophie, donnant lieu à ces formes décrites sous le nom d'atrophie
musculaire pseudo-hypertrophique. Les autres éléments du
tissu conjonctif, les vaisseaux en particulier, subissent
presque toujours des altérations de même ordre.

L'épaississement et la sclérose de leurs parois sont le
témoignage du travail d'endopériartérite dont les petits
vaisseaux sont le siège.

En somme, vous le voyez, à part quelques cas où l'on a
pu observer de la dégénérescence granuleuse ou granulo-
graisseuse des muscles, presque toujours l'atrophie, qui
succède aux lésions nerveuses, est de l'atrophie pure et
simple des faisceaux, avec sclérose adipeuse de la masse
totale.

Encore faut-il dire que les cas, où la dégénérescence
granulo-graisseuse se montre, ont été observés chez des
malades ayant présenté des myélites consécutives à des
maladies générales : typhus, variole, dipthérie, etc.

Telles sont, Messieurs, les principales altérations du
système locomoteur pouvant succéder à des troubles d'innervation. J'ai tenté de simplifier, autant que possible,
cette difficile question, et de vous la présenter avec toute la
clarté désirable.

Il me reste maintenant, Messieurs, à remercier mes
auditeurs de l'attention qu'ils ont bien voulu me prêter, et
de leur bienveillante assiduité.

Je n'ai point prétendu enseigner, dans le cours de ces

leçons, une anatomie pathologique complète du système nerveux. Je me suis surtout attaché à faire un cours pratique, en vous mettant sous les yeux les exemples cliniques des maladies dont je vous ai décrit les lésions. Je me suis également efforcé de vous donner un aperçu des vues nouvelles, ayant cours dans la science, sur la structure normale et pathologique du système nerveux, et je m'estimerai heureux, si je puis vous avoir fourni quelques notions, claires et précises, sur la pathologie nerveuse, tout en laissant de côté plus d'un détail qui n'aurait fait qu'obscurcir le tableau d'ensemble que j'aivoulu vous tracer.

Bibliographie. — Duchenne, *Électrisation localisée.*
Duchenne et Joffroy, *Arch. phys.*, 1881.
Hayem, *Arch. phys.*, 1870.
Charcot, *Arch. phys.*, 1868.
Charcot, *Maladies du système nerveux.*
Vulpian, *Ibid.*
Gombault, *Arch. phys.*, 1873.
Dejerine, *Arch. de méd.*, 1885.
Dejerine, *Arch. phys.*, 1883.

FIN

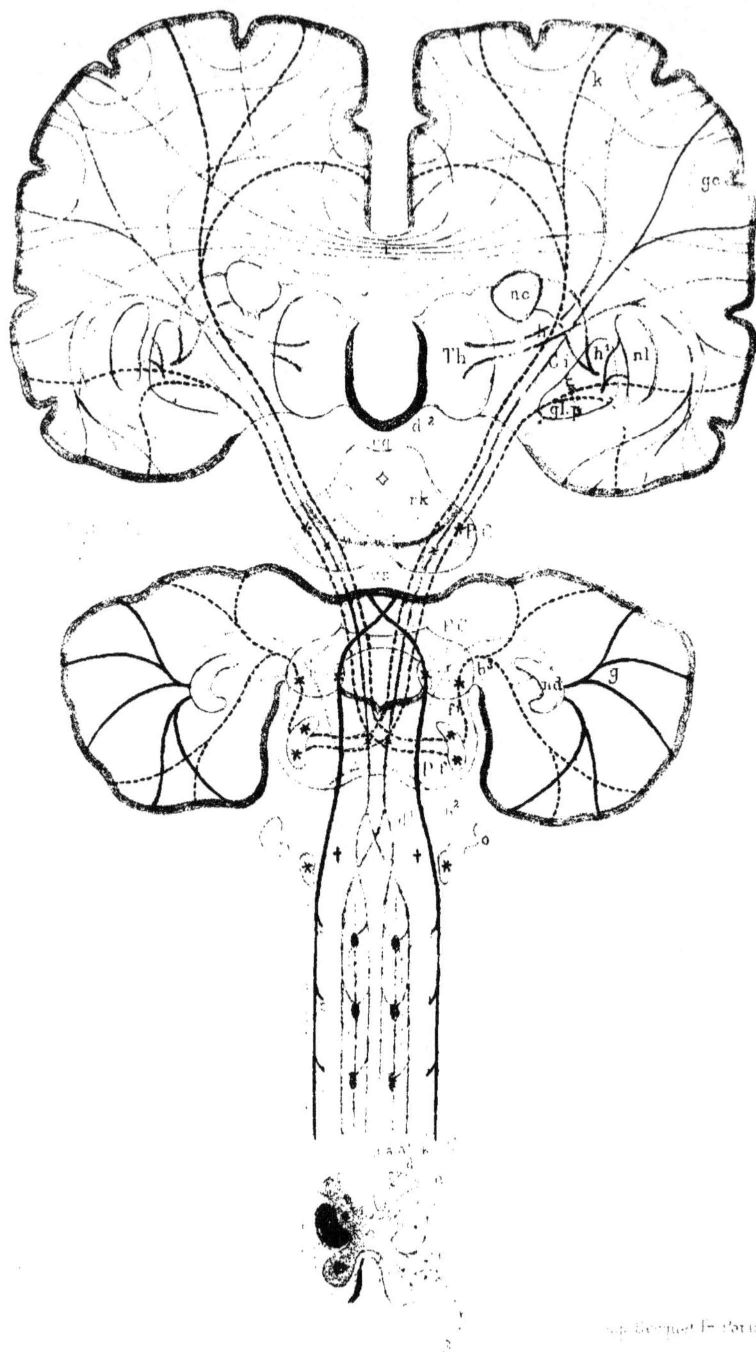
k
go.t
nc
Th
Ci
h¹
nl
ql.p
d²
uq
rk
Pc
Pc
b³
ud
g
Pf
o

SCHÉMA GÉNÉRAL DU SYSTÈME NERVEUX

D'APRÈS AEBY

LÉGENDE DE LA PLANCHE I

Fig. 1. — Projection des faisceaux nerveux. Vue antérieure.
Fig. 2. — Topographie des noyaux du plancher
du quatrième ventricule (d'après Erb).

Ci. — Capsule interne constituée par la couronne rayonnante, les pédoncules cérébraux et le faisceau pyramidal.

PC. — Pédoncules cérébraux avec les fibres réfléchis de la protubérance et le faisceau pyramidal dans le pied, avec le locus niger, les fibres prolongeant les cordons postérieurs et les pédoncules cérébelleux dans la calotte.

Pc. — Pédoncules cérébelleux avec les fibres allant au cerveau, avec ou sans réflexion dans la protubérance, et avec celles qui viennent des olives et de la moelle.

P. — Pont de Varole avec ses noyaux disséminés. Fibres réfléchies allant au cerveau et faisceau pyramidal.

Rouge.

a, colonne motrice de la moelle, — a', faisceau antérieur, — c, faisceau pyramidal croisé ou latéral, — gc, zone motrice.

Bleu uni.

b, colonne sensible de la moelle et colonne de Clarke, — b^1, faisceau postérieur (zone radiculaire) avec son noyau (*), — o. olive, — nd, noyau dentelé, — b^2, Olives, — b^3, pédoncules cérébelleux supérieurs, — Th, thalamus (couche optique), — glp, globus pallidus.

Bleu pointillé.

d, cordons de Goll et son noyau (+), — d', fibres prolongeant les cordons de Goll et s'entre-croisant au niveau du verrou. — cq, tubercules quadrijumeaux.

Noir uni.

e, faisceau cérébelleux de la moelle, — vs, vermis supérior, — g, couronne rayonnante du cervelet, — i, fibres commissurales et fibres arquées.

Noir pointillé.

f. fibres venant du cervelet vers les noyaux protubérantiels, — f', fibres venues de ces noyaux et venant former le noyau sensitif.

Jaune.

hh', couronne rayonnante, — nc, noyau caudé, — nl, noyau lenticulaire.

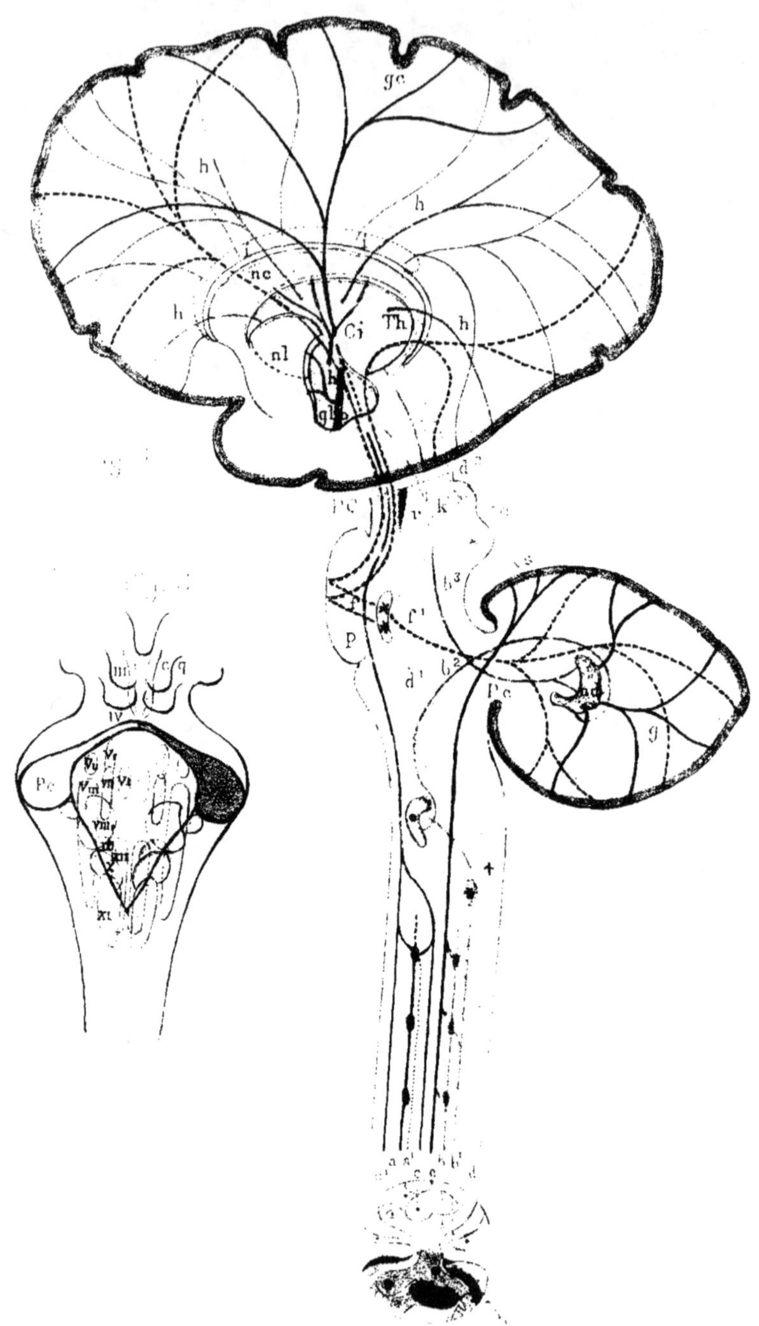
ge
h
h
nc
Ci
Th
h
nl
gl
b
Pc
k
d
v
h3
s
f'
p
d'
b2
Pc
nd
g
III
c
q
IV
Vu
Vi
Vm
vn
Vl
N
Pc
Vm
ib
XII
Xi

SCHÉMA GÉNÉRAL DU SYSTÈME NERVEUX

D'APRÈS AEBY

LÉGENDE DE LA PLANCHE II

Fig. 3. — Projection de faisceaux nerveux. Vue latérale.

Ci. — Capsule interne constituée par la couronne rayonnante, les pédoncules cérébraux et le faisceau pyramidal.

PC. — Pédoncules cérébraux avec les fibres réfléchis de la protubérance et le faisceau pyramidal dans le pied et avec le locus niger, les fibres prolongeant les cordons postérieurs et les pédoncules cérébelleux dans la calotte.

Pc. — Pédoncules cérébelleux avec les fibres allant au cerveau avec ou sans réflexion dans la protubérance et avec celles qui viennent des olives et de la moelle.

P. — Pont de Varole avec ses noyaux disséminés. Fibres réfléchis allant au cerveau et faisceau pyramidal.

Rouge.

a, colonne motrice de la moelle, — a', faisceau antérieur, — c, faisceau pyramidal croisé ou latéral, — gc, zone motrice.

Bleu uni.

b, colonne sensible de la moelle et colonne de Clarke, — b^1, faisceau postérieur (zone radiculaire) avec son noyau (*), — o, olive, — nd, noyau dentelé, — b^2, olives, — b^3, pédoncules cérébelleux supérieurs, — Th, thalamus (couche optique), — glp, globus pallidus.

Bleu pointillé.

d, cordons de Goll et son noyau (+), — d', fibres prolongeant les cordons de Goll et s'entre-croisant au niveau du verrou, — cq, tubercules quadrijumeaux.

Noir uni.

e, faisceau cérébelleux de la moelle, — vs, vermis superior, — g, couronne rayonnante du cervelet, — i, fibres commissurales et fibres arquées,

Noir pointillé.

f, fibres venant du cervelet vers les noyaux protubérantiels, — f', fibres venues de ces noyaux et venant former le noyau sensitif.

Jaune.

hh', couronne rayonnante, — nc, noyau caudé, — nl, noyau lenticulaire.

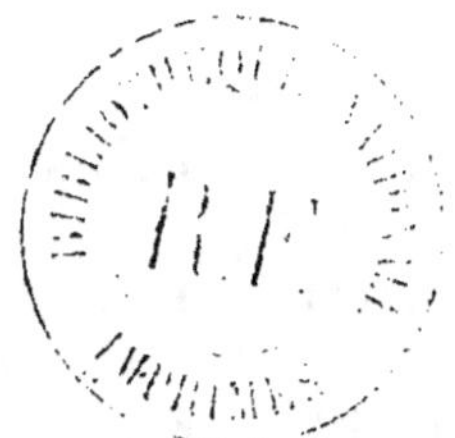

TABLE DES MATIÈRES

QUATRIÈME LEÇON

RELATIONS ANATOMIQUES DES ÉLÉMENTS NERVEUX

CINQUIÈME LEÇON

ANATOMIE NORMALE DES MÉNINGES, LÉSIONS MÉNINGÉES

SIXIÈME LEÇON

LÉSIONS DE LA DURE-MÈRE ET DE L'ARACHNOÏDE

SEPTIÈME LEÇON

LÉSIONS DE LA PIE-MÈRE

HUITIÈME LEÇON

LÉSIONS DE LA PIE-MÈRE

NEUVIÈME LEÇON

LÉSIONS DES VAISSEAUX DE LA PIE-MÈRE

DIXIÈME LEÇON

LOCALISATIONS CÉRÉBRALES

ONZIÈME LEÇON

CONGESTION CÉRÉBRALE. — ENCÉPHALITES

DOUZIÈME LEÇON

ENCÉPHALITES CHRONIQUES

TREIZIÈME LEÇON

TUMEURS DE L'ÉCORCE, RAMOLLISSEMENT CÉRÉBRAL

QUATORZIÈME LEÇON

GANGLIONS CENTRAUX

QUINZIÈME LEÇON

HÉMORRAGIE ET RAMOLLISSEMENT DES NOYAUX GRIS CENTRAUX

SEIZIÈME LEÇON

CERVELET

DIX-SEPTIÈME LEÇON

BULBE. — PROTUBÉRANCE. — PÉDONCULES

DIX-HUITIÈME LEÇON

BULBE. — PROTUBÉRANCE. — PÉDONCULES (Suite)

DIX-NEUVIÈME LEÇON

MOELLE. — ANATOMIE ET PHYSIOLOGIE

VINGTIÈME LEÇON

ANÉMIE. — CONGESTION DE LA MOELLE. — MYÉLITES AIGUËS SIMPLES, INFECTIEUSES OU SPÉCIFIQUES

VINGT ET UNIÈME LEÇON

MYÉLITES DIFFUSES CHRONIQUES

VINGT-DEUXIÈME LEÇON

MYÉLITES DIFFUSES CHRONIQUES (Suite)

VINGT-TROISIÈME LEÇON

MYÉLITES SYSTÉMATIQUES

VINGT-QUATRIÈME LEÇON

MYÉLITES SYSTÉMATIQUES

VINGT-CINQUIÈME LEÇON

DÉGÉNÉRESCENCES SECONDAIRES DE LA MOELLE. — TUMEURS

VINGT-SIXIÈME LEÇON

ÉTIOLOGIE ET PATHOGÉNIE DES SCLÉROSES SYSTÉMATIQUES

VINGT-SEPTIÈME LEÇON

NERFS PÉRIPHÉRIQUES

FIN DE LA TABLE

BOURLOTON. — Imprimeries réunies, B.